我们为什么吃（太多）：食欲的新科学

[英] 安德鲁 · 詹金森 Andrew Jenkinson 著

王寅军 译

重庆大学出版社

目 录

图表清单

图:

表:

引言

减重手术门诊部，伦敦
2012年12月

人们来到K诊所，咨询有关胃部切除的事宜。

K诊所的办公室占据了伦敦大学学院附属医院（University College Hospital）一楼的整个转角。巨大的落地玻璃窗外，伦敦城成了办公室的布景。我注视着尤斯顿路上那些红色巴士和黑色出租车，回想起曾经目睹自己的一个病人缓慢步入医院大门。她在暴风雨中撑着一把飘摇的雨伞，护着自己的庞大身躯，为了赴约而努力保持身体干爽，却是徒劳。我为她感到难过。

几分钟后，她进入办公室，脸上流露出不安与绝望。她最终还是举白旗投降了，在与自身体重的战斗中败下阵来，输掉了这场节食战争。她希望我为她切除大部分胃。她在超大号的诊疗椅上舒展开身体，声泪俱下地追溯这些年来在节食上的败绩。她诉说着，而我一边倾听一边学习。

写作《我们为什么吃（太多）》的灵感正是源于和这位女士一样的病患，他们是一些多年来深受自己体重困扰的普通人。他们找到我，寻求治疗方案。

是病人给了我写作本书的勇气。年复一年，我倾听他们的诉说，但他们的话与我对肥胖的理解大相径庭。一头是科学家、医生和营养师的说法，告诉人们肥胖是什么，要如何应对它，另一头是肥胖人群的实际经验——两头对不上，肯定有人搞错了。我想缩小这一差距。

如果像科学家告诉我们的那样，通过节食和锻炼可以轻松减掉体重，同时减肥又能在幸福感、自信心、健康以及财务方面带来巨大益处，那么人们为什么做不到呢？此后的五年里，我痴迷于这个问题：为什么看似如此简单的事，实际上却困难重重，难以做到。人们为什么无法保持减肥成果？节食减肥为何这么难，居然会让人转而诉诸胃部切除手术（或者胃旁路手术[1]）这种极端手段？

伦敦大学学院附属医院（UCLH）拥有一支新陈代谢研究的梦之队，由我的同事拉赫尔·巴特汉姆（Rachel Batterham）教授领衔。她的前沿研究助了我一臂之力，让我了解到食欲如何受制于强大的激素（产生自肠胃，极大地影响了我们吃什么以及吃多少）。看起来，食欲在很大程度上并不受意识控制；实际上，它是由新近发现的这些激素掌控的。

研究引导着我从食欲转向新陈代谢。我们消耗的能量多寡是如何得到控制的？这似乎牵涉到更多种类的激素。然而令人好奇的是，解释人体新陈代谢的开创性研究大多为主流医学所忽视。为什么会这样？

如果我们的食欲和新陈代谢的确受制于某些强效激素，那么这便解释了为何我的病人单靠毅力减肥会如此困难。驱动我们进食和休息行为的激素因素似乎主要受环境变化的影响。

在本书中，我会利用有关新陈代谢和食欲的最新科学发现，

1 译注：通过手术方法改变肠道结构，从而改变食物的消化路径，达到减肥目的的外科手术。

并把这些知识与肥胖人群多年来试图告诉我们的事情结合到一起。我会解释为什么你听说的大部分有关减肥的内容都不过是建立在糟糕研究和既得利益基础之上的神话。我会解释：

- **为何听从来自医学专家和营养学专家的流行建议，很难减轻体重；**
- **为何某些节食建议往往适得其反，令减肥变得更加困难；**
- **适用于长期减肥和健康的最佳策略，无论你是想减掉5磅（约2.27千克）还是5英石（约31.75千克）；**
- **为何许多异常肥胖的人会觉得无论多么努力，都无法摆脱肥胖。**

读完这本书，你就能更好地理解，为何医学专家多年来都给不出很好的减肥建议，更重要的是，你能够运用书里的知识来促进自身的健康幸福。读到最后，我希望你能感受到一丝释然，因为你不仅了解了肥胖的来龙去脉，也知道该如何对付它。我会避免频繁使用医学术语（必须使用时也会给出解释），用一种易于接受（时而令人愉悦）的方式来表达我的观点，保证你能读下去。

不过首先要交代一些背景信息。我是伦敦大学学院附属医院的一名外科医生。我的工作是治疗那些无法通过节食减轻体重的人，他们往往已经走投无路，接受现实，认为减肥对自己来说是不可能的任务。他们觉得除非发生重大变故，否则自己一辈子都会陷在层层脂肪下过活，逐渐染上各种疾病，变得沮丧挫败、郁郁寡欢。在过去的15年里，我采访了超过两千个有类似遭遇的人。

我的病人把手术当作他们的唯一出路。不是那种抽取脂肪的抽脂手术，而是动手术改变肠胃结构，令他们更容易减重。这被称作减重手术。你或许在媒体上听说过这种手术。胃束带手术便是一种较为普遍的减重手术。这项手术会将一条可调节的束带（由某种塑胶制成）环绕于胃的上半部分。其工作原理是让你只吃一点点就感到饱腹（有时还会不适），通过这种方式让你无法快速进食。在受欢迎程度上，胃束带手术现在已经被另外两种手术超过了：一种是完全绕过胃部（于是食物根本就到不了胃），另一种是移除3/4的胃，剩下的部分在尺寸和形状上就像一根试管那么大。这被称为胃袖状切除术（详见第六章）。

我的第一台减重手术是2004年的一次胃旁路手术，运用了腹腔镜（微创）技术。手术过程十分艰难。我受过很好的训练，但在手术当天一早见到病人时，我为他感到担心。他是一名高危病患：足有210千克重，是一位正统犹太教厨师，名叫雅克。

手术进行得很顺利，花了两个半小时，尽管感觉并没有那么久。一旦上了手术台，你就会全神贯注，仿佛到了另外一个世界。当你开始动手术时，通常并不会因为身负重任而感到紧张，因为你知道自己应该能够解决冒出来的大多数问题。操作一台手术，几乎可以当作是一次冥想、一次深度放松的体验，尤其在你对它熟悉了之后。

雅克恢复得很不错。而且因为微创手术不会在腹部留下大的创口——只有小的切口，术后的痛苦也降到了最低。没过多久，他就毫无痛苦、开开心心地走出了医院。

我的很多医生同行都认为，减重手术是一种不必要的残害。他们会这么想或这么说："你的病人为何不能多点毅力，就靠节食把体重减下去?"这么想的人不只有医生。还有许多政客和记者，他们是握有实权的人，也同样认为此类手术并非必要，不该进行。而我的看法是，他们都错了。本书将澄清我们关于肥胖症成因及其治疗的一些基本误区。正是由于在专家顾问中存在着这些错误想法，令肥胖症危机愈演愈烈，也令每一个深受肥胖症困扰的患者愈发苦恼。如果我们整个社会都能对肥胖症有所了解，联起手来对付它，那么就用不着我和减肥手术来帮忙了。

2004年首战告捷之后，我开始接手越来越多同类型的减重手术：胃旁路手术、胃束带手术，还有胃袖状切除术。随着我对这些手术愈发精通，霍默顿大学医院（我最初作为顾问医师[1]来到这里）也逐步成为伦敦最繁忙的减肥手术中心。我的手术经验越来越丰富，一台手术耗时缩短至一小时，大部分病患也只住院一晚，之后休工一周即可恢复。

时光飞逝，我的手术门诊日渐挤满了不同程度的肥胖病人。我和几百位病人交谈过，询问他们对自身状况的看法和切身体会。过后得出了如下结论：这些患者的说法几乎千篇一律，每

1 译注：Consultant，相当于国内的主任医师。

个人都在对着我不断重复。他们之间并没有共谋，每个人都不会知道其他人说了什么。他们对肥胖的看法和体会与医生、营养师以及其他健康专家的传统观点大相径庭。这些病人将自己内心的想法娓娓道来，而我开始倾听和思索。

我回想起大卫·麦克莱恩的教诲。他是我在伦敦皇家医院工作时的同事，一名着装整洁的外科医生。当时他已有68岁，早已过了退休年龄却仍坚守岗位，因为院方找不到替代他的合适人选。大卫会看着我的眼睛，对我说："要认真倾听病人对你讲的话。"这个建议一直跟随着我。我倾听着。以下是我经常会听到的一些话，一遍又一遍地在我耳边重复：

- **"医生，我能把体重减下来，但我没法保持体重。"**
- **"我觉得跟周围的人比起来，自己的新陈代谢很慢。"**
- **"我认为肥胖刻在了我的基因里。"**

或者

- **"节食对我没有用，我试过各种方法，最后比不节食的时候还胖。"**
- **"光是看一眼奶油，我就能胖一圈！"**
- **"我控制不了自己的饥饿感，不吃东西我就撑不住。"**

我刚开始接触门诊病人的时候，靠的是在医学院接受的十分有限的肥胖症治疗训练。后来，我对减重手术逐渐精通，然而和许多面对肥胖病患的医生一样，我缺乏同情心——并没有真正重视他们的遭遇。我认为能量守恒定律说得很明白——如果你通过（食物）热量的形式摄入的能量，超过了你（通过运动）消耗的能量，那么多余的能量就会变成脂肪贮存在你体内。因此在我看来，减肥再简单不过。你只须做到少吃多运动。以上便是我们这些医生的看法，但在病人那里，事情却没有这么简单。

在治疗肥胖病患的最初几年，病人术后的转变也令我深受触动。他们的生活发生了天翻地覆的变化。肥胖，这一他们毕生都在与之对抗的疾病，突然间不复存在了。很多人都说他们找回了从前的自己——还没发胖的自己。他们年复一年、餐复一餐，在接连不断的失望沮丧中努力试着要解决的问题，现在消失了。他们从肥胖的陷阱中重获自由。

我突然意识到，术前，每个病人向我讲述的都是几乎相同的故事，而到了术后，他们又变成了完全不同的人。于是我开始疑惑，会不会病人的话是对的，我们这些医生的话反而是错的——我们对肥胖症的传统理解是否存在问题？这是否是一种病人无法控制而只能任其发展的病？换句话说，肥胖更像是一种疾病，而非生活方式？我想找到这些问题的答案。

小报记者、医生、决策者、公众和政客，他们都会指着我的病人说："这是你自己的问题，是你自讨苦吃，如果你意志坚定就一定能克服肥胖。"但我的病人向我传递了不同的信息："我真的什么都愿做，但我确实被困住了。"于是乎，我认为自己应该试着找到真相。万一我的病人是对的，而医生是错的呢？我又重新埋首故纸堆，研究了与新陈代谢、体重调节以及食欲相关的整个领域。我想在多年治疗肥胖症患者时的所见所闻，与这些医学研究文献的说法之间，找到一种平衡。于是我着手对代谢学，对肥胖症的遗传学和表观遗传学进行了更深入的研究，以及人类学、地理学和经济学是如何影响我们的食物的，科学家和说客又是如何影响了我们对肥胖的理解的。

研究完成时我找到了想要的答案。病人们喜欢听我给他们解释，为什么肥胖会把他们困住；为什么体重无法受到操纵，因此无法通过节食来控制其下降；以及如何通过改变身体每天接收到的信号，来鼓励它想要让自己变得更轻。这些构成了本书的基础。

我希望每一个想要控制自己体重却又疲于节食的人，都能读到这本书。我也希望想要全面了解肥胖症和体重调节的人能拿起这本书——你们的亲友或许正在与肥胖症做着无谓的抗争。最后，我希望那些掌握着权力的人——政客、记者以及（斗胆列上）医生——好好读一读这本书。它会改变你们对于肥胖症的认识，如果可能的话，它或许能让将来的人免遭其罪。

第一部分　认识能量

我们的身体如何控制体重

第一章

代谢学入门

体重受什么控制

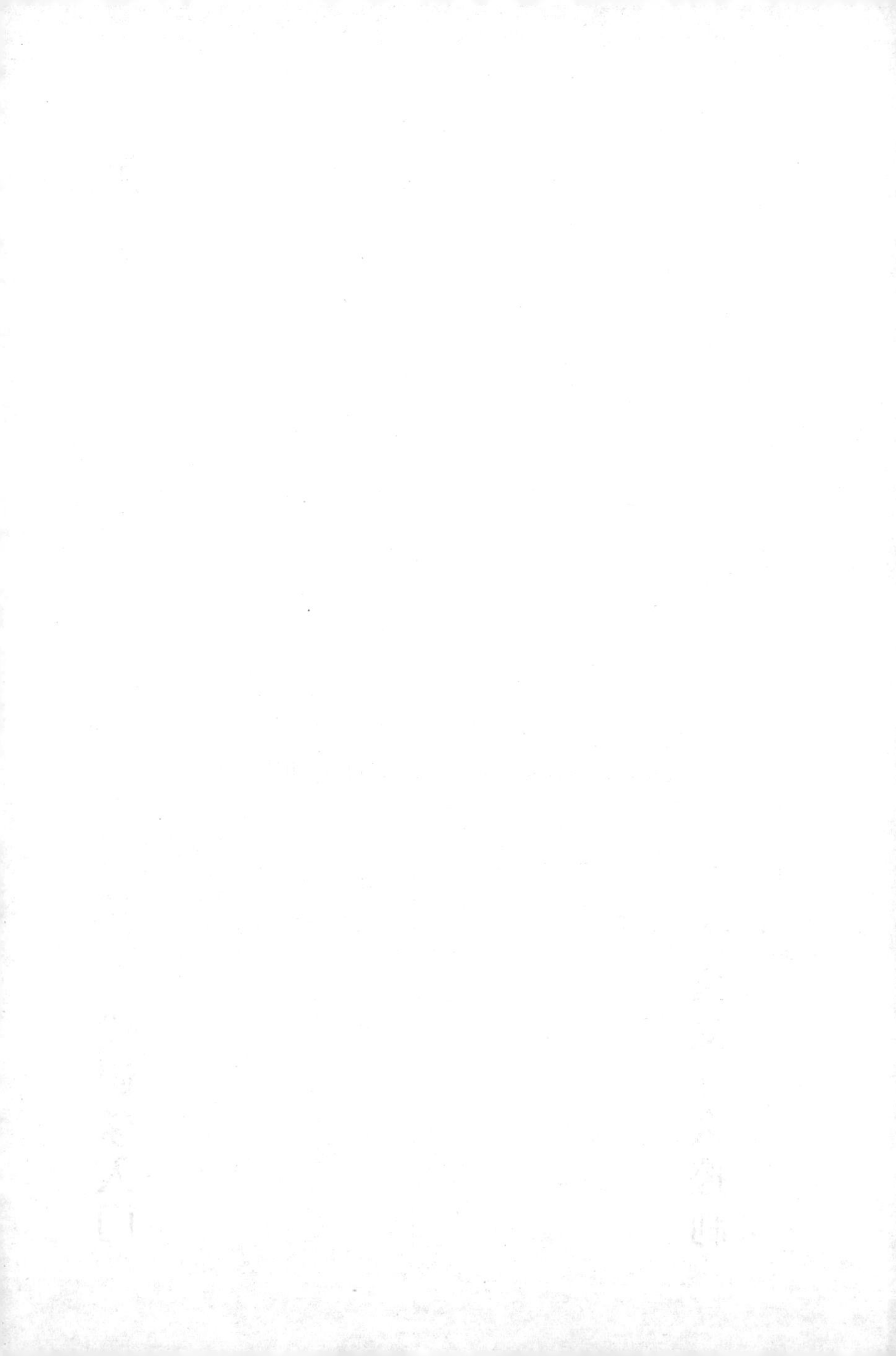

人们交谈、写作、散步、相爱，每一秒都消耗着等量的能量，就像一只灯泡，只一味地发光发热。这一令人惊叹的事实远不是在贬低人类，只是证明了人类身体的高效。然而更重要的是，这也证明了人类身体无与伦比的复杂性，凭借极少东西就能做许多事情。

——彼得·M.霍夫曼，《生命棘轮：分子机器如何从混沌中创造秩序》

（*Life's Ratchet: How Molecular Machines Extract Order from Chaos*，2012）

医学院第一天第一堂课的情形仍历历在目。我们收到了统一派发的笔挺的白大褂，用来遮盖住学生气的毛衣和松垮的牛仔裤。负责人领着我们进入一间氖气灯照明的明亮房间，里面冷得像是可以走人的大冰箱。房间宽的那头等距排放着许多张窄桌，每一张桌子上都盖着一床棉布单，遮住底下的东西。我们两人一组占据一张桌子，嬉闹着戴上乳胶手套。一个小时后，如果你正好撞见这群18岁新生从他们的第一堂课上走出来，你会注意到他们身上与刚进去时相比，有几处明显的区别。有两个人需要旁人的搀扶才能走出来——他们已经断了从医的念头。我们余下的人则面如死灰。每张桌子的棉布单下面都盖着一具人类尸体。每具尸体都被抽干了血液，剃光了脑袋，灰色的躯体注满了刺鼻难闻的福尔马林溶液，用以长久保存。这便是我们的第一堂课：解剖学。

在那一年余下的解剖课上，我们仔细剖析研究了人体运转所依赖的每一个不同器官，由此了解身体每一个独立部分如何工作，以保持健康状态。我们学习过的器官系统包括：

- **心脏系统——心脏与血液循环系统如何工作；**
- **呼吸系统——肺部如何为血液供氧；**
- **肠胃系统——食物如何被消化吸收；**
- **泌尿系统——肾脏如何维持人体内的体液平衡；**
- **内分泌系统——腺体与激素如何工作。**

以上系统是我们最终了解整个人体工作机制的学科基础，也是后续疾病研究的起始。这些课程理应涵盖我们未来医生生涯中会遇到的所有病症，然而却存在一个重大疏漏——我们在解剖学课上学习的这些器官系统，都不能充分解释肥胖症。我们职业生涯中1/4的病人会受这一病症困扰。肥胖症也会引发严重的糖尿病、高血压与心脏问题。

当我们手握锋利的解剖刀切开尸体，第一层丢弃的便是皮肤与脂肪。这一堆人体胶质会被扔进垃圾桶，等待后续焚毁。当时我们并没有意识到，丢弃这些脂肪，让我们错失了人体中重要的一部分。控制我们新陈代谢和食欲，同时协调并贮存人体能量的器官在哪里？当我们忙着解剖肺叶、心脏或肾脏时，这个重要的器官却被丢弃并遗忘在垃圾桶里。

现在的医学院改正过来了吗？我给自己的学生布置测试，想看看他们在理解肥胖症方面接受了什么样的训练，发现情况跟20世纪80年代相差无几，只有些微改变。所以，肥胖症专家可以说都是自学成才，他们的看法往往和普通医生有出入，后者仍旧仰仗自己在医学院接受的有限训练。

在本书中，我们会去我的“虚拟”医学院，学习本应排在课表里，却无奈被遗忘的课程。让我们先给它取个新名字：代谢学（metabology）。由代表“新陈代谢”（细胞内与能量相关的化学过程）的前缀“metabo-”，和代表“研究”的后缀“-logy”组成。

代谢学——研究食欲和新陈代谢，以及脂肪的贮存和流失；同时研究能量在人体内的流进流出。

代谢学其实很简单，掌握它只需要记住两条主要法则。其中一条你已经知道了：摄入的能量（通过食物）减去消耗的能量（通过运动）等于贮存的能量（通常通过脂肪）。但另一条法则就不那么为人熟知了。它指出，人体试图通过一个被称作负反馈的过程，来维持健康的体内环境。身体正是通过这种方式，防止你过快失重（或增重）。记住这两条法则，你就比大多数人更了解肥胖症的成因和治疗方法。与大多数医生相比，你对肥胖症的理解也会更深刻。而如果你过去一直在努力控制体重，所有努力的意义也会变得更加清晰。

在深入讨论代谢学两条法则的细节之前，让我们先看一看在解剖课堂上被扔进焚烧桶的这个器官——脂肪。脂肪在医学用语中叫作脂肪组织（adipose tissue），如今被视为至关重要的维持生命的器官之一。根据定义，器官是生物体的组成部分，独立于其他部分，并具有特定功能。脂肪的特定功能便是调节能量。我们将看到，脂肪不仅贮存能量，同时也控制着能量的消耗。

一种轻质、保温的能源

脂肪由被称为脂肪细胞（adipocytes）的个体细胞构成。这些细胞对任何哺乳动物的生存而言都起着至关重要的作用——从海豹到骆驼乃至人类。脂肪具有三个主要特性。首先，与肌肉或骨骼相比，它更轻，因此便于随身携带。其次，它能隔绝寒冷，因此能防止过多的热能通过空气而流失，尤其是在寒冷的气候条件下。如果你是一只裹着厚厚脂肪的海豹，游在冰冷的大洋中，这便是极大的便利；而如果你是40摄氏度沙漠中的一头骆驼，这便是极大的不便——除非你将所有的脂肪储藏在一个大肉疙瘩（或称驼峰）里，以使身体的其余部分能够呼吸。第三，脂肪能够贮存大量能量。综上所述，脂肪是一种高效、轻质且具有保温性的能源。

每一个脂肪细胞都具备独特的能力，在需要的时候贮存能量。贮存的能量越多，脂肪细胞就变得越膨胀，在尺寸上也变得更大。在变胖的最初阶段，你并不会长出更多脂肪细胞。脂肪细胞的数量保持不变，但每一个细胞都因其贮存的能量而肿胀起来，增大到其原来体积的6倍。当细胞内再没有多余的空间时，体内脂肪细胞的数量就会增加——从均值400亿个到个别案例中超过1000亿。不幸的是，如果你通过抽脂手术（由整形医师操刀的较常见的短期修复手术）把脂肪细胞抽出来，越来越多的脂肪细胞会被制造出来填补空缺。

对脂肪这个器官而言，贮存能量是其最重要的功能。要在饥荒或食物短缺的时期活下来，贮存能量是十分重要的。大脑需要血液维持稳定的葡萄糖（糖分）水平才能正常运转。当没有现成可得的食物时，就由我们体内的脂肪细胞来持续补充糖分。在包括人类在内的许多哺乳动物中，由于可以依靠脂肪的储备，便不需要真的忍饥挨饿。在迁徙、守卫领地、争夺配偶、交配、怀孕和哺乳期间，尽管所需要的能量在增加，但通过进食摄入的能量却会减少。此时，脂肪的贮存功能便发挥了作用。以脂肪形式存在的能量库，犹如汽车中的油箱，对我们生存以及繁衍后代的能力来说至关重要。

你可能会因此认为，庞大的能量储备将是一项巨大的进化优势。然而，带着油罐那般巨大的能量四处奔波也会对你造成不利，因为这会妨碍你进行正常生存活动的能力，例如狩猎，或是逃离饥饿的捕食者。因此，必须要有一种机制，能够控制这些脂肪罐的大小：在自我调节这方面，脂肪非常聪明，也非常高效。

代谢学法则1——能量的使用与贮存

我们需要记住的第一条法则已经包含在了医学院学生的课程中。在大多数人的观念中，这条法则定义了肥胖症：它简明扼要地解释了能量的使用与贮存。但也正是这条法则，造成许多人对努力控制体重的人抱有偏见。它被冠以“热力学第一定律”的美名，被物理学家用来计算任何给定物体所贮存的能量——从石头到植物，再到动物（包括人类）。它的基本前提是：物体贮存的能量等于摄入的能量减去消耗的能量。

如果你想理解起来简单一些，那就把人想象成一个盒子。这个盒子能将食物中的化学能转化为热能、运动和思想。其余的便贮存起来。

摄入的能量-消耗的能量=贮存的能量

对人类来说，摄入的能量便是我们吃下去的东西——混合了蛋白质、脂肪和碳水化合物。但消耗的能量也同样重要，却经常被错误地理解。人们总以为自己所消耗的能量大部分取决于白天的主动活动，或者有没有去健身房运动。其实并非如此。大部分我们所消耗的能量并不涉及任何运动。假如我们一天24小时躺在床上，仍旧会消耗掉平日里70%的能量——通过呼吸、心跳、体温控制以及体内所有细胞的化学反应。身体的这些下意识活动所需的能量被称为“基础代谢率”（BMR）。对于理解我们自身的新陈代谢来说，认识到2/3的日常能量消耗并不受意识控制，这一点是十分重要的，这也有助于理解我们如何控制体重，以及为何有些人会长胖。

那么，剩下30%的能量去了哪里？它们有两条出路：

> 1.消极能量消耗——这是我们用在每天生活中的能量，可以是步行上班，打扫卫生，办公或者业余消遣。对我们大多数人（不去健身房也不从事体力劳动）来说，这些活动基本上包揽了剩下30%

的能量消耗。

2.积极能量消耗——这是我们主动运动时消耗的能量。比如有些人会去健身房撸铁，或在室外慢跑。另一些人，比如英国的建筑工人、印度的人力车夫、非洲大草原上的猎人，他们的日常工作便起到了运动的效果。对于整天坐班的人而言，也就是大多数在城市里工作生活的人，主动能量消耗可能就用在了赶公交或走楼梯上，只占到日常能量消耗总量的2%~3%。

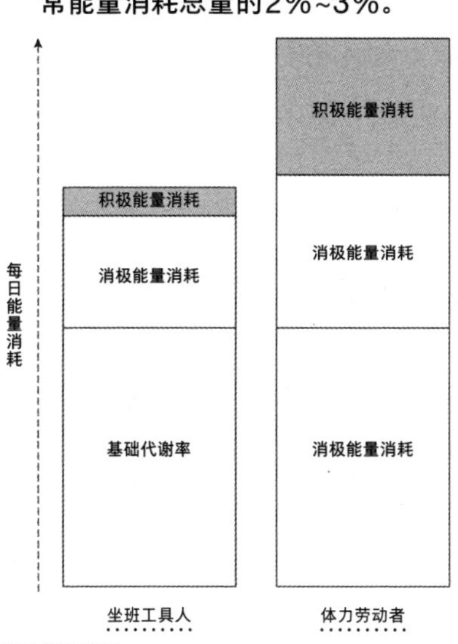

体力劳动者或健身爱好者，要比坐班工具人消耗更多能量，但他们每天消耗的大部分能量仍属于基础代谢率。

图1.1 每日能量消耗

事实真相	肝脏需要水分来贮存糖分能量；这让肝脏这一能量来源变得很重（水比脂肪重得多）。如果你在进行低热量的节食，肝脏贮存的能量会首先被消耗掉。等到

肝脏里的糖分耗尽时，水分也同时被排出，就像变戏法一样，你感到自己几天之内就轻了很多——但减掉的只是水分，不是脂肪。这是节食法对我们使的障眼法之一：你自认为减肥初见成效，但减去的主要是体液，体重只是暂时轻了下来。

等式中“贮存的能量”这一部分更好理解。但凡过剩的能量，首先会贮存在肝脏中（成为某种糖分），之后才轮到脂肪细胞（成为脂肪）。肝脏只能负担几天的能量存量，基本就满负荷了。所以实际上额外的能量通常就贮存在脂肪中。脂肪中的能量能让我们不吃东西活30天左右。了解了这一点，我们便可以来看看下一条法则，人们在解释肥胖时几乎总是会将其忽略。

代谢学法则2——负反馈系统

第二条法则被称为负反馈系统。你可能会想，所谓负反馈是不是指老板抓到我上班迟到时的反应？的确如此。某种意义上说你想得没错。负反馈被用来描述一个系统的协调过程：可以是办公室系统、机械系统（一台机器），或是生物系统（比如人体内的系统）。这套系统有其自己的运作方式（比如朝九晚五），如果它感测到运作偏离了既定法则，便会自动改正。

负反馈系统其实很简单。它只需要一个连接着开关的感测器，开关能够让系统恢复正轨。拿办公室来举例，当你迟到时，老板就是感测器，而他的警告便是改正你未来行为的开关。

如果拿机器来举例，我们可以来看一下家里的温控器。温控器被设计用来维持一个设定好的温度。当室内温度低于设定温度时，温控器便能感测到，并打开中央供暖设备。当温度超过设定温度时，它便会自动关闭供暖。

在医学院传授的关于器官系统的知识中，我们能看到许多生物负反馈的例子。生物系统的负反馈是一种维持平衡[医学用语称之为体内平衡（homeostasis）]的保护机制。这意味着有害的变化会被感测到，并被自动抵消——产生负反馈是为了维持秩序和健康。让我们通过人体的一些例子来加以说明。为了身体能够有效运转，我们需要维持正常体温，同时体内的水分也必须处于正常比例。以下便是负反馈自动调节的工作原理。

汗流浃背……或冰冷彻骨

将体温保持在37摄氏度是十分必要的。我们体内所有的化学反应都依赖特定速率的热运动（原子的持续运动）。这一特定速率是由我们的体温决定的。如果体温上升到40摄氏度，我们就会中暑；如果体温降到35摄氏度，我们便会陷入失温。

我们身体里的温控器试图将我们的体温控制在一个很窄的范围内。所有人都体验过极热或极寒。这是怎么回事？感测器报告太热了：开关调到冷却模式，我们开始冒汗（汗水蒸发时带走热量降低体温）。感测器报告太冷了：开关调到加热模式，我们开始发抖（发抖是一种能让身体热起来的肌肉活动）。

口渴?

负反馈的另一个例子是水合作用系统。一旦我们理解了人体如何调节水分含量，也就更容易理解人体如何调节能量，及其贮存的脂肪数量——水合作用系统和能量贮存系统是相似的。所有医生都知道人体如何调节水分——这是医学院教过的内容——但我猜其中只有很少人了解能量调节的原理。

让我们来看看水合作用这一负反馈系统。它的感测器连接着两个开关。人体的70%都是水分。在表层皮肤之下，我们基本可以说是浸泡在37摄氏度的盐浴中。我们必须保证身体里的水分不过浓或过稀。如果体内的水分过多，便可能导致癫痫发作（最终能致死）；如果身体里严重脱水，也会变得虚弱晕眩（同样也可能致死）。

感测器：肾脏

肾脏是用于监测血液中水分含量（脱水或过多）的感测器。一旦它感测到变化，便会分泌一种激素（肾素），向两个开关传递出信号。两个开关分别控制着：

1. 我们摄入的水分——通过控制干渴感；
2. 我们排出的水分——通过控制尿量。

身体只需700毫升水，却渴望更多

通过生成尿液，肾脏净化了血液中的废弃物（尿素）。一对肾每天只需要生成700毫升尿液就能完成这项任务。[1]如果我们排出的尿液达不到700毫升，便会感觉不适，并慢慢陷入肾衰竭。于是，肾脏发出信号，要求我们喝下健康所需最低水量两倍的水。因此，我们每天大约会喝1.5升水，并生成同样数量的尿液。其实我们并不需要喝1.5升水——每天700毫升就能维持生命——但这相当于一层保障机制，干渴开关提升了人体对水的需求，以保证体内有足够的水分供给。

生物系统总是偏好安全，所以在这个例子中，它让我们养成多喝水的习性。生理机制就像一道安全阀——当我们将水分调节系统与能量调节系统进行对比时，记住这一点便显得尤其重要。如果我们几个小时不喝任何东西，肾脏便会感测到。它会发出信号，打开大脑中控制干渴感的开关——喝水开关。大脑接收到干渴信号，你便满脑子只想要喝水。你的身体越是缺水，干渴信号就越是强烈。与此同时，肾脏还会发出一个关闭排水开关的信号。于是，我们的身体便会生成少量高浓度的深色尿液——排水少，储水多。缺水得到缓解。

感测器也会反过来工作。如果你喝了太多水，血液中的水分含量过多，肾脏便会关闭大脑中的第一个开关，你就不再想要喝水了。同时它会接通肾脏里的二号开关，由此生成大量低浓度的尿液。储水少，排水多——水分过多的问题解决了。

---

1 对重症病人而言，最低排尿量是每小时30毫升，以避免肾衰竭，保证生命无虞。这相当于一天700毫升。体内的水分也会通过呼吸（400毫升）、流汗（400毫升）和排便（100毫升）流失。不过这与人体通过自身新陈代谢制造的水分（400毫升），以及通过进食摄入的水分（500毫升），正好正负相抵。

计算热量的摄入量？我们可从不计算水的摄入量！

这套负反馈系统持续不断地工作，调节着人体内的含水量。它在下意识中运作。在一整年里，我们要喝下550升的液体，相当于满满5浴缸的水穿肠而过。但我们从来不需要估量喝下了多少水，以确保自己喝得不多不少。医生也不需要提醒我们，如果喝下了6升水，超出了排出的水分，我们会死于水分过多——他们知道人体的含水量受到有效调节，不需要特意操心。我们的意识中不存在“摄入的水量－消耗的水量＝贮存的水量”的等式。这是因为我们知道，体内的水分平衡受到生物负反馈机制的控制，并且这一机制精准无比。相对于每年550升的摄入量，同等数量的水从我们体内排出，整个过程不需要意识思考的介入。

有时，喝太多水的确会置人于死地（短时间内喝下6升水），但这些人往往是有意过度饮水的。极少会发生的情况包括：马拉松比赛中缺乏经验的运动员，他们害怕脱水，因而迫使自己喝很多水；或是年轻学生搞喝水比赛。这两种情况都可能迅速致命。

和水合作用系统一样，能量的新陈代谢（即摄入的能量、消耗的能量和贮存的能量）对于任何物种来说都是至关重要的。所有物种都会经历丰饶与饥荒，能够存活下来繁衍兴盛的必定是那些能准确预估未来需要且应该贮存多少能量的物种。

六个巨无霸汉堡……六包薯条……六杯可乐

让我们回到代谢学的第一条法则，大多数人靠它来理解肥胖症：摄入的能量－消耗的能量＝贮存的能量。科学家已经计算出，为了贮存1千克脂肪，你需要摄入额外的7000千卡热量。[1]这相当于六个巨无霸汉堡、六包薯条加上六杯可乐（在每日正常摄入的热量之外）。因此，在日常三餐之外加餐一顿巨无霸套餐，坚持一周（休息日也不要休息），你便会增重1千克。

过去30年里，对体重飙升的传统解释认为这是因为人们吃了太多美味的西式食物，吞下了太多巨无霸套餐。除此之外，越来越多的汽车、洗碗机、电子游戏出现在我们的生活中，于是我们不再像从前那样奔波了。可以说，传统看法认为我们创造出的社会环境，令人容易变得好吃懒做，由此导致肥胖。这是我们自讨苦吃。如果遵照代谢学法则1来解释肥胖症，那么这个结论必然是正确的。

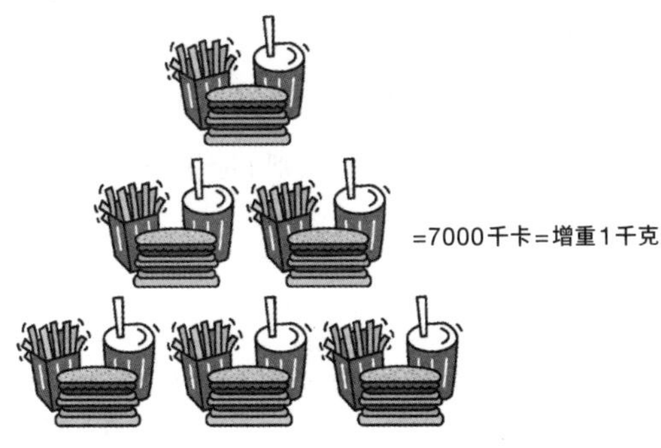

图1.2 7000千卡转化为1千克体重

1 见参考文献1.1。

为什么并非所有美国人都超过300千克?

如果我们只看数据,那么似乎这个结论是正确的。肥胖率的上升始于20世纪80年代初,这似乎与总人口热量消费量的上升相吻合。事实上,如果查看美国的统计数据,食品供应中热量的增加正好与肥胖率的上升相一致。[1] [2]1980年,普通美国人日均消费2200千卡。到了2000年,日均消费达到2700千卡。[3]1990年,普通美国男性的平均体重是82千克;12年后,平均体重达到了88千克。这些数据似乎支持了传统的肥胖理论——肥胖只是一个简单的能量摄入/消耗问题。但故事并没有到此为止。

乍看起来似乎很清楚:热量导致肥胖。但等一等,如果我们仔细核对一下数字就会发现,两者对不上。这一时期的数据显示,普通美国男性平均每天多吃500千卡的热量。那么一年是多少?500 × 365=182500千卡额外的能量。按照代谢学法则1,美国男性每年会增加多少体重?

如果我们假设人们的物理活动总量并没有增加(确实没有明显证据表明如此),那么将法则1应用到一整年的数据上,就会得出如下结论:

---

1 衡量总人口卡路里消费量的最准确方法,是计算食品供应(去除食物浪费)中的卡路里总量。有多项研究使用了主动报告的食物摄入量作为评估消费量的依据。英国国家统计局近期证实,70%的数据是不准确的。

2 见参考文献1.2。

3 见参考文献1.3。

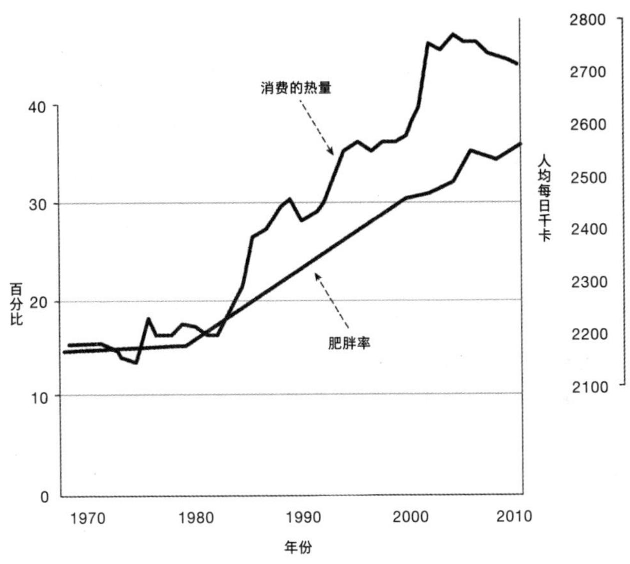

图1.3 肥胖率自1980年开始上升，恰巧与热量消费量的上升一致

资料来源：C. L. Ogden and M. D. Carroll (2008). Prevalence of Overweight, Obesity, and Extreme Obesity Among Adults: United States, Trends 1960–1962 Through 2007– 2008. *National Health and Nutrition Examination Survey (NHANES)*, June. National Center for Health Statistics.

一整年，日均500千卡：

额外能量摄入－额外能量消耗＝贮存的能量

182500千卡－0千卡＝182500千卡

1千克脂肪＝7000千卡额外能量

预计一年内体重增加＝182500/7000＝26千克

一年内预计增加体重26千克。12年内，美国男性的体重就会增加312千克！但实际数据显示，这一时期美国男性的平均体重总共增加了6千克（每年0.5千克，而非26千克）。代谢学法则1出了什么问题？

这让我回想起最初几次去美国开会和教授手术的经历。刚到美国的时候，一切看起来都很巨大，包括那里的人。我观察美国人吃的食物种类，以及每份食物的分量。我也去了加油站和超市，目力所及的一切都是超大号的，食物里添加了巨量的糖和脂肪。我当时的想法是，“美国人怎么没有长得更胖？”现在，看着上面的数据——每年额外摄入182500卡路里——我又一次惊叹，为什么所有美国人都没长到300千克。

实际上，每天额外消费500千卡的这群美国人，每年增加的体重只有0.5千克。这相当于全年只有3500千卡（日均只有11千卡）的额外能量以脂肪形式贮存在体内，约等于每天多吃一片薯片。不是一包，而是一片！这意味着即便普通美国人的消费远远超出其必需的标准，他们仍将自身的能量平衡调整到了不超出最佳状态的0.4%。一项独立的效度研究对全年的能量消耗和体重增加做了更精确的监测，发现整个身体系统将平衡把握得更精准，摄入的热量中只有0.2%被转化成了贮存的脂肪。[1]

剩余每天489千卡“失踪的能量”去了哪里？为了回答这个问题，我们需要回到解释肥胖症时经常被忽略的那条法则：负反馈。

---

1 见参考文献1.4。

囤积能量

请记住，负反馈法则是为了保护身体免受不良变化的影响而设计的——它会激活反向的抑制进程。众所周知，我们体内有许多此类机制在运作，帮助我们保持健康状态。对体温和水合作用的调节便是其中的两个例子。我们知道对于动物来说，能量的调节与贮存是生死攸关的大事。为了应对不时之需，身体需要贮存能量。然而我们不能无止境地囤积能量，因为一旦你这么做了，就像囤积任何东西一样，事情会变得一团糟，不给人多余的空间。因此，我们无须对以下事实过于震惊：体内贮存能量的多寡（和水分的多寡一样）同样受制于负反馈机制。这便能解释，为何美国男性过度消费了那么多食物，体重的增加却远少于预期。

那么，为了防止体重暴增，负反馈机制是如何发挥作用的？我们已经知道，身体摄入了能量，却没有把它们贮存起来。因此，能量必定是通过某种方式消耗掉了。哪种方式呢？让我们来回顾下能量消耗的途径：

能量消耗＝主动能量消耗（健身）

＋被动能量消耗（走路/移动）

＋基础代谢率（呼吸/心跳/控制体温）

额外摄入的能量是怎么消耗掉的？人们会在过度吃喝后感到有必要锻炼一下么？大多数人的确会起这样的念头，但不会真的去锻炼，所以我们可以把主动能量消耗排除在最佳选项之外。有些科学家提出人们会在过度饮食后坐立不安，这便通过被动能量消耗的形式将额外的能量耗尽了。不过每天要耗尽大约500千卡的能量，光靠抖腿可能会把腿抖断，毕竟步行1英里（1.6千米）才用不到100千卡。我并不认为坐立不安能消耗那么多能量。那么基础代谢率又如何呢？身体会为了防止我们贮存过多能量而提高基础代谢率吗？

佛蒙特监狱的盛宴

为了回答这个问题，我们有必要回到五十多年前的一场奇特的实验。[1]由伊桑·西姆斯（Ethan Sims）带领的一队科学家在位于佛蒙特州伯灵顿市的佛蒙特州立监狱里设立了实验室。他们正在研究肥胖症，想要观察并分析，当一群人为了增加25%的体重，有意在三个月的时间里过度饮食，会发生什么情况。过度饮食需要时间，也需要有人监督指导。科学家先是用学生来做实验，但发现他们没有那么多课余时间接受督导下的过度饮食，便终止了实验。监狱犯人显然更适合这项实验。他们没别的事要做，一言一行也便于监控（他们将被禁止进行身体锻炼）。科学家与狱方协商，承诺可以提前释放那些按要求增重达标的犯人。

科学家为参与实验的囚犯雇用了一名专属厨师，并将他们的锡盘换成了瓷盘。早餐是美式早餐：鸡蛋、薯饼、培根、吐司。午餐是无限量供应的三明治。晚餐是牛排或鸡肉配土豆和蔬菜。

1　见参考文献1.6。

临睡前，他们还会多吃一顿美式早餐。开始时，受试者将自己的热量消费量从日均2200千卡提高到了4000千卡。科学家观察到囚犯的体重稳步上升，但随后奇怪的事情发生了，令科学家大惑不解。尽管每天要吃4000千卡的东西，囚犯的体重却不再增加。他们再也没有变重，离增重25%的目标也还遥遥无期。

2200到4000……到10000千卡

于是科学家增加了热量的摄入量。大多数囚犯必须每天吃下8000到10000卡路里的食物，以便使体重增加。这个量是科学家提出的正常摄入量的4倍。令人吃惊的是，即便吃下10000卡路里的食物，仍有一些囚犯似乎抗拒体重的进一步增加。为什么他们的体重不再增加？科学家检测了这些过度进食（现在超重）的囚犯的代谢率后，找到了答案。所有受试者的新陈代谢都大幅提高。这些人似乎适应了过度饮食的生活环境，通过燃烧更多的脂肪，使自己免于体重失控。这听起来是不是似曾相识？或许，这解释了为何在20世纪八九十年代，普通美国男性的体重只增加了6千克，而非我们根据食物估计的200多千克。

1995年，来自纽约洛克菲勒大学医院的一个研究小组针对体重增加10%所带来的影响，在两组病人身上进行了研究。[1]一组病人在实验开始时是正常体重，另一组则处于肥胖体重。有趣的是，研究一开始，体重还没出现增加时，肥胖组病人相

1　见参考文献1.7。

对非肥胖组病人的静息代谢率（RMR），比预期的还要高。研究人员用含有蛋白质、脂肪和碳水化合物的高热量饮料来帮助受试病人增加体重。这让科学家能够精确计算出他们摄入了多少能量。当两组病人达到了增重10%的目标时，他们的能量消耗发生了什么变化？和佛蒙特监狱的研究结果一样，参与洛克菲勒大学医院研究项目的所有受试对象的基础代谢率也增高了——非肥胖组超过600千卡/天，肥胖组更多，超过800千卡/天。

在之后2006年的一项研究中，明尼苏达州罗切斯特市梅奥诊所（Mayo Clinic）的研究人员对先前21组过度进食实验（包括他们自己组织的）进行了分析。他们证实了基础代谢率通常会提高10%，以应对过度进食。摄入的能量越多，燃烧的能量也越多，这是身体为了防止体重增加采取的措施。

柴越多——火越旺

是的，以上这些过度进食的研究表明，的确存在控制我们体重的负反馈机制，让我们不会太快变胖。设想一下，你家中有一个壁炉。每个冬日里，你都会得到一块木柴，每晚你靠在壁炉边休息，将木柴投入火中。现在，想象着你每天能得到三块木柴。你会怎么做？或许家里没有那么多空间来贮藏木柴，所以你很可能会把多余的木柴也烧掉，以此保持温度，获取更多能量来抵御寒冷。

我们的身体会通过燃烧多余的热量来抵消过度饮食摄入的能量。这一点有明确的科学证据——并且与流行病学的观察相符：我们每年只重0.5千克而非36千克。不过，如果你去问大部分营养师和医生，他们有没有意识到这样的机制存在（新陈代谢对过度饮食的适应调节），他们会说没有。这超出了他们所受的医学训练。为什么会这样？你肯定期待像这么重要的事情会是医学专业的共识，也应该成为公众的常识。

一些科学家依旧认为，我们在体重升高时观察到的能量消耗增高现象，是由于身体在物理上变得更庞大了。更庞大的身体要消耗更多的能量。然而，当我们对数据展开分析时，这种说法就不攻自破了。大多数体重变重的人，尤其是过度进食实验的参与者，也包括普通人，增加的只是脂肪而非肌肉。脂肪消耗的能量是最低的；与肌肉相比，它是一种十分高效的人体器官组织。在佛蒙特监狱的研究中，囚犯为了保持增加的体重，不得不摄入比预期高出50%的热量。由于体内的新陈代谢如此“热火朝天”，他们都在实验结束12周后减掉了多余的体重，并且恢复了正常的饮食。没有人需要依靠任何类型的节食手段，来恢复研究前的正常体重。

亚利桑那州的一项研究对14名比平日多摄入一倍热量的人进行了观察，发现在过度进食后的48小时内（即体重尚未明显增加时），他们的基础代谢率（BMR）日均提高350千卡。[1]由此可以得出什么结论呢？过度进食摄入的能量可以通过提高代谢率得以消耗。只要我们对比一下身体里的大部分器官系统如何受到负反馈的控制，那么同样存在某种负反馈机制保护我

1 见参考文献1.9。

们免于贮存过多热量，也就不值得大惊小怪了。

当我们喝下太多东西后，肾脏会帮助身体排出多余的液体。那么我们的身体是否也以同样的方式，在我们吃了太多东西后，通过消耗更多能量的方式来保护我们。这或许能够解释为什么有些人尽管吃了很多热量下去，体重却仍不会增加。

不过，代谢学法则2也提出了一个重要问题。如果负反馈机制能够让一些人免于如预期那般变胖，那么它应该也会让某些人在节食后不会变瘦。这能用来解释为何节食总是没有效果吗？

“我能把体重减下来，但我没法保持！”

在我工作过的每一家诊所，都能听到这句话。过去15年，我目睹了许多与体重作斗争的病患，每一个月、每一周、每一家诊所，都至少会有一个病人这么说。有时，我会对来诊所旁听的医学院学生说，下一个病人会这么说，几乎每次都应验。以下是一个典型的例子：

> **我十多岁的时候就开始节食了，试遍了所有的办法。慧俪轻体（Weight Watchers）、瘦身世界（Slimming World）、轻盈生活（Lighter Life）、**

> 红绿日节食法、[1]卷心菜汤节食法。这些我全都尝试过。[2]我能把体重减下来，但我没法保持。一次节食，我能瘦5到10千克。但过后，两周、三周或者四周以后，体重就不动了。我还在继续节食，继续数着卡路里忍饥挨饿，辛苦尝试，情绪也很差，但节食的办法好像一下子就不管用了。我去找医生，告诉他节食没有效果了，他却跟我说这不可能，一定是我偷吃了东西。他就是不肯相信我。所以我就停止节食，体重就一下子飙升回来。通常，减掉的体重都会再长回来，甚至变得更重。

这是我在诊所听过无数遍的经典故事。但它有违“摄入并消耗热量”的简单法则。很难解释为什么有些人严格控制热量的摄入，有时甚至一天只摄入1200卡路里，但没过多久他们的体重就停止下降了。

让我们来看看，如果把维持身体水合作用的同样一套系统——负反馈系统——应用到控制体重和能量贮存上去，即用它来对付身体里的脂肪，会发生什么？我们来试一试代谢学法则2。假设这套系统照搬水合作用系统——我们知道所有生

---

1 译注：红绿日节食法（the red and green diet）通过规律性饮食达到瘦身目的。红日主要摄入富含蛋白质的肉食，搭配果蔬，但严格控制面食、土豆、大米等。绿日主要摄入米面类食物，搭配果蔬，但严格控制鱼肉。

2 在本书第十二章，我们会逐一检视最流行的节食法，分析它们的原理以及失效原因。

物系统的工作原理都相近，所以两者应该差不多——那么就会有一个感测器和两个开关。

感测器将会监测以脂肪形式贮存在我们体内的能量。一旦它发现脂肪存量的变动，无论是变多还是变少，它便会分泌一种激素，将消息发送给两个开关。这两个开关控制着：

1.我们摄入的能量——通过控制我们的食欲

2.我们消耗的能量——通过控制我们的基础代谢率

如果我们体内的能量贮存系统真的和水合作用系统一模一样，它会令能量摄入高于我们实际所需。还记得吗，我们每天只需要700毫升的水或液体就能维生，但水合作用让我们想要喝下1500毫升。

身体内这一道与生俱来的保障机制，使我们喝下两倍于维生所需最低水量的水。生物系统总是偏好安全，所以令我们养成多喝很多水的习性。我们体内的能量调控系统或许也以同样的方式，使我们消耗多于身体所需的热量，然后再将多余的量消耗掉。这也意味着，当限制热量摄入的时候，身体很容易应对这种情况。在水合系统中也是一样，我们可以每天只喝1升水，而非身体要求我们喝的1.5或2升水。每天喝1升水你也可以一直活下去，但你体内的生物反馈系统会嚷嚷着想要更多液体，它会让你感受到极度干渴，同时将排尿量降到最低。你还是能活下来，但会活得很糟糕。同样的事情会不会在我们通过节食控制能量摄入的时候发生？

让我们来看看下面这些证据，它们证明了身体能够像适应饮水限制一样，适应限制热量摄入的节食。

明尼苏达饥饿实验

1944年，初露头角的年轻营养学家安塞尔·基斯（Ancel Keys）带领明尼苏达大学的研究人员，发起了一项针对饥饿时新陈代谢情况的研究。[1]当时第二次世界大战将近尾声，美国意识到有千百万欧洲人将面临饥荒。他们希望找到能让后者生存下去的最佳膳食。明尼苏达饥饿实验（后来人们如此称呼它）招募了36名男性志愿者，这些人都出于人道原因拒服兵役，但又都想为战争及战后和平尽一份力。他们立约将自己的活动范围限制在明尼苏达大学足球场内的一个指定居住区域，在那里接受为期一年的观察。

首先，科学家对他们进行了12周正常饮食的监测（研究要求的3200千卡/天看似超标了，但受试者也有体力活要做）。随后，受试者的热量摄入被严格限制在约1500千卡/天，历时24周，同时仍参与体力劳动，其体重、情绪和代谢率也受到监测。在这段节食期过后，他们又会接受24周不受限饮食的观察。

如预期所料，在24周的节食期中，受试者减去了25%的体重。然而科学家注意到，他们的新陈代谢急剧减少，且根本无法用体型变得消瘦来加以解释。受试者的基础代谢率平均大幅下降到初始值的50%。其中的一半，即25%，无法从受试者的体型变化中得到解释（体型较小的人的基础代谢率低于体型

1　见参考文献1.10。

较大的人）。这就好像他们的身体在努力适应自身所处的饥饿环境——通过将能量消耗降到绝对低值。受试者的心跳和呼吸都很慢，体温也很低。

当这群人恢复到正常饮食后，他们的体重就其体型而言，增加得比预期中要快很多。科学家将体重的快速增加归因于之前强制限制饮食造成的缓慢的新陈代谢。所有受试者恢复的体重都超过了他们在实验一开始时的初始体重。所有人在实验结束时都比开始时重。其体重构成也同样发生了变化：他们失去了一部分肌肉量，且没有恢复。恢复的体重都是以脂肪沉积的形式获得的（尝试过极端节食的读者对这一结果或许并不陌生）。

任何一个尝试过节食的人都会想要知道，强制节食给实验对象带来了什么样的心理变化。他们饱受焦躁抑郁之苦，很难集中注意力。他们患上了疑病症，总担心自己的健康和身体状况。他们昼思夜想着高热量的食物。他们还丧失了性欲。受试者之一变得极度抑郁，据报告所说，他用斧子砍断了自己的三根手指。许多反复节食的人对节食引起的这些心理癫狂感同身受。明尼苏达饥饿实验首次用研究证明了，当你严格限制某人的热量摄入时，他会通过降低基础代谢率来回应（或说适应）。更少的能量摄入意味着更少的能量消耗。

有更多晚近的实验研究证实了这些现象。[1]自20世纪80年代中期开始，鲁迪·利贝尔（Rudy Leibel）教授和他的团队

1 参考文献1.11。

就在哥伦比亚大学的人体营养研究所（之前则是在纽约洛克菲勒大学），研究节食和过度饮食引起的新陈代谢率变化。利贝尔实验室的开创性实验之一，招募学生在医院里生活3个月到2年不等（我希望这些学生事后能得到好成绩）。利贝尔利用新技术准确监测新陈代谢，详细研究了下列情况下代谢率的变化：暴饮暴食增加了10%的体重，或者节食后减轻了10%的体重，或者长期节食直至减轻20%的体重。每一次检测新陈代谢都要花费500美元的实验经费，因此该实验的运行成本很高，其他实验室没有重复做过。利贝尔发现，当一个人暴饮暴食增加了10%的体重后，他的新陈代谢会增加500千卡/天，这和佛蒙特监狱的实验结果一致。当他的学生减掉了这部分体重，继而持续减重到比初始体重轻10%时，利贝尔发现他们的基础代谢率降低了15%（大约250千卡/天）。单靠体重的减轻无法解释这一现象。这表明身体应对热量限制的方式是降低能量消耗，这与明尼苏达饥饿实验相符，也与我们假定能量调节拥有一套自然的负反馈机制来阻止体重过分增加或减少时，所做出的预测相一致。当利贝尔在受试者减重20%之后对其进行监测，发现新陈代谢有限降低至300千卡/天。这仿佛说明，当体重减轻10%时，我们身体的保护机制（即负反馈的开关）就被激活了。

所有多食或少食的研究都需要在封闭环境中进行，并且由于志愿的受试者不得不长期放弃他们的正常生活，这类研究往往很难完成。也正因为如此，这类研究很难招募到足够的受试者，而这又导致研究数量稀少，也极少被引用。

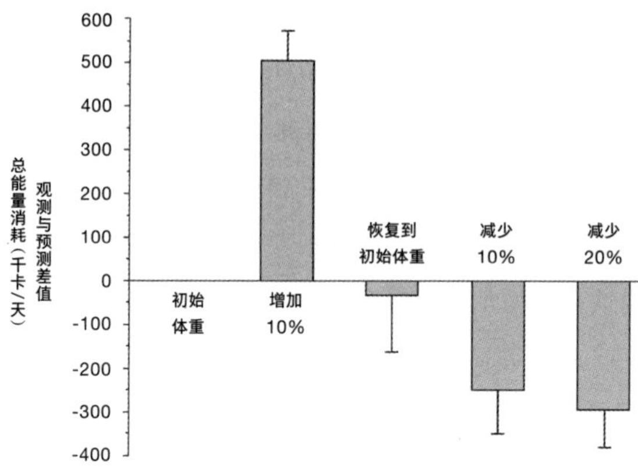

图1.4 新陈代谢在体重增加及减轻后的意外变化

资料来源：R. Leibel et al. (1995). Changes in energy expenditure resulting from altered body weight. *N Eng J Med*, 332(10), March, 621-8.

有许多研究观察到节食对新陈代谢的短期影响，却和我们的讨论并不相关，因为我们想要解释现实中节食者的真实经验。长期研究有助于验证节食者的经验，并给出科学解释。但这只解释了一半，因为迄今为止我们只讨论了调节体重的两个负反馈机制开关中的一个，即代谢开关。

第二个开关的性质注定了至今为止，只有囚犯、良心反战人士和孤注一掷的研究生会乐意参与相关研究。问题就出在这个开关强劲到无法控制，因此参与的人必须受到限制，或干脆接受实质性的监禁，以防他们受其左右。

饥饿开关

明尼苏达饥饿实验引人注目的焦点之一，是参与实验的志愿者在减轻体重，并被饥饿感攫取之后，所经历的心理变化。受试者对自身激情与周遭环境都失去了兴趣。他们会痴迷于食物，一直盯着食谱，幻想它是某种跟色情杂志差不多的东西。如果配给的那一点点食物送迟了，这些人就会变得焦虑、暴躁。其中一个受试者打起了吃人肉的主意，并且当他在一次放风外出途中偷摸着买食物被团队首席科学家撞见时，还扬言要杀了他。这个人随即退出了实验，被转送到精神病房；不过在正常饮食几天之后，他就立马从崩溃中恢复了过来。

当身体想要保护我们免受体重减轻带来的危害时，饥饿感是比新陈代谢更强劲有力的开关。我们现在知道，饥饿开关位于大脑中控制体重的部分。它是大脑底部一片豌豆大小的区域，就在我们眼睛后面，叫作“下丘脑”。但我们切莫被它的体积误导——下丘脑中有控制基本需求的强劲开关，拥有产生极度干渴和贪婪食欲的能力。我们也不要低估这两个开关的力量。它们会驱使一个人采取极端危险的行为，以确保其为身体摄取水分和能量的目标。生活在发达国家的大多数人只有在自愿节食的时候，才会体验到饥饿。有些病患的自制力着实令我感到惊讶，他们时常可以连续好几周挨饿。饥饿信号的强度与一个人减去大量体重后感到的干渴程度相当。它的心理影响将会控制你的生活。如果你所处的环境充斥着高热量美食的图像、广告和气味，那么节食博弈的最终赢家只有一个——你的饥饿感。

案例研究——饥饿感总是获胜

几年前，教学医院的一个科室治疗了两个病情完全相同的青少年病患。他们患上了脑垂体腺瘤，这个豌豆大小的腺体控制着我们的饥饿感和干渴感。两名病患都是十多岁的年纪，在肿瘤变大到压迫视神经并导致失明之前，他们都进行了脑部手术，摘除了肿瘤。手术前，两人的体重都处于青少年的正常水平，但手术后，脑垂体腺就不能正常工作了。它无法关闭饥饿信号的开关。无论两人吃下多少东西，他们仍旧感到极度饥饿。他们的体重迅速增加，最终走进了代谢外科病房的大门。两人的体重分别为180千克和200千克，对于缩胃手术（称作胃袖状切除术），他们已经充分了解了情况，做好了身心准备。手术过程是把胃的形状改变成管状或袖状，并大幅缩小尺寸。两人的手术都非常成功，术后第一年也大幅减轻了体重。但是，他们的脑垂体开关仍旧没有得到修复——手术并没有改变他们的饥饿冲动，只是改变了胃的大小。手术前，200千克重的那个男孩承认自己有时会吃掉一整箱薯片（40种不同口味）。不幸的是，一年后，当父母放松了对他的监督时，他胃口大开，恢复了每天干掉一箱薯片的习惯。两年以内，两名病患又都恢复了体重，尽管他们的胃容量已经十分小了。饥饿感真的可以战胜任何事物。

上面提到的关注增重、减重及其代谢影响的重要实验少之又少。当受试者必须面对极度的饥饿感或令人作呕的饱腹感时，很难为这类条件艰苦、周期漫长的研究项目招募到志愿者。这也是为什么人类志愿者参与的研究少之又少。然而，许多动物研究证实，存在对多食和少食的代谢适应。负反馈机制作用于许多物种，防止出现极端的增重或减重情况。

1990年，科学家发现脂肪细胞会制造一种激素，似乎能作用于下丘脑来调节饥饿感和新陈代谢的开关。这让我们对代谢适应的认识取得了新的突破。终于，我们找到了最后一块拼图，能够证明新陈代谢负反馈系统的存在。这种激素叫作“瘦体素”（leptin）。

脂肪总管

瘦体素由脂肪细胞释放——并非对任何信号做出反应，仅仅是单纯地释放。这意味着你的脂肪越多，你血液中的瘦体素就越多。瘦体素就是向下丘脑发出的信号，告诉它身体负载了多少脂肪；就像汽车的油表，告诉我们车还能开多远，油箱里还剩多少油。

发现了脂肪会制造瘦体素这一“激素信使”后，我们现在有了一套能量消耗的负反馈系统，跟预想中的一致，它看上去与水合作用的负反馈机制极度相似。信号从脂肪发出，经过瘦体素，饥饿感和新陈代谢这两个开关位于下丘脑，控制着能量的摄入与输出。

瘦体素是这样工作的。在一段时间的过度饮食后，脂肪含量便会提高。瘦体素在脂肪细胞内产生，并直接进入血液。下丘脑（大脑中的体重控制中心）读取了瘦体素的信息，知道能量储备充分，无须更多。下一步它便会降低食欲，并提升饱腹感（从而减少能量的摄入）和身体的代谢率（增加能量的消耗）。这些因素起到的作用是将体重维持在一个可以预见的范围内

（见后文对体重定点的描述）。

瘦体素也能有效阻止体重的流失。当节食（或饥荒/生病）后体重减轻时，可以获得的脂肪量也降低了。这意味着血液中的瘦体素水平降低了。下丘脑感觉到这一点，通过提升食欲、降低饱腹感（增加能量摄入）和减少静息代谢（降低能量消耗），以防止能量的进一步流失。这些步骤减缓或阻止了体重的流失。一旦食物再次变得随手可得，体重就会回来。这个系统解释了，为什么很多人并没有在节食或抠着卡路里生活，却可以数十年一直保持体重。

不过这个系统也存在一个问题。它没有解释为什么有人会变胖。如果这套系统完美运转，就不会出现肥胖症这样的问题了。我们承认，这一系统几近完美：存在0.2%的误差。是的，我们摄入的多余热量中有0.2%——总人口中的均值——被贮存起来，没有消耗掉。但是，如果负反馈系统如此强大，可以使新陈代谢上升或下降25%，并改变我们的饥饿感，极大程度上左右我们的食物摄入量，那么，为什么它不是百分百有效？为什么在这方面它不同于水合作用系统？后者有100%的准确度，并在一生中完美地控制我们体内的水平衡。这一定有生物学上的解释。

经过计算的脂肪储存量

让我们来横向思考一下，因为生物系统不起作用似乎说不通。我们假设它百分百有效，但大脑决定要贮存更多的脂肪。大脑从环境中感知到，携带更多脂肪对其最有利。说得更明白一点，能量（脂肪）贮存的负反馈系统运转完美，但大脑经过对环境输入数据的一番计算，认为需要提高能量储备的贮存量。我们会期待大脑做这样的决定，是利用过去和现在的信息来预测未来的能量需求——它甚至可能还会用到世代相传的基因数据。

为饥荒做准备

为什么大脑会认为我们携带更多能量就会更加安全？为什么它想要一个更大的油箱？最明显的解释是它感到食物在未来会变得稀缺；它感到一场饥荒或是一个漫长的寒冬正在临近。或许大脑过去收到过主要食物短缺的信号（历史上来看是饥荒，现如今则更多是低热量饮食）。它记下了这些经验，并在权衡后认为，为了安全起见，我们可能需要多一点脂肪，以防下一次会遇到更糟糕的食物短缺。又或许，大脑感到环境所提供的食物品质和秋季相同，那么是时候告诉身体，要为冬季贮存更多热量了——就像棕熊在冬眠前的短短几周内，受周遭环境信号的影响，会不自觉地胃口大增，增加30%的体重。[1]

人体的能量贮存太过重要，无法交由自由意志来决定。尽管表面上看来，我们吃多少是由意识所掌控，但实际上，大脑中的潜意识左右了潜在的饥饿感和进食行为。如果大脑想要更多的能量，它便会发出更多饥饿信号，并减少代谢物的制造，我们的体重便会上升。

1 见参考文献1.12。

仅凭我们可以在一段时间内有意停止进食便认为能量贮存是由意识所掌控的，这就好比仅凭我们有憋气的能力便认为呼吸是由意识所掌控的一样。我们不必记得要去呼吸——大脑中的潜意识为我们代劳了。如果换了环境，住到空气稀薄的高山上，我们不必告诉大脑要呼吸得更急促、更用力一些——大脑中的潜意识会感知环境变化，替我们用力呼吸。通过同样的方式，我认为对我们中的一些人来说，某些环境信号（比如迫近的饥荒或漫长的冬日，我们将在后面讲到）会导致大脑想要贮存更多的脂肪。

体重定点

我们生存所必需的能量（脂肪）贮存水平由大脑计算得出，被称作体重定点（weight set-point）。[1]它就像是用来控制房间温度的温控器。通过利用负反馈系统，它将达到并保持设定的水平。

体重定点是代谢学法则1和2的统御者——它驱动着二者。如果你的体重比你的体重定点轻（可能由于生病或是节食），那么代谢学法则2（负反馈机制）便会生效，你会被指示吃得更多，你的新陈代谢也会停止。接着，代谢学法则1会发挥作用，转而让体重上升（更多能量摄入+更少能量消耗=能量贮存）。与此相似，如果我们的体重超出了定点（可能在假期里吃多了），那么法则2便会指示我们少吃，与此同时我们的新

1　见参考文献1.13。

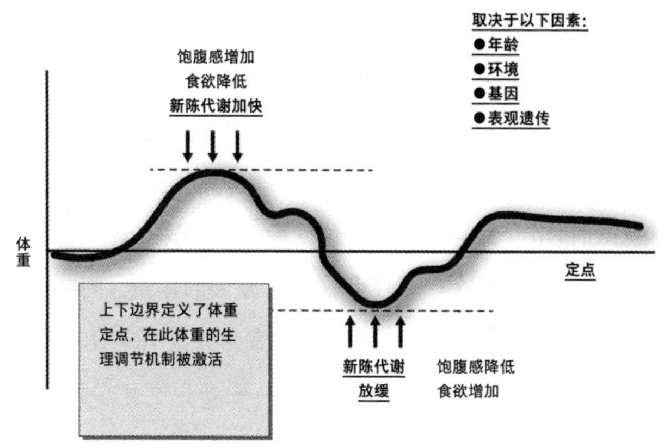

图1.5 体重定点

陈代谢也会加快——代谢学法则多能量消耗=体重减少——直至达到体重定点。

不幸的是，体重定点并非总是设定在一个健康的体重值上。如果你正遭受肥胖症困扰，那么很可能你的体重定点便是罪魁祸首。假使你刻意付出努力，通过传统方法（例如少吃多运动，却没有改变食物品质）减轻了体重，你体内强势的负反馈机制将会迫使体重回升。这将会变成一场意志间的斗争，一方是你有意想要达到某个特定体重的愿望，另一方是你大脑中的潜意识力量，试图恢复它所意欲的体重定点。对所有节食者而言，不幸的是，生物学总是赢家。这可能需要一周、一个月、一年甚至好几年，但你的潜意识大脑最终会把你的体重拽回它想要的位置。

体重定点理论，加上将体重控制在定点的负反馈机制，既拥有生物学理论模型上的合理性，又符合肥胖症患者告诉我们的亲身经验。他们感到自己被困住了，而非万事尽在掌握。他们能把体重减下来，但总是会回弹，因为潜意识大脑总是赢家。如果你通过节食减轻了体重，你便向大脑传递了未来可能会遭受饥馑的信号，那么你不仅会恢复已减去的体重，同时你的体重定点必定会逐渐上调，最终，你会变得比没有节食前更重。

小结

成功减重并维持下去的秘诀在于理解我们的身体如何调节自身的体重定点。这并不是简单的能量摄入与消耗。现在我们知道，体重定点是体重的总管，接下来我们需要知道大脑如何计算出定点值。我们的生活环境、个体历史、家庭背景等不同因素决定了我们每个人的定点值——是苗条还是肥胖，又或是介于两者之间。

后面的章节将要讨论如何识别出控制我们体重定点的身体信号（通过我们所吃的食物类型以及我们的生活方式）。只要我们弄明白了这些信号，体重定点（以及体重）最终将会处于我们的掌控之中。

第二章

圣牛

基因、表观遗传和食物如何控制我们的体重定点

我正坐在印度农村一家尘土飞扬的街边茶铺里，望着日落发呆。这时我注意到交通拥堵，以致完全陷于停滞。货车、汽车、自行车和嘟嘟车（tuk-tuk）的混乱交织停歇下来。一般而言，在这种情况下，紧接着就会有一阵刺耳的喇叭轰鸣，人们会对拥堵的源头恶语相向，即便堵塞是由事故引发的。但这一次却出现了不同寻常的宁静，让我不禁产生了疑惑。五分钟过去，交通又恢复了，但行进速度比之前缓慢。随后，我看到了这次交通拥堵的肇事者，它在路中间朝着车流的反方向悠然漫步：一头被印度教徒[1]尊若神明的牛。

在燥热嘈杂的环境里，牛看上去显得十分脏污。但我感兴趣的是它的体型。我知道这头牛受到了主人的精心喂养，它的脖子上还套着五彩花环。但除此以外，和我在英格兰多雨的绿色原野中时常见到的牛相比，它看上去精瘦而结实。我记忆中的牛体型是它的两倍，这一差异让我感到迷惑不解。为什么精心喂养的印度牛与英国的同类相比，仍能保持精瘦?

1 每一个去过印度旅行的人都会注意到，当地人允许牛在街道上自由漫步。早期的印度教吠陀典籍鼓励人与牛的和平相处。牛因其安静平和的脾性以及母性品质（例如产奶——对于人口繁育而言是一项十分重要的食物来源）而受到人们的尊崇。牛奶不止于食用，酥油（从牛奶中提炼出来的一种奶油）也能用来烹饪，或是燃脂祈福。牛产出的每一样东西都被视为有用的（牛粪是冬季的燃料，也是夏季的肥料），即使看到农村人在喝牛尿（一种有益的无菌液体），或用牛尿沐浴，也没什么好大惊小怪的。

这个问题的答案也十分简单，却能引导我们更好地理解与人类相关的因素：我们的环境和基因如何决定了我们的体重定点。一旦对这个概念有了真正的理解，我们就能战胜肥胖。

假设你是一名想要达到收益最大化目标的奶农。你要如何让自己的牧场和牧群比邻人的更好？你要如何让自己的牛长得更壮大，这样卖牛时便能获利更多？首先能想到的一个显而易见的答案便是确保在夏季（青草）和冬季（干草）都有足够的食物供给。这肯定能让牛的体型得到优化。所有的牛都能得到很好的照料。不过别急，难道印度精瘦的圣牛没有得到全年的精心喂养吗？或许显而易见的答案并不是正解。

奶农有两种常见的策略，能让他们的牛长得比牧场外面的野生牛更壮大。当我们把这些做法应用到人类身上时，正如你所料的那样，便产生了肥胖。下面就是其中的原因。

为牛服务的免下车快餐店

第一种策略便是不要给牛喂食它们通常所吃的东西，也不要喂食牛群世世代代吃了千百年的食物，例如青草。如果你把给牛的食物从青草改为谷物和植物油的混合物，那么你就很有机会能让牛群长胖，能让它们在被售卖的时候值更多钱。据我们所知，这种做法在商业牧场中很普遍。进食谷物（如将玉米和大豆与棕榈油混合在一起）的牛，比那些吃草的牛长得快得多。

为了让牛的体重增加得更快更多，牧场引入了饲养场

(feeding lot)，如此一来这些动物就被限制在畜栏里，连续好几个小时除了吃鼻子底下的玉米或棕榈油饲料之外，什么都做不了，如此月复一月。要在现时的人类世界中找相似的环境，便是那种免下车快餐店（要禁止使用车内的所有娱乐设备——除了不限量的食物），在这里，汽车实际上并不是一驶而过，而是停在服务窗口。顾客由于倍感无聊，便会不停地吃递到他们面前的那些高碳水且富含油脂的美食，如此日复一日。想象一下，你在生长发育的时期里，受困在这种情境中，你完全可以预料到自己的腰围会如何变化。

并不是只有牛才会因饮食变化而长胖。通过对啮齿动物的研究我们发现，如果想让它们长得更快更肥，光靠喂食更多的天然食物（可以称作家常菜）是不行的。并不是食物的数量，而是其性质，才能让体重定点发生变化。如果给啮齿动物喂食高热量、高脂肪的食物（科学家称之为“食堂饭菜”），其体重定点就会升高。[1]

因此，把牛群关在畜栏里，喂它们吃高热量的谷物和植物油混合物，会让它们长得更快。这里面没有什么高深的道理，但关键在于，只要把这类饮食变化（含更多谷物和油脂的食物）照搬到人类种群中，也会引发相似的体型变化——人们会变得肥硕庞大。对所有哺乳动物而言都是这样。总体上说，我们在代谢生物学方面，和牧场里的牛、实验室里的小白鼠一样。

一旦提供给人们的食物变成“食堂”类型的食物，那么很

1 见参考文献2.1。

多人就会变胖。这些年来我注意到这场饮食变化中一个有趣的因素，即大多数人很难购买到“正常的”新鲜食物（未经加工的食物）。当你离开办公室，想要吃一顿健康的午餐，或许就很难找到未经深加工处理成高热量的食物。西方世界繁华的商业街区就像是食物荒漠——天然食材只存在于难以寻觅的稀有绿洲中。真材实料的海市蜃楼看似无处不在，其实根本不存在。

胖者生存

现在，我们可以来看看奶农的第二种策略，用以让牧群长得更壮大，让自己比邻人获益更多。在每一个牛群中都存在个体差异。显然，牛和牛不会完全相同。这些个体差异（医学行话称作异质性）对于物种的延续而言十分重要。假如物种中某些个体高了或矮了，大了或小了，快了或慢了，处于变化光谱两端的个体更有可能在变化多端的环境中存活下来。举例而言，假如发生了饥荒，先前携带了更多能量储备（脂肪）的那些牛就更容易活下来。由于有越来越多的牛都倾向于增加额外的体重来度过饥荒，相较于上一代，下一代牛群就有可能变得更胖。换句话说，这也是查尔斯·达尔文自然选择理论，或说适者生存理论（在此是“胖者”）的一个例证。

奶农可以利用牛群中个体的特征差异，以人工诱导自然选择的方式（说得更明白一点，即“非自然”的选择，因为不是自然环境而是奶农选择了下一代），使得所有的牛都变得更大更壮。举例来说，他们会选择那些在肌肉中沉淀下脂肪的牛，以使最终的牛肉具有美味的大理石纹效果，即你所知的肉眼牛排。显然，这种类型的肥肉对奶农来说更有价值。完全成年后，那些具备此类特征的牛会被奶农挑选出来培育下一代；而那些没有长得足够丰腴壮大的牛则会落选，它们的“苗条”基因也会在下一代牛群中消失。如果一代又一代地延续这种非自然选择，那么在十代以内，相较于那些只顾着照料和喂食牧群的奶农，采用这种方法的奶农就能得到一群长得更快更大，拥有更多大理石纹脂肪肉的牛。这种对牧群的基因库进行干预，使其更有可能展现出有利于奶农的特征的方法，被称为选择性育种（selective breeding）。这也是为什么地球上14亿头牛，现在有超过1000个不同品种，呈现出奶农所偏重的不同个体特征。

谁能养成最大的牛？

牛群中的膳食改进和选择性育种能在人类肥胖危机方面给予我们什么样的启示？让我们设想有三栏紧挨着的牛。每一栏里的牛都来自三个不同的牧场，下文讲的是每一栏的养殖方式：

- **第一栏里的牛只喂青草和干草。**
- **第二栏里的牛只喂“食堂饭菜”（玉米和棕榈油）。**
- **第三栏里的牛同样喂“食堂饭菜”，但这些牛经过了十多代的选择性育种，能够快速生长出富含脂肪的肌肉。**

这三个不同的畜栏要如何作对比？

1号栏：喂草

食草的牛看上去跟我在印度碰到的那头交通肇事圣牛相似——不会有很多多余脂肪。由于没有经过选择性育种，牛与牛之间会存在诸多差异，有些牛更大一些，有些牛更小一点，但大多数还是保持正常体型。

2号栏：喂谷物

吃谷物与油的牛，平均来看，显然比隔壁吃草的牛要大出许多。它们的体重定点会随着饮食的变化而升高。然而和1号栏一样，由于不采取选择性育种，这一栏牛之间也会存在显著的特征差异。如果把其中那些处于牛群体型标准底端的牛放到1号栏里，很难发现两者的差异，尽管它们整个一生中吃的是完全不同的食物。

3号栏：选择性育种+喂谷物

经过选择性育种的喂食谷物的牛，相较于1号栏的牛显得体型巨大，相较于2号栏的牛则在平均水平上要大出许多。然而，2号栏里那些长得更大的牛，放到3号栏里也不会显得突兀，尽管它们从未经过选择性繁殖（把牧场中符合条件的牛挑出来做选择性育种）。

如果三个不同畜栏中的牛群差异可以转换到人类的特征差异上，我们能从中得到什么有关肥胖危机的启示？谁会受其影响？

这似乎表明，如果一群人处于只吃天然食品的环境中，那么他们将不会遇到真正的肥胖问题。我们把他们称作1号人群。

如果让一些人接触到食堂饭菜一类的食物（即富含谷物/油脂的高热量食物），那么这群人相较于只吃天然食品的人来说，平均而言会更胖更大只。我们把他们称作2号人群。

最后，如果选出一群人，他们更有利于体型最大最肥胖者的生存（与繁衍），并且同样让他们吃食堂饭菜类的食物，那么他们平均而言会是三组里最大只的：3号人群。

那么，养殖牛的模型是否足以解释人类肥胖的原因了呢？让我们来看看人类中的一些证据。

哈扎族猎人

现在已经很难找到一个人类群体，仍旧吃着和他们数千年前的远古先祖一样的食物。我们知道，自从过去数百年的工业化食品革命以来，“西方”人口可获取的食物种类发生了巨大变化（详见七、八两章）。然而，人类习惯吃的食物在约2万年前农业出现的时候，就发生了变化，因此我们必须回到更久远的时代，我们的祖先在那时只能吃到他们打猎或采集得来的食物。了解狩猎—采集人群的生活，对于我们理解当下自己是谁，以及曾经如何应对变化的环境，都是至关重要的。世上现存极少数游牧的狩猎—采集者部族，其中包括亚马孙雨林中的孤立部族、刚果丛林中的俾格米人、纳米比亚沙漠中的布须曼人，以及坦桑尼亚稀树草原上的哈扎族人。

作为本书研究的一部分，我有幸与一个哈扎族部落生活了一段时间，获得了这个独特民族的第一手知识。他们代表了人类发展中最古老和最单纯的形式。我接触到的部落由几个家族组成。哈扎族人是纯粹的狩猎—采集者，对自身的文化和传统深感自豪。西方研究者的到来并没有冲淡他们的生活方式，他们也不喜欢接受礼物和金钱，而是更愿意接受能让他们的土地和生活方式免于农耕者侵扰的资助和支援。哈扎族人并不为肥胖问题所困扰，这一点并不令人意外。他们吃肉、浆果、水果、块茎（比如红薯），最喜爱的食物是直接采自蜂巢的天然蜂蜜。这些食物他们吃了15万年，并认为没有理由改变自己的生活方式。他们可能会好奇，为什么明明可以白拿（对他们来说是从稀树草原上获得），还会有人像农耕者那样种植食物。

如果对狩猎—采集者部落中个体的体重和体型进行分析，你会发现在所有那些演化到以天然食物为食的物种（比如1号栏的牛群）中，存在着某种通行的模式。种群中的某些个体会偏轻，另一些则大于正常体型，因而偏重，但大部分（80%）个体处于正常的体重和体型范围之内。[1]种群中的体型呈现统计学家所谓的正态分布或对称分布特征。（参见下面的事实真相。）

从黑猩猩到狮子和奶牛，所有以天然食物为生的动物的体型分布都是一样的。即便当这些动物能够获得大量的天然食物时，你也不会见到种群变肥胖的迹象。这意味着高热量的食物摄入并不会影响体重，只要这些热量来自天然食物。

---

1 见参考文献2.2。

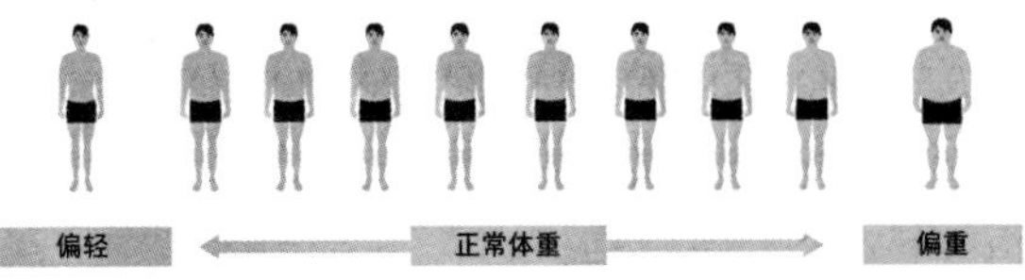

图2.1 狩猎—采集者部落的体重频次

事实真相——何为健康的体重？

医生和科学家通常会使用“身体质量指数”（Body Mass Index，BMI）这个术语来衡量某人是否体重偏低、超重、肥胖或是在正常体重范围内。他们无法仅凭体重来判断，因为体型取决于体重和身高。举例来说，一个身高1.7米，体重70千克的女性的BMI指数处在正常范围，而一个身高1.57米，体重70千克的女性的BMI指数则已经处于超重的范围。

BMI指数的计算方法是将一个人的体重（以千克为单位）除以身高（以米为单位）的平方。BMI=kg/m^2。健康的BMI指数范围是18~25kg/m^2。如果低于18kg/m^{2}是体重偏轻；25~30kg/m^{2}是超重。超过30kg/m^{2}则可以诊断为肥胖症。超出40kg/m^{2}被称作病态肥胖（在医学术语中，“病态”的意思是“患病的”）。

BMI指数是预测健康的重要指标。BMI指数越高（超出健康范围），形成2型糖尿病、高血压、高胆固醇（所有这些都会促发心脏病）和癌症的风险就越高。BMI指数为38kg/m^{2}或更高的人，相比于指数处于健康范围内的人，要平均少活7年。[1]

1　见参考文献2.3。

然而，如果不把体型的因素考虑进来，BMI指数在预测疾病风险时就不那么准确了。健美运动员（想象一下巅峰时期的阿诺德·施瓦辛格）的肌肉极度紧实，可能只含有极少量的脂肪，但如果你计算一下他的BMI指数，他肯定属于肥胖的那一类人群（因为紧实的肌肉质量非常重）。BMI指数只针对正常体型（这一点尚没有定论）的人来说是准确的预测指标。举例而言，亚裔人的平均肌肉重量较轻，因此他们的BMI指数低估了其肥胖的风险。对他们来说，BMI指数处于28kg/m^{2}即算是肥胖了。

所以如果你拥有体格健美的身材，BMI指数却超标了，无须忧心忡忡——你的体重可能是健康的……但如果你体型瘦削，BMI指数超标，就确实需要担心了——你可能已经有肥胖的风险了。

农耕社区

如果我曾造访过的哈扎族部落，他们赖以获取天然食物的土地被占据，而他们也被迫成为农民，会发生什么？我们从农耕出现时期的化石证据中得知，在几代人的时间内，哈扎族人可能变得体弱多病，身高也变矮了。他们的饮食质量可能也受到影响，因为他们食用更多谷物，食物种类更少。但他们的体重会如何变化呢？好吧，如果我们关注到早期农耕人群的体重，便会发现尽管大多数人仍旧十分健壮，但其中更多的人已经超重，而不是体重不足，并且有一小部分人处于肥胖边缘。[1]事实

1 见参考文献2.4。

上，如果我们看一下人群的体重曲线便会发现，有些人比其他人更易受到环境变化的影响。

如果我们将人群获得的食物类型一路从狩猎—采集者的食物经由农耕产品再转变到工业化食品（西式饮食），将会怎样？[1]接触到这类食物的人群会发生怎样的变化？

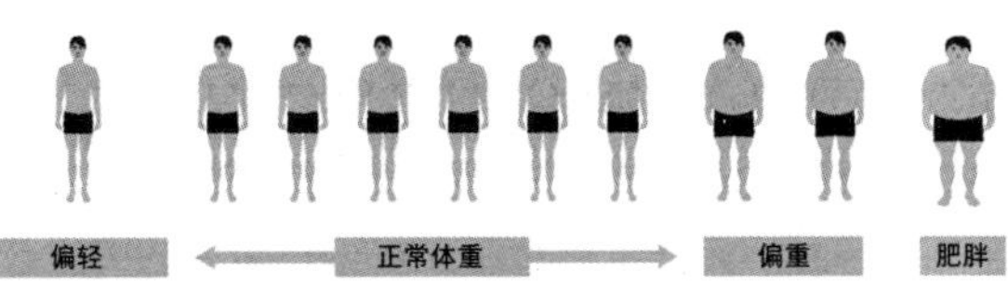

图2.2 农耕社区的体重频次

在英国的人口中，有近25%的成年人现在属于肥胖；在美国，这个比例达到了30%~35%；在海湾国家[2]，我们了解到的成年女性人口肥胖比例接近50%。[3]平均来说，可以认为接触到加工食品（或食堂饭菜类食品）的人群中，约有1/3是正常体重，1/3偏重，1/3肥胖。

---

1 我所谓的工业化食品是指由食品公司加工处理过的食物。加工过程包括去除食品中的许多有益成分，令它们便于运输与储存，同时使其更加美味可口，人们便会竞相购买（对新鲜食材失去兴趣），食品公司也能从中牟利。这类食物便是我们所说的“西式”食品。

2 译注：指波斯湾沿岸的国家，包括沙特阿拉伯、阿拉伯联合酋长国、阿曼、巴林、伊朗、伊拉克、科威特、卡塔尔等。

3 见参考文献2.5。

每个人的风险一样吗?

改吃加工食品和西式饮食，对所有人都会产生相同的影响吗？我们所有人都面临更高的肥胖风险，还是某些人会比其他人更易受其影响？整体人群的体重定点会以相同数量增长，还是在个体间会存在敏感性差异？

如果说我们所有人都面临西式饮食带来的肥胖风险，你一定以为人口中的每一个人都会受到相似影响。我们以瑞士某处山脚下的某个村庄人口为例。如果对人口中的血红蛋白水平（针对贫血的血液测试）进行检测，大部分人（约90%）会处于12~16g/dl的正常水平。约有5%的人偏低处于贫血，另有5%的人偏高，这种情况被称为红细胞增多。现在我们假设当地议会决定修建一条穿山隧道，但很不幸，这座小村庄挡了道。他们不得不将整个村庄迁到半山腰的定居点——在海拔2000米高的地方。一年后，他们重新检测了人口中的血红蛋白水平，发现现在只有一半的人处于正常范围，并且没有人贫血。但有一半的人得了红细胞增多症，属于血红蛋白（Hb）过高的情况。这群人的健康状况出现了什么问题？是的，半山腰更稀薄的空气导致人们血液中的血红蛋白增高，以此来适应环境变化——血红蛋白能将氧气从肺部输送到我们的工作器官，所以空气越稀薄你就会需要越多Hb。然而如果我们看一下人群中血红蛋白水平的分布状况，它看上去和他们居住在原海拔高度时相同，每个人的血红蛋白水平都提升了。换到稀薄空气的环境，对每个人都产生了相同的影响。

对于人类种群而言，假如食物环境的变化会对所有人产生相同影响，那么瑞士村民也会遭遇同样的情况。

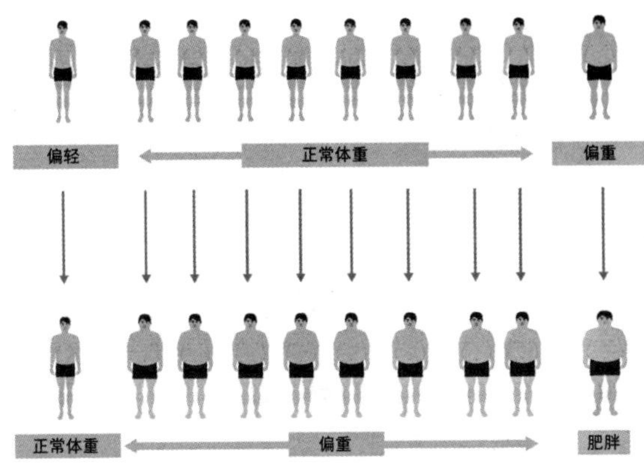

图2.3 清楚表明，大部分人群将会处在偏重的区间，偶然会有一些正常体重的人，肥胖人口的比例也同样很小。但这并非我们检视当下人群体型分布时，发现的情况。[1]

有些人免疫，有些人高度敏感

约有1/3的人能够维持正常体重，似乎并未受到环境变化的过度影响。另外1/3的人受到环境变化的适度影响，从正常体重变为偏重。然而还剩下1/3的人，他们从正常体重变为严重偏重（肥胖）——完全是受环境变化的影响。

为了便于理解，我们可以把接触到加工食品的人分为以下三类：

1.抗肥胖的——仍旧维持正常体重且能够轻易保持。

2.易肥胖的——正常体重/偏重。意识到如果他们吃了太多加工食品或是没能定期去健身房，体

1 见参考文献2.6。

重便会增加。

3.对肥胖高度敏感——偏重/肥胖。即便尝试关注自身的热量摄入并且积极锻炼，仍要与体重作斗争。

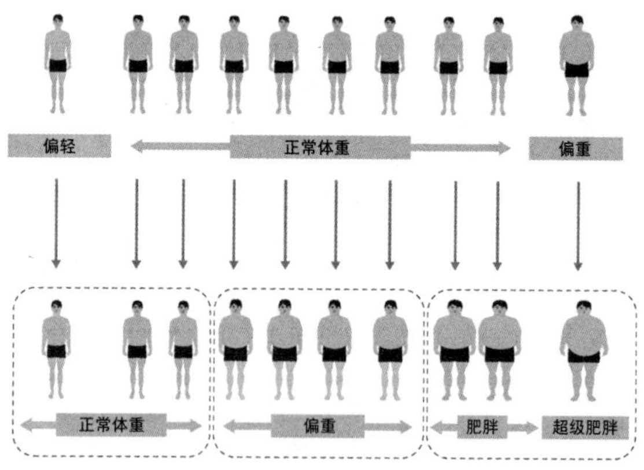

图2.4 改吃西式饮食后，人群体重的实际变化。其中1/3对体重增加有抵抗力，1/3易于肥胖，另外1/3对肥胖高度敏感

自由意志，缺乏教育，或是不幸的基因?

要理解肥胖，下一个问题便是，什么因素导致某人对发胖高度敏感(或有抵抗力)？或者换个说法，是什么因素让人发展出更高的体重定点?

是不是像大多数媒体多年来所暗示且得到许多科学家支持的那样(稍后我们将考察其中缘由)，肥胖是一种个人自由选择的状态，还是说，家庭环境和养育方式促发了肥胖？我们能将肥胖归咎为孩子受到的不良养育方式吗？或是肥胖与家族相关，是遗传问题？每当我向医科学生讲授这个题目时，我都会让他们将决定某人是否会变胖的因素，依其重要性进行排序。

换作是你，你会对决定某人变胖风险的因素，从最重要到最不重要，做出怎样的排序呢?

- 自由意志/个性
- 家庭环境/养育方式的影响
- 遗传倾向/基因

如果问美国民众，我们会得到一个压倒性的答案。[1]2012年，一项对1000多名美国人进行的调查问卷显示，61%的人认为对饮食和锻炼的个人选择主导了肥胖的流行。这个回答与我在医科学生那里得到的回答相近——肥胖受到自由意志的控制（当他们只学习了代谢学法则1时便会如此回答），因此根据定义，任何受肥胖所困的人必定是意志薄弱的。

同卵双胞胎——不同的家庭

事实上，答案与此大相径庭。简・沃德尔（Jane Wardle）是伦敦大学学院的流行病学家，她发表了一项极具说服力的研究，对一出生便分别由不同家庭领养的同卵双胞胎进行跟踪研究。[2]她观察了2000多对双胞胎，比较了他们的身体质量指数“BMI”（这一指标通过一个人的身高和体重来检测其肥胖程度）。众所周知，同卵双胞胎拥有相同的DNA。他们的发色、肤色以及眼睛的颜色都相同，并且身高也几乎一样。

---

1 见参考文献2.7。

2 见参考文献2.8。

这样一对同卵双胞胎，如果其中之一在一个不健康的饮食和运动环境（大量加工过的方便食品，很少户外运动）中长大，另一个在健康环境中长大，会发生什么？如果我们之前问题的答案是在一个人变得对肥胖有抵抗力或是高度敏感的过程中，家庭环境发挥了重要作用，那么我们满可以期待，这对双胞胎成年之后在体重上会有很大差别。如果答案是肥胖很大程度上取决于遗传，那么尽管他们在成长过程中互不相识，但成年后的体重将是相近的。而如果体型取决于自由意志，那么我们可以认为，成年后他们各自的体重将是相当随机的，并且与基因遗传或是家庭环境无关。

实际结果会令很多人感到惊讶。简的研究发现，尽管同卵双胞胎始终未曾谋面，但他们成年后的肥胖水平（BMI指标）约有75%的一致性。她同时发现只有10%的BMI指标一致性是受家庭环境的影响。

这项研究坚定地表明，决定个体是正常体重、偏重还是肥胖的主要因素，既非自由意志也非养育方式，而是个体无法改变的东西——基因。

结论——肥胖风险有3/4来自遗传

这项研究在很大程度上也免除了家长的责任，此前他们总是由于不良的养育方式而备受批评（即他们因子女肥胖而受到指责）。家庭环境对肥胖水平的影响仅有区区10%。因此，如果一个孩子变胖了，75%的原因是来自他自己的基因，10%来自父母养育和家庭环境的影响。

在这里，我们也要特别强调“家庭环境”和“国家环境”之间的区别。如果一个国家采取的是西式饮食文化，这一因素的影响将超过健康的家庭环境的影响。如果西式饮食文化渗透进家庭环境之中，上述研究表明，如果你拥有对肥胖敏感的基因，那么即便是健康的家庭环境也可能无法让你免于肥胖。简·沃德尔双胞胎研究的结论得到了世界各地许多不同研究者的反复证实。[1]这些结论也和我的许多病人多年来一直告诉我的故事相符——“是我的基因问题，医生。”在这方面，他们基本上是对的，但遗憾的是这一重要研究仍未广泛为人所知或被引用。

3号人群

让我们回到牛的类比。最大最胖的牛是3号栏里的牛，它们吃的是食堂饭菜类的食物，同时拥有肥胖的基因倾向（基于选择性育种）。对于深陷肥胖的人，我们现在排除了两个涉及预先决定他们是否会受体重困扰的主要因素。这些人将会是3号人群：结合了西化的生活环境因素（将在后续章节中讨论）以及基因倾向。

正如我们在牛的类比举例中发现的那样，一些人肥胖的基因倾向并非源自人为或非自然的选择，而很有可能是源自自然选择。不过，是否对于所有人群、种族和部落都是如此，还是说，在西式环境中，某些人比另一些人更容易变胖？

1　见参考文献2.9。

迪拜购物中心的美食城

我会定期去海湾地区的诊所为病人诊疗。当我在当地那些开着空调的巨型购物中心里漫步时，我惊讶地发现，尽管接触到的西式食物一样多，但相比于居住在那里的其他族群，阿联酋本地人是多么容易肥胖。美食城里充斥着西式美食，从汉堡王到塔可贝尔再到赛百味。美食城的座位区里混合着印度人、菲律宾人、高加索人、非洲人和阿联酋本地人。每个族群的人似乎都碰到了肥胖的难题，但似乎对阿联酋本地人来说问题更严重、更普遍。有研究证明这一点吗？看一眼最近的肥胖排行榜便能证实我的观察：阿联酋人名列前茅。

1. 太平洋群岛——瑙鲁岛以94%的偏重人口（其中71%肥胖）排名第一。（因此只有6%正常体重的人口！）
2. 海湾国家（包括阿联酋）——卡塔尔和沙特阿拉伯成年女性的肥胖率接近50%。
3. 美国——路易斯安那州的肥胖率为36%，其他州紧随其后。
4. 欧洲——55%偏重，25%肥胖。

太平洋群岛居民的肥胖率高得惊人，就好像他们恰好被选为拥有对肥胖敏感的基因。这是怎么回事？

勇敢的波利尼西亚人

在我构思这段文字的时候，我求助于桌上的地球仪，把它摆在那里，让我能够想象这个世界和其中发生的事情。太平洋群岛居民为何会遭受这种极端的肥胖状况？现代人类的发源地几乎可以肯定是非洲东部，在靠近如今埃塞俄比亚的地方。如果我将地球仪转到正对着埃塞俄比亚的那一边，我们就来到了……太平洋群岛。

人类从非洲开始迁徙，经过数千年时间，在这个星球的各个角落定居。一代代人探索了中东，穿越亚洲，继而来到中国。据说，太平洋岛民来自如今居住在菲律宾和中国台湾地区。这些人掌握了航行技巧，最终发现了尚无人烟的太平洋群岛。然而此处隐藏着线索，可以解释为何太平洋岛民是世界上最胖的人。这些海岛是地球上最后被人类开辟的定居地之一，时间约在公元前1000年。[1]海上航行到这些岛屿的距离令人震惊——有数千英里之遥。波利尼西亚的水手会跟随候鸟飞行的轨迹，并利用星星来导航。他们可能连续数天或数周注视着地平线，寻找通向附近陆地的线索——海鸟和海龟，树枝和椰壳浮木，或是远处岛屿周边云层的堆积。此类航行堪比远古时代的登月之旅，艰辛漫长，受制于无法预料的因素。无须惊讶，很多船员和乘客没能活下来，就像特雷尔（J.Terrell）编纂的文集《冯·登·施泰嫩的马克萨斯岛传说》（*Von Den Steinen's Marquesan Myths*）中所描述的那样："航行极度漫长；食物和

1　见参考文献2.10。

水都耗尽了。死了100名桨手，还剩下40名。航行者最后到达了非提努伊（Fitinui），然后到了奥图纳（Aotona）。”[1]

可以想见这些人安全抵达太平洋群岛所经历的困难和风险。通常只有那些“足够强壮”，能够承受长途旅行中的饥馑的人，才能在这些岛上生存下来。因此，定居在那里的人自然会产生强烈的选择性偏差（selection bias）。那些在航行前拥有足够脂肪储备的人，或是那些面临饥馑时能够停止新陈代谢的人，在长途旅行后幸存下来的概率要大得多。而那些不具备此类保障的水手和乘客死在了半路上，也就没有机会把他们的基因传给下一代人。

拥有大量脂肪储备或是高效新陈代谢的人，在世界上这一遥远地区生存下来，由此所形成的大规模选择性偏差，几乎和奶农在3号栏中对牛群进行的选择性育种一样极端。此外，一旦在这些孤立的小岛上定居下来，他们还要受制于严重的饥荒——事实证明，与生活在大陆地区的人相比，岛民迁徙到未受饥荒波及的地区要困难得多。饥荒又进行了一次选择，挑选出那些积蓄了足够脂肪储备以维持生存的人。

隐性的肥胖基因

太平洋岛民为我们提供了一个独特的视角，来理解在这种情况下，基因选择如何有利于适者生存。[2]但在太平洋群岛的

1　见参考文献2.11。
2　见参考文献2.12。

大部分历史时期中，从最早的定居者到殖民时期的欧洲人，人群中并不存在超重问题，因为他们吃的一直都是新鲜的天然食物。人们营养均衡，且能够轻松抵御短暂的食物短缺，但并不存在肥胖问题。直到最近岛上引入了西式饮食，才引爆了人群基因构成中的定时炸弹。太平洋岛民为我们提供了3号人群的极佳范例——接触到高热量加工食品，并且为体重增加做好了基因准备的人。

繁殖适合度与节俭基因

1962年，遗传学家詹姆斯·尼尔（James Neel）首次描述了在饥饿和饥荒时期生存繁衍的基因选择。[1]这一现象被称为节俭基因假说，它有力解释了在同样的环境中，为何有些族群比另一些族群更容易肥胖。

节俭基因假说基于这样一种理论，即拥有高效新陈代谢或额外脂肪储备的人相比于不具备这些条件的人，能够更好地度过饥荒时期。根据假设，每次饥荒中都会有一定数量的人死去，因而减少了总人口，而下一代人由此拥有更顽强的基因。这一理论能够解释不同基因群体间的肥胖差异，但节俭基因的形成机制实际上不同于尼尔的描述。饥荒导致人口定期削减的假设过于粗糙。困难和食物短缺会频繁出现，但只要不是饥荒导致大量死亡，情况就会好转。节俭基因更有可能是这样形成的，

1 见参考文献2.13。

即食物短缺影响到了人口的生育。如果你是一名拥有节俭基因的女性，你可能比其他女性储存了更多能量或脂肪，那么在食物短缺时期，你的生育能力便能维持更长时间。那些没有充足能量储备的女性可能会失去生育能力，或在孕期流产。节俭基因并非经由饥荒中的物理幸存者传递给下一代，而是经由那些具备更强生育能力的人传递，他们在艰难时日中拥有更有效的新陈代谢能力。这被称作繁殖适合度假说。

不要越界！

繁殖适合度假说的一个显著例证是美洲原住民部落皮马（Pima）。据说这个部落经过世代繁衍，为自身人群发展出了一种极度节俭的基因图谱。这一过程历经了许多有据可查（或许有更多未曾记录）的极度艰难时期。有一些美洲皮马人仍旧居住在墨西哥境内，过着健康的户外生活，靠务农和捕鱼维生。他们尚未接受西方的生活方式。这些美洲原住民没有表现出任何肥胖的迹象；除了拥有节俭基因，他们也免受环境中肥胖诱因的影响。

大部分皮马人不在墨西哥生活，而是居住在美国亚利桑那州的希拉河（Gila River）印第安社区。尽管皮马人有自己的保留地，但他们大部分的传统生活方式已经被完全美国化的生活方式所侵蚀和取代。不幸的是，在美洲陷入长时间饥荒时能帮助他们活下来的节俭基因，完全不适合他们现在所处的拥有大量深加工美食的饮食环境。由于自身过往的影响，皮马人的节俭基因此刻令他们成为美国最胖、最不健康的族裔人群。回到我们之前的牛群类比，皮马人成了3号人群的又一例证，既经历了遗传选择，又受到环境影响，拥有了很高的体重定点。

皮马人的肥胖率达到67%，是世界上排名第二的族群，仅次于太平洋瑙鲁岛的居民。[1]皮马人的糖尿病发病率为50%，8倍于美国的平均水平。

非洲移民

为了进一步验证节俭基因假说，让我们来看看另一次在新大陆移民中造成巨大人口损耗的人口迁徙。从西非被掳到美洲的黑人必须经受一段跨越大洋的惊险旅程。他们被戴上镣铐，装进船舱，遭受到掠夺者的非人对待：饥饿、殴打以及恶劣卫生环境引发的疾病。跨越大西洋的“中段航程”（middle passage）平均耗时2个月，其间历经艰辛。尽管只有年轻力壮的人才会被挑选出来踏上旅程，但其中仍会有20%的黑奴无法幸存。[2]

在此，我们看到强大的自然选择在美洲黑奴身上又一次发挥作用。这条海上航道筛除了那些基因无法承受饥馑和消耗能量的疾病（如痢疾）的人。正如我们在波利尼西亚船员身上看到的那样，海上航道偏好让那些在新陈代谢方面足够强势，或

1 见参考文献2.14。

2 据估算，16至19世纪，大约有200万黑奴死于运送途中。另外有400万人死在非洲大陆，他们在受俘之后登船之前，或是死于强迫行进，或是死于临时羁留。只有1050万人度过了中段航程。（见参考文献2.15。）

是拥有充足脂肪储备的人存活下来。[1]几代人之后，当这些非裔美国人的后裔习惯了全美式的、西方化的饮食之后，他们身上发生了什么变化？如果我们先前的理论站得住脚，即肥胖是由遗传基因预先决定的，那么非裔美国人后代将比生活在美国的其他族群（除了皮马人之外）面临更大的肥胖风险，后者的祖先并未遭遇过如此的人口损耗。如果肥胖不是由遗传基因注定的，那么族群之间的肥胖率应该十分接近——因为美国的所有族群都同样受西式食物的影响。让我们看看下列统计数据：

按族群划分的当今美国肥胖率[2]

所有成人：35%

黑人：48%

拉丁裔：43%

白人：33%

生活在美国的黑人女性的肥胖率达到惊人的57%。

可悲而又讽刺的是，对非裔美国人来说，他们受到奴役来扩充农业劳动力，其中许多人去甘蔗种植园劳动。作为商品的蔗糖产量的提升及其价格的下降，都是种植园产业的副产品。如今，新一代非裔美国人仍旧保留着他们代谢高效的强壮祖先的遗产——遗传了节俭基因——并再次陷入斗争，这次是与蔗糖贸易遗留下来的肥胖和糖尿病的斗争。

1 见参考文献2.16。

2 见参考文献2.17。

案例研究——核试验

“弗里曼先生，到您了！”我的护士喊着下一位就诊病人的名字。

房门口暗了一下，我从笔记本上抬起头。弗里曼先生的庞大身躯挡住了门里透进来的光。他是我见过的最胖的人，足足300千克，BMI达到了90kg/m^2。他40岁上下，身穿蓝色弹力灯芯绒裤和一件家常的针织套衫，讲话轻声细语，机智幽默。作为诊疗咨询的一部分，我问他是何时开始发胖的。他告诉我，自己打小时候起就很胖。他的胃口大得惊人。当我问到家族史时，他的回答出人意料。“家里还有谁得了肥胖症？”“没人。”他回答。家族里的人全都很瘦或是正常体重。“你是被领养的孩子？”我问。“不是。”他答。这让我吃了一惊：既然不存在任何基因关联，他是如何变得如此肥胖的？随后他补充了一些事。“我父亲参与过核弹试验。”于是我们找到了他如此不同于家族里其他人的原因所在。

我们知道辐射会导致基因突变水平的提高。农民会对玉米进行辐照，促进其突变，以获得他们想要培育的品种。在弗里曼先生的案例中，他父亲在核试验中受到了辐射，导致DNA里的基因变异并遗传给了自己的儿子：基因突变引起过度肥胖。

贝都因人

让我们回到迪拜购物中心的美食城。我注意到，相比于购物中心里其他族群的人，当地的阿联酋人面临着一类更严峻的肥胖问题，尽管他们吃的是相同的食物。我们可以认为，造成这一差异的原因与上述太平洋岛民、皮马部落和非裔美国人更易肥胖的原因是一致的。或许阿联酋人的祖先同样经历过极度的饥荒，以至于拥有“肥胖基因”的人有更大的幸存概率。或许他们比其他族群的人拥有更多节俭基因。

我无法确定这就说尽了发生在阿联酋人身上的事。的确，我们知道他们源自游牧的贝都因人部落。他们仍旧自豪于自己的沙漠遗产。传统的阿拉伯男性头饰由两层黑色头箍环绕在白色头巾上，在夜间，它们可以用来防止骆驼游荡进沙漠，起到保护骆驼蹄子的作用。我们知道，阿联酋人的祖先面对着严酷的生存环境，但其他族群也同样要面对世世代代的艰苦奋斗。比如，冰河时代迅速蔓延到北欧并持续了好几个世代，然而同样经历了艰难岁月的欧洲高加索人的肥胖率却只有海湾地区阿拉伯人的一半。

为绿洲而非美食城做的准备

另一种理论可以用来解释为何海湾地区的阿拉伯人会饱受肥胖之苦。[1]这种理论正逐渐为人所接受，我个人认为，对阿拉伯人当前的健康问题来说，这是一种更具现实意义的解释。这种理论认为，环境的快速变化是阿联酋人无法应对肥胖问题的主要原因。与其他族群相比，他们并没有特别拥有更多的肥胖基因，但是他们的基因已经为在恶劣环境中缺少充足食物的生存条件做好了准备。该理论基于一个新的科学研究领域，称作“表观遗传学”（epigenetics）。

1　见参考文献2.18。

在此之前，我们假设自己从父母那里遗传得来的基因是一成不变的。人们认为这些基因不会发生变化。这种看法现在正在改变，据研究证明，选中的基因能够被关闭[在医学术语中，这被称作“甲基化”(methylation)，因为甲基分子覆盖了基因]。当我们尚在子宫中发育时，有些基因就已经被关闭了；我们认为这与发育中的婴儿对环境的感知相关。人们认为，整个过程是为了让婴儿对自己的出生环境有更好的适应性，从而更有可能生存下来并茁壮成长。总的来说，这对婴儿是有益的，因为在大多数情况下，母亲的生活环境(也是婴儿在其中竭力生长的环境)，就会是婴儿出生以后成长发育的环境。大部分情况下，未来的预期环境不会出错，使后代最优的表观遗传塑形也常常发挥了正向作用。然而就和所有的预言一样，它们并非总是如此，表观遗传也存在负面作用。当婴儿出生在与预期有较大出入的环境中时，他会努力适应环境，由此引发健康问题。我认为海湾地区的阿拉伯人就是这种情况。

荷兰饥荒研究

让我们来看一看表观遗传学中预期环境出错的经典案例。《荷兰饥荒与生育过程(1944—1945)》是1975年发表的一篇研究论文。[1]这篇论文研究了荷兰当年的饥荒，及其对出生婴儿的影响，这些婴儿的母亲在怀孕时经历了这场饥荒。

从历史角度审视这场饥荒，它发生在第二次世界大战后期

1 见参考文献2.19。

的一个寒冬，当时德国军队正从荷兰撤出。在这一时期，战事十分胶着，攻击与反制时时都在发生；战争处于胜负未分的关键时刻。迫于战争形势，荷兰大部分地区持续数月处于孤立状态。严酷的寒冬同样冰封了往遥远地区运送食物的运河，这加剧了饥荒的程度。当局采取了严格的食物管控措施，每人每天只能消耗500千卡。饥荒持续了6个月之久，受到影响的地区相当广泛。饱受饥荒的人群中包括了许多怀孕的年轻妇女。

这项研究在饥荒过后30年展开，研究人员找到了经历过饥荒的妇女产下的后代。随后，他们将这些后代与其出生在饥荒之前或之后的表亲进行对比。研究人员对两组人员进行观察对比，分析了他们成年后的健康状况。研究结果令人吃惊。与预期相符，饥荒妈妈的后代在出生时比正常婴儿小很多，然而一俟他们成年，相比于表亲，他们明显要胖出许多。饥荒妈妈的后代患上的肥胖类型比大多数人的更危险——他们的肥胖更多表现在腹部的脂肪堆积，而非大腿或臀部。这种类型的肥胖在男性中更常见，罹患糖尿病和高血压的风险也更高。意料之中的是，这项研究同时发现，饥荒妈妈的后代患上2型糖尿病的概率更高。

为未来挨饿赌一把

为什么会这样？在子宫中挨饿为何会让婴儿在未来的生活中有更大概率变胖和得糖尿病？让我们换个角度看待这个问题。饥饿的母亲生下食欲旺盛的婴儿，他们比普通婴儿更容易长胖——或拥有更为低效的新陈代谢，不必像其他婴儿那样消耗那么多能量，这种情况会带来什么好处？研究人员证实，这些特征并不会带来好处，实际上还会导致更高的致病概率。但如果有机体（婴儿）或多或少拥有智力，能够在不改变DNA的情况下（既然DNA已然被设定）改变自己的行为方式呢？我们可以想象，它会像变色龙那样，对环境变化做出回应。如果婴儿在母亲子宫里感知到的饥饿环境，和他之后经历的成长环境相同（持续的饥荒或食物短缺），情况会如何？如果是这样，那么上述特征（食欲大增/觅食行为和更低的新陈代谢）会让这些后代获得显著的生存优势。这是基因表观遗传的预备性对未来严酷环境做出预测的典型范例。然而在荷兰饥荒的案例中，预测出了差错：未来的环境并不是饥荒，而是有大量食物。赌注下错了——表观遗传的变化并没有带来健康和生存优势，反而引发了肥胖和糖尿病等后遗症。

另一场严重的饥荒发生在1967年至1970年的比夫拉战争（Biafran War，尼日利亚内战）期间。研究人员对战前、战时和战后出生的1300多个婴儿进行了跟踪观察。40年之后，他们对比了这些婴儿成年后的健康状况，得出了相似的研究结果。饥荒期间出生的婴儿更容易得腹部肥胖、糖尿病和高血压。[1]

肥胖基因（应对饥荒时发生的）表达变化是由表观遗传促成的。这一对基因适应性的新发现为我们理解身体与环境的互动提供了全新的角度，同时也提出了有关进化过程和我们到底是谁的新问题。

---

1 见参考文献2.20。

发生在一代婴孩中的表观遗传变化会不会传递到下一代人身上？外祖母在子宫发育阶段（应对时局）产生的基因预备性，会不会传递到母亲那里，然后又传递给了你？尽管这些问题尚在研究之中，有一种观点认为，某些前代的表观遗传特征确实会持续四代人之久。[1]

达尔文，拉马克与长颈鹿

达尔文1859年发表《物种起源》时，他的研究是开创性的。这项研究建立在达尔文对动物物种和化石的全面观察与实验之上。随后在20世纪50年代早期，弗朗西斯·克里克（Francis Crick）和詹姆斯·沃森（James Watson）发现了DNA结构，由此证实了进化机制的存在，并且是由自然选择和基因突变驱动的。如今，达尔文的理论成了人类起源的终极解释。然而，研究人员最近在这一领域遇到了一些麻烦。他们根据达尔文的理论，计算出了动物和人类进化所需的时间，但数字对不上。仅凭自然选择和基因突变，我们没有足够的时间进化成现在这样。在此，表观遗传学为我们提供了一种诱人的进化理论，可以替代已经失信多年的那个版本。

通过表观遗传学研究我们得知，相比于简单而陈旧的达尔文基因突变学说，基因因应环境而产生的变化，在频率上要高出10万倍。我们可以称之为“表观突变”（epi-mutation）。这

---

1 见参考文献2.21。

些表观突变会不会影响并驱动进化过程？有证据显示的确会，所谓“遗传同化”（genetic assimilation）的过程能够对基因造成永久的改变。[1]如果是这样，那么表观遗传驱动的遗传特征将能够解决上述问题，即达尔文进化学说没有给出充足的时间，从而对人类适应周遭世界的速度进行充分说明。

表观遗传学是一个仅仅发展了数年的新领域，但它已然挑战了我们如何与环境互动的传统理论。让我们稍做移步，来看看一位两百多年前提出了表观遗传理论的科学家。

最初的进化论

让-巴蒂斯特·拉马克（Jean-Baptiste Lamarck）是一位法国博物学家，他比达尔文早50年提出了进化理论。他认为，动物的进化是对环境的直接反应，而不是像达尔文后来提出的那样，是自然选择的副作用。他举的著名例子是长颈鹿之所以能够进化出一个长脖子，是因为它们的直系后代一生中大部分时间都伸长了脖子去吃高树上的树叶和果子。

因为拉马克的进化理论最先发表，他便遭到了神通广大的天主教会的狂轰滥炸，指责他敢冒质疑创世论之大不韪。拉马克的观点饱受当时学术界的批评和质疑；他在本该受人尊敬的晚年也饱受嘲讽。和达尔文不同——拉马克的理论先于达尔文提出，而后者成了有史以来最知名的科学家之一——拉马

1 见参考文献2.22。

克在1829年逝世，穷困潦倒，岌岌无名。他的学说和他的声誉现在一同复活……经由表观遗传学。

用新的发展的态度来理解进化论，便是同时接受达尔文和拉马克的学说。新达尔文主义和新拉马克主义可以巩固我们对自身如何随同环境变化做出适应和进化的理解。牢记这一点，然后让我们回到迪拜的美食城，重新思考这一理论对肥胖有何见解。

表观基因与沙漠

表观遗传学如何帮助我们理解阿联酋人的肥胖问题？他们的基因押注了错误的未来吗？让我们看看海湾地区的环境是如何快速改变的。

20世纪60年代，在阿布扎比发现了石油。此时，这个国家由几个不同的游牧部落组成，其经济支柱是珍珠采集。1970年，阿拉伯联合酋长国（UAE）每天产出200万桶原油（现在是300万桶）。阿布扎比和迪拜的开国统治者决定将大部分原油销售的收益投资到基础设施建设上。这开启了大规模的建筑工程项目，包括住宅、酒店、学校、道路以及医院。从传统贝都因生活方式“发展”到“西方”生活方式，只用了一代人的时间。从忍受炽热夏日，住帐篷，骑骆驼，吃传统阿拉伯食物，到住在装着空调的公寓，驾驶雷克萨斯轿车，享受美味的加工食品——这些都发生在短短的30年里。

在欧美国家，从传统乡村生活向现代城市生活方式的转变经历了几代人的时间，每一代人的变化相比于上一代都逐步趋缓。而对阿联酋人来说，生活方式的骤变可能会让他们的表观基因猝不及防。假如你的基因为艰难困苦的生存环境做好了准备，而这一环境在一代人的时间里突然转变成了现代城市生活，那么你的新陈代谢就会与你出生的环境格格不入。阿联酋人或许经历了表观遗传变化，有助于他们在严酷的沙漠环境和游牧的生活方式中生存下来，却让他们在进入美食城之后，产生了新陈代谢方面的不适应。这便是他们中间许多人变胖的原因所在。然而，新一代人的肥胖又该如何解释呢？

一人吃，两人食

我们已经知道，母亲在怀你的时候如果遭受饥荒或是营养不良，那么你的基因会得到增强（通过表观基因的变化）从而获得生存优势。但如果你的生活环境并没有预期中那么糟糕，那么当你进到美食城大快朵颐的时候，过度高效的新陈代谢就会给你带来大麻烦。结果就是，你的基因预先注定了你会变胖。

然而，并非只有发生在子宫中的营养不良才会导致基因变化，使人在西化的生活环境中变胖。现有研究确凿表明，孕期母亲营养过剩会导致后代发育出所谓的致胖特征［“致胖”（obesogenic）是一个比较新的词，用来描绘那些会导致肥胖的事物］。科学家在小白鼠身上验证了这种显见的风险。他们发现，给怀孕的小白鼠喂食“食堂饭菜”类型的食物后，它们的后代与正常喂食的小白鼠后代相比，会展现出更大的胃口和更强的觅食行为，由此变胖。[1]

在人类这边，孕妇血糖水平的增高预示着孩子的肥胖风险更大，[2]而母亲在孕期变胖会使后代在4岁时的肥胖概率提高2至3倍。[3]有趣的是，一旦母亲经过减重手术（例如胃旁路手术）“治愈”了肥胖，她在减肥之后怀上的孩子，相比于其年长的兄弟姐妹（母亲怀他们的时候还很胖），不会表现出肥胖特征的表观遗传传递。[4]来自纽约的约翰·克拉医生（Dr John Kral）是这项研究的合作作者，他解释说，孕期胎儿的发育情况因其母亲的体重和总体健康状况而异——并且这种变化可能是终身的。

让我们把话说得更明白一点，因为如果后代继续暴露在可能引发肥胖的环境中，对他们来说并不是好事。首先，我们发现基因对于一个人的体重有75%的影响（还记得双胞胎研究吗）。现在我们提出，如果你母亲碰巧在怀孕期间发胖，她不仅会把自己那一半遗传基因编码传递给你（这会令你更容易变胖），同时也会把变胖的表观基因突变传递给你（因为你的基因由一个肥胖的身体环境所抚育）。

为什么孕期营养过剩或是肥胖会导致后代发育出更易发胖的特征？这似乎有点违反直觉。我们能够理解为何肥胖特征会出现在有些婴儿的基因里，因为他们预期将要在恶劣环境中成

1 见参考文献2.23。
2 见参考文献2.24。
3 见参考文献2.25。
4 见参考文献2.26。

长，但是如果预期中的环境拥有大量食物，那这些特征又能带来何种生存优势呢？答案可能在于西式饮食中缺乏微量营养元素。即便怀孕的母亲已经超重，她还是有可能缺乏维生素、矿物质或是其他什么，因为她所吃的加工食品并不含有旧时新鲜食物所富含的营养（我们将在第八章展开讨论）。胎儿的基因感知到了母体中营养物质的匮乏，于是其基因表达发生了改变，以确保能在未来的环境中摄入足够的食物，避免类似匮乏再度发生。杜克大学的科学家团队已经证实，给孕期的小白鼠补充维生素能够极大地改变其后代的外貌。[1]

因此，这些特征似乎存在一个U型曲线的风险分布。在婴儿母亲营养不良或明显营养过剩的情况下，两组后代除了已有的基因特征外，均会遗传到鼓励长胖的表观遗传特征。

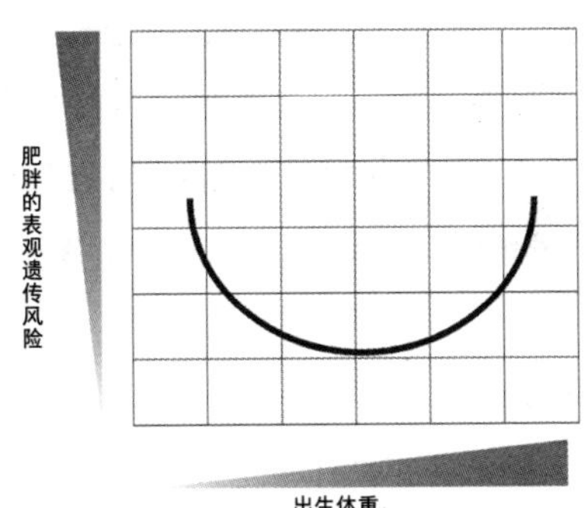

图2.5 孕妇营养过剩和营养不良会导致后代成年后有更高的肥胖风险。研究描述了婴儿出生体重和成年期长胖趋势两者间的U型曲线关系。

资料来源：S. Parlee and O. MacDougald (2014). Maternal nutrition and risk of obesity in offspring: the Trojan horse of developmental plasticity. *Biochim Biophys Acta*, 1842(3), March, 495– 506.

1　见参考文献2.27。

参观学校

我记得几年前和女儿一起去参观一所女子中学。我们当时正在为她选择下一所学校。比英式综合学校的千篇一律更令我感到吃惊的是校内学生的体型。带领我们参观校园的女孩们大多彬彬有礼，为我们解答疑问，但这些女孩都真真切切地遭受着极度甚至终极超重之苦。

当时我就问自己：和我小时候相比，如今肥胖儿童的比例为什么会有如此惊人的差异？那时我们所吃的食物都很不健康；现在怎么会变得更糟？当时我没想到，而现在逐渐明朗的是，表观遗传在变胖的过程中发挥了巨大作用。致使孩子变胖的原因不只在于环境（并没有太大变化）或基因（与上一代比也相差无几）——表观遗传才是主要因素。这些孩子的肥胖是由表观突变造成的，这种突变加大了他们维持健康体重的难度。这些孩子的母亲大多出生在20世纪60年代末到70年代，她们经历了影响80年代初人口的第一波肥胖风潮。许多母亲在怀孕期间变胖，并且不自觉地促发了表观突变，增加了孩子的肥胖风险。

肥胖风险的代际变化

如果表观遗传真的会对后代的肥胖产生影响，这便能解释令人担忧的肥胖风险的代际变化，更多的年轻人具有越来越强的肥胖特征。每一代人都从肥胖的母亲或是外祖母那里遗传了危险的表观突变。即便我们的饮食在后几代人中没有变化，但由于这些遗传特征的出现频率变高，肥胖将会变得越来越常见。下次见到青少年遭受肥胖之苦时，请记住这一点。他们不仅要应对青少年成长过程中的普遍焦虑，同时对比之前任何一代人，他们还要应对更加强势来袭的肥胖特征。

这听上去令人沮丧，但仍有一线曙光。如果我们了解了肥胖的风险，便能通过教育提前做出预防。如果未来的母亲意识到，将肥胖遗传给后代的风险是可以逆转的，那么她们将更加愿意试着在怀孕前保持正常体重(但愿在本书的帮助下)。

另一个办法——对医药公司和科学家而言——是瞄准肥胖基因自身特定的表观突变，以此改变基因带来的影响。实际上，表观遗传学的首个突破性研究正是这么做的。美国杜克大学的科学家为孕期的小白鼠补充维生素，并观察了它们及其后代受到的影响。[1]他们用到的并非普通的小白鼠。实验中的刺豚鼠事先培育出了两项特征：肥胖和黄色表皮。一旦公刺豚鼠和母刺豚鼠交配后，它们的后代总是和父母一样——又大又黄。科学家给它们的食物中加入了一点简单的维生素，随后发现怀孕刺豚鼠生育的后代是棕色的，并且……很瘦。他们对后代刺豚鼠的基因编码进行分析，发现它们失去肥胖和黄色表皮特征的原因在于，摄入的维生素刺激了表观突变，切断了对肥胖和表皮颜色进行编码的基因。这项研究让我们得以一瞥表观遗传学在未来用于治疗肥胖的可能性。

许多不同的基因都会对人们的胖瘦造成影响。最早确认的基因之一是FTO基因。我们发现，拥有这种基因的人比没有的人平均要重3千克。目前，还发现了其他一些基因可以改变

---

1 见参考文献2.28。

人们变胖或变瘦的概率。其中一些基因对食欲进行编码，另一些负责饱腹感。它们决定了一个人天生想要吃多少食物。它们还对新陈代谢进行编码，即一个人消耗多少能量。我们将在本书后面看到，新陈代谢对控制体重来说具有何等重要性。

如果我们最终可以利用表观突变瞄准并切断那些被确认为能够增强食欲或降低饱腹感和新陈代谢的基因，那么我们就能找到解决肥胖问题的办法。目前来说，这仍有很长一段路要走。

控制在家族内部

说到肥胖的遗传倾向，我的病人这些年一直在告诉我："医生，我的肥胖是基因决定的。""我家族里每个人都很胖。"一次又一次，他们走进诊所大门，身边是同样遭受肥胖之苦的至亲作伴。很多时候，只要家族里有人通过手术成功减肥，其他人也会趋之若鹜。

有一次，我去病人家里做了少有的家访，对她做术前评估。她的体型使她无法自如地去医院。她有200千克重。我之所以还记得这次经历，是因为一般而言我很少在病人家里为他们看病。她的家温馨整洁，她在壁炉台、桌面和墙上四处布置了许多家族相片。家族里的每个人都患有严重的肥胖症，但显然都在努力过着自己的生活。这真的让我深感震惊，基因在预先决定你是否要为控制体重劳心劳力方面，居然有如此大的作用。

案例研究——物以类聚

一个16岁的犹太男孩在父母的陪同下来到我的诊所，讨论肥胖治疗的最佳方案。遵循正统犹太教社区的习俗，他的父母热切期望他能在几年内结婚。但他们担心儿子的体重可能会让未来的儿媳望而却步。他们说，自己已经让他尝试过了各种方式的节食，但都不起作用。父母两人的体型也令我大吃一惊。男孩体型巨大，但他父母也都超重了。这件事有趣的地方在于，男孩父母结婚的年代没有减重手术可以让他们恢复到正常体重，于是他们现在寄希望于能够帮助后代克服他们未曾跨越的障碍。我可以想象他们还有家族里的人，在没有其他追求者的情况下，勉强和与自己体型相同的人结了婚。这是选型婚配（assortative mating）的一个典型，即夫妻双方被与自己特征相近的人所吸引。这里的特征即肥胖。这个不幸的男孩遭受了三重打击，父母两人将肥胖基因遗传给他，并且由于母亲在孕期发胖，他还受引发肥胖的表观突变的影响。除此之外，他生活在西式饮食的环境中，这触发了他的肥胖基因。他是天生注定会变胖的一个典型案例。

小结

那么，印度圣牛如何能用来解释人类的肥胖危机呢？让我们回顾一下目前为止学到的东西。

农民通过以下方式，可以让奶牛长得更大：

1.给它们喂食非天然的特殊食物（谷物/油的混合物）

2.对较大而非较小的奶牛进行选择性育种（非自然选择）

我们发现，换到人类这边，我们也像是隔壁牧场里的奶牛一样。人们会变胖：

1.当他们吃西式饮食（谷物/油的混合物）

2.当一群人遭遇了极端经历（饥荒、迁移），唯有那些最胖的，新陈代谢最高效的人能够存活下来（自然选择，或者说“胖者生存”）。

当一群从极端经历中幸存下来的人接受了西式饮食，他们会变得极度肥胖（太平洋岛民，美洲皮马人）。

除了遗传学和环境方面的肥胖诱因之外，我们还讨论了表观遗传学这个新领域。这给那些母亲在怀孕期间经历过饥荒或肥胖的人带来了额外的直接风险。这也解释了，为何我们的孩子一代比一代更易遭受肥胖困扰。

这方面最新的研究似乎证实了“医生，我的肥胖是基因决定的”这种多年来我的病人反复告诉我的说法。这让我确信，我们现在的方向是对的。

然而，我们现在这种压力重重、久坐不动、高糖饮食的生活方式并没有对每个人都造成相同影响。有些人可以不用担心自己的腰围，轻松生活，却仍旧保持苗条。他们似乎在某种程度上不受肥胖影响，就好像对肥胖免疫一般。另一些人则在生活的方方面面都被肥胖的幽灵所缠绕，拼命试图逃离肥胖（有时躲到健身房），持续不断地在节食。

我们的基因和表观遗传基因受到环境触发，控制了每个人自己的体重定点。大多数人和牧场里的动物一样，无法自主选择自己的体型是干瘦、苗条、普通、偏重还是肥胖。假如你恰巧在错误的环境中拥有错误的基因，那么几乎就注定了你要与体重作斗争——错不在你。如果你尝试对抗体重定点，有意识地试图通过节食下调体重，那么正如下一章所示，你可能会让事情变得更糟。正确的解决办法在于创造出你自己的环境，让你免受基因所寻找的肥胖诱因的影响。

本书最后一部分提供了一份实用的长期计划，告诉你该做什么。但万事开头难，根据我的经验，如果你正试图减肥，最佳办法（除了减重手术之外）是先理解为什么你的大脑需要一个高位的体重定点。大脑接收到了何种信号，让它想要额外的脂肪储备？这些信号才是引起肥胖和控制体重的关键所在。

第三章

节食与超级肥胖王

为何新陈代谢会急剧变化

有时，我会带着诧异的心情观看《超级肥胖王》（*The Biggest Loser*）这档真人秀节目。可能你对节目内容已经很熟悉了。节目制作人会挑选一些重度肥胖的人，让他们参与为期30周的高强度节食和锻炼项目。节目会一路跟踪参赛者的减肥历程，对他们付出的巨大努力展现出同情，关注到他们在健身房里挥汗如雨时的痛苦表情。如果参赛者意志动摇，私人教练会当着他们的面大声训斥，就像新兵营里的军士长那样。然而随着节目的进行，我们将会看到，参赛者付出的所有努力似乎都是值得的。

讽刺的是，这档节目中的插播广告都是看上去很美味的速食快餐，而随着节目的推进，你也会越看越饿。节目常常这样收尾（而你正大口吃着外卖比萨）：参赛者微笑着站上体重秤，惊喜地发现自己已经减掉了多少体重。最多的人减了80千克，差不多就是一个普通人的体重！结果似乎好得令人难以置信——节目很有娱乐性，也极大地拉动了收视率。但对这档节目和其他所有新兵营风格的减肥节目而言，它们真正的目标是什么？这些节目传递出的结论是，人们真的能够通过努力行动减去大量体重。第二层意思则是，如果你做不到这一点，那一定是你意志薄弱，食欲贪婪，或两者皆有。健身房和节食书籍从这类节目中受益良多，但它们真的能够为那些尝试减肥的人提供帮助吗？

《超级肥胖王》并没有展示参赛者身上产生的长期影响。

我们应该相信节目给他们带来了永久的新生。他们得到了救赎，付出的所有努力最终帮助他们战胜了肥胖。

体重定点理论与《超级肥胖王》的结局相符吗？我们可以假设，除非参赛者能够持续将自身的体重定点保持在低位，否则潜意识大脑会利用控制食欲和新陈代谢的负反馈系统，使体重再次回升。[1]

实验室里的超级肥胖王

让我们来看看美国马里兰州贝塞斯达国家卫生研究院的一项著名研究。该研究由物理学家凯文·霍尔（Kevin Hall）博士主持，他对看似无规律可言的人类新陈代谢规则有着浓厚兴趣。他的实验团队跟踪了14位《超级肥胖王》的参赛者，分析了参加节目6年之后，他们的体重和新陈代谢变化。[2]实验参与者最初平均每人减重58千克，考虑到他们受选之初的肥胖程度，这是一个令人惊喜的结果。然而，节目结束后6年，他们平均每人恢复了41千克体重。

从新陈代谢角度来看，他们的体重定点是否仍然是个不利因素？根据记录，相比于比赛开始时，他们在结束时的代谢率要低610千卡。过了6年，他们的新陈代谢甚至更加受到抑制，

1 当我在本章中使用“新陈代谢”一词时，我指的是“基础代谢率”，即排除任何身体活动，一天内所消耗的能量——你在床上躺一天消耗的能量（一般占总能量消耗的70%）。

2 见参考文献3.1。

比参加节目前少了700千卡以上。[1]这导致他们的代谢率严重下降，同时意味着为了维持体重，他们要么每天少吃相当于三道大菜的一顿饭，要么与节食前的新陈代谢相比，每天多跑10公里。看来节目参赛者的体重定点与他们节食前完全一样，而他们的负反馈系统正在尽最大努力要扳回一城，把潜意识大脑想要的体重恢复回来——完全不顾参赛者为此付出的有意识努力。

我能把体重减下来，但……

这便验证了患者反复告诉我们的有关节食的话。的确，短期内减重是可能的，但长期而言他们的体重总会反弹。这是因为潜意识大脑总能在意志力与意识大脑的斗争中取得胜利。

节食对我们长期的代谢健康而言是有害的吗？如果我们常年保持一种规律性的低热量饮食，会对新陈代谢造成何种影响？是否会使它低于节食前的水平？我们知道，膳食研究已经注意到代谢率会随着体重减轻而降低。有越来越多的证据显示，体重反复减轻又恢复——所谓“体重循环”（weight-cycling）或“溜溜球效应”（yo-yo-dieting）——对之后的减肥是不利的。韩国的一项研究表明，与没有陷入体重循环的人相比，频繁节食的人会减掉较少脂肪和较多肌肉。[2]

---

1 调整了体重下降的数值后，相比于节食前的水平，他们的新陈代谢低了500千卡。

2 见参考文献3.2。

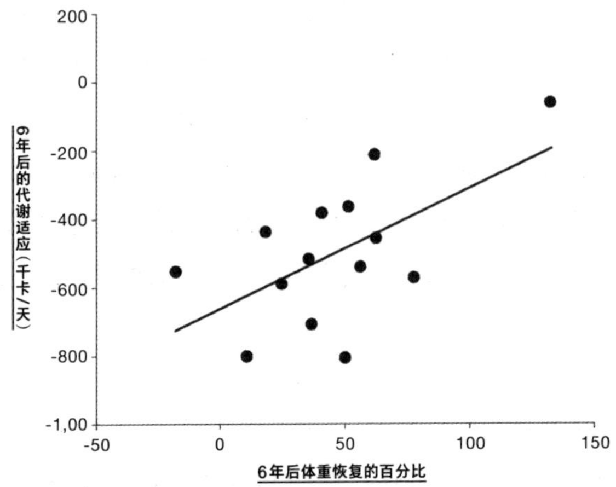

图3.1 参加《超级肥胖王》6年后的新陈代谢变化

备注：与再次恢复体重的参赛者相比，减了更多体重的参赛者新陈代谢水平反而低得多，这说明数年之后体重定点仍会起到改变新陈代谢的作用（统计显著性：r=0.59，p=0.025）

资料来源：E. Fothergill et al.(2016). Persistent metabolic adaptation for 6 years after 'The Biggest Loser' competition. *Obesity(Silver Spring)*,24(8), August, 1612-19.

要求人们反复节食的对照实验很难操作——正如我们在第一章所见，为了对饮食进行科学监督，受试者不得不遭受禁闭（即坐牢）——所以经年累月的科学实验是不切实际的。因此，动物实验更适合用来监测体重循环对新陈代谢和肥胖造成的影响。挪威卑尔根大学进行的一项有趣的实验对比了按三种不同方式喂养的小鼠。[1]第一组小鼠采取常规低脂饮食，第二组采取高热量饮食，第三组采取高热量（10天）和70%能量摄

1　见参考文献3.3。

入（4天）的交替饮食（即节食）。在80天内总共有4次节食周期。节食中典型的减重循环会在中断后继续——并且会超额，而一旦正常喂食随之而来的是体重的反弹。每一次体重反弹都会使体重增加。假如让节食多年的肥胖病患绘制一张他们每次节食后体重减轻、之后体重恢复和体重超额恢复的图表，这张表看起来就会和小鼠节食实验的情况一模一样（图3.2）：体重的溜溜球式波动，伴随着每一次的体重长期增长。

研究结束时，经历过间歇性热量摄入限制的小鼠，相比于一直以来摄入高热量饮食的小鼠，体重更重。对于调节体重而言，节食似乎起到了反作用。

这项研究令人印象深刻的一面在于，节食小鼠和高热量饮食小鼠各自摄入的卡路里总量是完全一样的。节食的小鼠以某种方式发展出了更优的摄食效率和更节省的新陈代谢方式，同时它们的体重定点由于反复不断的食物限制而提高。

为什么节食之后会发生这些？为什么我们会重新恢复减去的体重，然后又总是变得更胖？我认为我们的每一次节食，都会增加大脑用来计算体重定点的数据。大脑无法区分我们出于自由意志进行的节食与由饥荒这类外在环境灾祸引起的食物短缺。在大脑看来它们是一回事儿——无论是节食还是饥荒，都会带来热量限制和能量负平衡的结果。大脑在计算身体需要贮存多少能量（脂肪）时，会将这些事件添加进它的数据库中。身体在过去忍受的饥荒/节食越多，潜意识大脑对体重定点的预期值就越高——它希望下一次遇到严重的饥荒/节食时能确保万无一失。这与目前的研究相符，更重要的是，也与肥胖病患的实际经验相符——体重减轻，体重恢复，以及之后随着体重定点的升高，体重稳定在比节食开始前更高的水平。反复节食成了增肥的最佳方式。

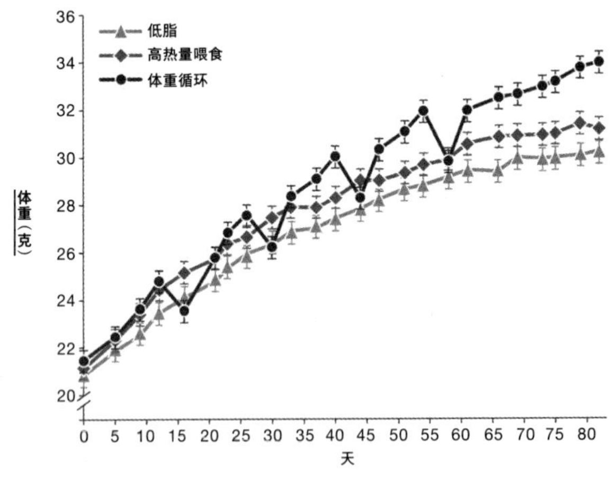

图3.2 采取体重循环饮食的小鼠的体重增长情况

资料来源：S. Dankel et al.(2014). Weight-cycling promotes fat gain and altered clock gene expression in adipose tissue in C57BL/6J mice. *Am J Physiol Endocrinol Metab*, 306(2), January, E210-24.

代谢差异

在医学院里，我们被教导说病患的基础代谢率在身高、体重、性别和年龄已知的情况下是可以计算出来的。通过一个被称为哈里斯–本尼迪克特公式（Harris-Benedict formula）的复杂等式，我们能够准确地告知病患他们实际消耗了多少能量，因而也能帮助他们预估每天需要摄入多少热量来维持或减轻体重。这个公式[1]如今出现在许多智能手机的App应用里，提醒人们他们消耗了多少基础能量。这些App应用被设计来根据代谢的输出值制定热量摄取计划。利用我们的第一条代谢法则（贮存的能量＝摄入的能量－消耗的能量），App用户便能规划出自己的减肥策略。然而，这个等式存在根本问题，因此所有基于这个等式的App应用也都存在问题。这个等式计算出了用户的预期代谢率均值，却没有考虑到同样体重、身高、年龄和性别的人，彼此间在新陈代谢方面存在着广泛的差异性。换句话说，这个等式忽略了我们与生俱来的代谢差异性。

案例研究——改变新陈代谢

两个好朋友来到她们最爱的意大利餐厅共进晚餐。两人曾做过好几年室友，十几年前还在读大学时，也一起做饭吃。现在算是叙叙旧。两人在外表上惊人相似：同样的身高、体重、身材，哪怕旁观者认为她们俩是亲戚也无可厚非，尽管她们非亲非故。两人都超重，但并不是肥胖，穿衣尺码或许是12—14号。

其中一人正在为点单发愁：她饿了，却找不到适合自己的低热量食物；另一个人没那么饿，也并不在意食物的热量。当两人聊到节食时，挨饿的那位承认自己确实在努力减肥。但她的旧友提醒她，10年前她们还住在一起时，曾经一起吃，一起锻炼，也有着相同的新陈代谢。

假如我们能够查看她们10年前的代谢率，便能证实

---

1 BMR（基础代谢率）：女性：BMR=655+（9.6*体重[千克]）+（1.8*身高[米]）-（4.7*年龄[岁]）；男性：BMR=66+（13.7*体重[千克]）+（5.0*身高[米]）-（6.8*年龄[岁]）。

两者的确是相同的。然而此时此刻，这位寻找低热量食物的、挨饿的朋友，她的新陈代谢水平比好友的要低得多，大概一天少200~300卡路里。原因是什么？在过去十几年里，她一直在为将衣服尺码从14号降到10号而努力——却没能成功。这导致她的体重定点升高，差不多到了穿16码衣服的地步。潜意识大脑想要一个16码的身体，以防下一次节食/饥荒会愈发严重。它必须保护身体的生存能力。这位反复节食的朋友通过有意识地计算卡路里并抑制食欲，参与到这场注定失败的战斗中，而她的身体却以更低的代谢率来回应她。我们可以猜到谁会成为赢家。

跑10公里还是少吃三道大菜

假如你选取10个性别、年龄、体型相同的人，哈里斯–本尼迪克特公式能够精确计算整组人的静态代谢率均值。如果他们都有一份久坐的工作，且不去健身房做运动，那么你会认为所有人每天消耗同样的能量。让我们假设在本例中，App应用告诉我们，每个人的基础代谢率是1500千卡/天。然而当你测量组里每一个人的实际代谢率时，便会发现个体之间存在显著的差异。10人组里最低的代谢率可能是1075千卡/天，而最高的代谢率达到1790千卡/天。[1]就像《超级肥胖王》节目参赛者减重后发生的那样，715千卡/天的差别相当于代谢水平低的人每天要多跑10公里，只为了和代谢水平高的人保持同样的能量消耗；或者与代谢水平低的人相比，代谢水平高的人

1　见参考文献3.4。

每天可以多吃一顿三道大菜的饭！

相同体型的人之间的新陈代谢差异，取决于他们当前的体重是高于、低于还是等于潜意识大脑期望的体重，即他们的体重定点。假如你比大脑期望的体重要重，那么你的新陈代谢会加速；假如你比体重定点轻，就像你节食几周或几个月后的情况，那么你的新陈代谢会减慢。

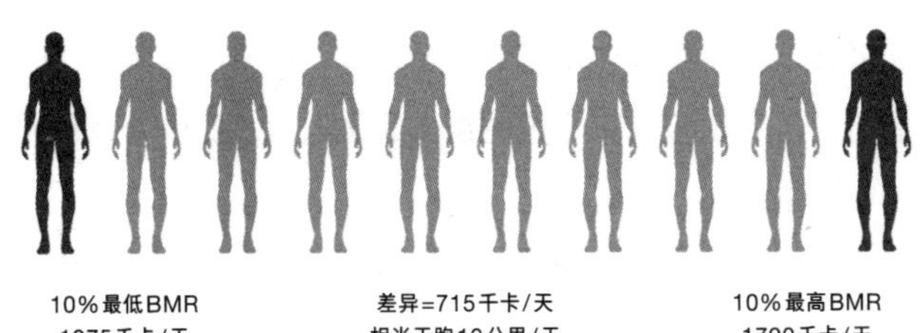

图3.3　相同体型的一组人中最高与最低代谢者之间的差异

资料来源：J. Speakerman et al.(2004). The functional significance of individual variation in basal metabolic rate. *Physiol Biochem Zool*, 77(6), November-December, 900-915.

亮度调节开关

成年男性平均每天摄入约2500千卡能量，相当于每天1050万焦耳的能量。一天有86400秒。从中我们可以计算出普通成年男性消耗能量的比率（或功率）。人体运行所需的功率是120瓦——与点亮一个灯泡的功率相当。然而正如我们所知，这只是一个平均值，实际消耗的能量在60到240瓦不等。可以把人们新陈代谢的差异性想象成连接着灯泡的亮度调节开关，可以设置明亮或是昏暗，或者居中的任何位置。

新陈代谢如何变化？

我所描述的处在动态变化中的新陈代谢是人体能量调节系统的一个关键特征，但科学家仍然无法确证这些代谢变化是如何发生的。如果他们找到了答案，便能用药物和治疗手段中断代谢变化，从而使节食减肥变得更容易。在见过数以百计的肥胖患者，研究了与代谢差异性相关的文献后，我认为最有可能的两种机制是：

1.我们体内的代谢压力水平，由所谓的“自主神经系统”（autonomic nervous system）所控制。

2.我们从化学能中产生热能，这一过程称为“生热作用”（thermogenesis）。

我们将病患节食或暴饮暴食的经历与现有的研究相结合，便得到了有关人体内新陈代谢变化的令人信服的说明。

逃跑还是战斗？

让我们从自主神经系统说起。它之所以被称作“自主”，因为它是自发的或自动的。我们并没有在有意识地控制这个系统。这通常也被称作战斗反应或逃跑反应。潜意识大脑会判断我们是处于安全还是危险的环境之中，并对自主神经系统（ANS）做出相应调整。

想知道战斗反应或逃跑反应在日常生活中是什么样子吗？

几年前，我和我的宠物西班牙猎犬麦克斯韦尔一同在乡间漫步，穿越一大片草场。走到草场中间时，我留意到一群奶牛，大约十来只，挡住了我们去往出口大门的道路。在此之前，我从来没有和奶牛发生过冲突，所以打算和往常一样直行穿过奶牛群。但冥冥之中有什么东西告诉我，这次要绕开它们。在正常环境中，你会期望这些奶牛无视你，继续埋头吃草；但唯独这一次，它们竖起了耳朵，于是我才注意到它们其实并非小母牛，而是处于青春期的公牛。当它们开始发起进攻时，我松开了麦克斯韦尔，并头一遭像个专业短跑选手一样冲向草场边5英尺（约1.52米）高的带刺围栏——放在平时我连爬都爬不上去（我并不擅长运动）——但这次我一跃而过，落在一片荨麻地里，甚至没有觉察到身上被割破了无数道口子。我回头望去，只见牛群正竖起耳朵追赶可怜的麦克斯韦尔。这条狗的自主神经系统做出了与我的相似的反应。若不是靠着ANS反应，一人一狗恐怕都要落在这些愤怒公牛的铁蹄之下。

一旦感知到危险，我们的先天能力便会启动动力加速器——这便是战斗或逃跑反应。无论是逃离险境，还是被逼反抗，我们都会变得强壮、敏捷，视野更敏锐，思维更清晰。用医学术语来说，这被称作“交感神经系统”（sympathetic nervous system，SNS）反应。以下是SNS反应（或战斗/逃跑反应）令身体产生的变化：

1. 提高心率和血压，将血液泵入肌肉[1]以便逃跑或战斗；
2. 在预期的激烈运动中，通过流汗来降低体温；
3. 将血管收缩至皮肤，以使血液优先泵入心脏和大脑，导致人面色苍白；
4. 提高血糖水平以供给肌肉和大脑；
5. 加速呼吸，增加血液中的含氧量；
6. 提高大脑中富含氧气和血糖的血液供给，提升思维速度；
7. 扩张瞳孔（取得更佳的视野）；
8. 预期受伤时，释放天然麻醉剂或类吗啡止痛剂（称作内啡肽）。

SNS的战斗/逃跑反应是由肾上腺素触发的，肾上腺素通过血液流动输送，并激活沿着脊柱的位于身体核心的一系列神经，即SNS。如果能够一直拥有这些超人的特征，我们便能取得进化上的生存优势。但实际情况并非如此，原因只有一个：能量。战斗/逃跑反应所需的能量与我们平时的活动相比，要多出一大截。SNS为我们保留了应对致命危险时的大招。

放松时刻

与SNS反应（肾上腺素激发的生存反应）相对的是放松反

1 本章中我用“肌肉”（muscles）一词描述我们的“骨骼肌”（skeletal muscles），即附于骨骼上的肌肉，我们能够有意识地控制它们，四处行动。

应。放松反应由一个被称作“副交感神经系统”（parasympathetic nervous system，PNS）的相似系统激活。当这个系统处于更活跃的状态时，我们的身体会放松下来，进入一种偏向于保存能量的状态。我们身处安全的环境中，所以降低心率和血压也没什么关系；我们的呼吸更加均匀、平缓；我们减少了流向大脑的血液，并感到……心静自然凉。

传统上，人们把自主神经系统视为身体应对不同程度危险的一种调节手段——这是医生在医学院里学到的。然而这个系统是否还具备其他功能？这个功能会不会是改变我们的能量消耗，以抵消食物不足或超量带来的影响？如果是这样，我们的身体会对能量过剩和过度饮食做何反应？我们可以假设，通过激活SNS，能量消耗会被提高；就像驾车时换到低挡一样，你并没有开得更快，但你知道这会消耗更多燃料。

吃得太多会怎样？

SNS的激活如何将自己展现为对过度饮食的身体反应？如果这的确是我们在食物过量情况下的新陈代谢适应，那么我们会产生什么样的感觉？我们很可能会有很高的静息脉率，伴随着高血压。我们会比平时出更多汗；我们的血糖会升高，随后激发胰岛素反应（稍后我会解释），让我们渴望甜食。我们会感觉肌肉更强健。大脑将会富含葡萄糖和氧气，让我们感到头脑清醒而活跃。由于SNS提供了少量内啡肽止痛剂，我们会感到身心舒畅。这种感觉听上去熟悉吗？就像放假一样！

如果这个系统同样在我们节食的时候保持体重不会下降，

将会发生什么？在这种情况下，放松反应系统（PNS）会取得主导，试着降低能量消耗，限制体重的流失。我们的心脏会通过降低脉率（心脏跳动的速度）和血压（心脏跳动的强度）以使自己消耗更少的机械能。泵入肌肉的血液会变少，因此我们会更容易感到肌肉疲乏。与食物充沛时相比，流入大脑的血液也会变少，因此我们或许会发现自己更难集中注意力，甚至更容易犯糊涂，陷入焦躁情绪。我们会怀念少量内啡肽带来的熟悉的美妙感觉，因而在此刻倍感压抑和空虚。这听上去是不是和那些节食者的描述很接近？我十分确信，病患的描述和ANS反应导致的结果完全契合。

对于我们当中那些恰好没在节食的人（即大多数生活在高热量环境中，摄入高于自身所需卡路里的人）而言，会发生什么？以SNS反应的形式出现的代谢适应，会对过度饮食的人产生什么影响？通过第一章的内容我们得知，相比于三十年前，我们现在每天要多消费500千卡。我们同样知道，除了0.2%的多余能量之外，绝大部分的多余能量会以某种方式毫不费力地消耗掉，否则我们的体重都会超过300千克。通过过度激活SNS来适应过度饮食的人群，会产生两大健康问题：高血压，以及会引发2型糖尿病的长期高血糖——两者都是我们在工业化城市中常见的健康问题。除此之外，这群人发现自己很难戒断天然麻醉剂带来的幸福感，即过度饮食引起的代谢反应所带来的感觉。食品行业或许会试着从中牟利。

SNS升高——代谢率升高

这一理论得到了洛克菲勒大学鲁迪·利贝尔的研究支持。[1]当他们对体重增加10%和减轻10%后的代谢变化进行研究时，同样还监测了受试者自主神经系统的活动情况。

在体重增加了10%之后，受试者的新陈代谢高速运转——他们燃烧了更多的卡路里，毫不费力且毫无间断。研究人员注意到，在此期间，受试者的SNS（战斗/逃跑）活动飙升，而PNS（冷却）活动受到抑制。这与他们在体重增加后测得的600千卡/天的代谢率升高相符。加速的SNS活动似乎是高代谢率的原因。

研究人员模拟一般的节食，令受试者减重10%，随后监测他们的ANS活动，发现其通过激活PNS来保存能量，使受试者处于一种远为放松的状态。我想，如果他们询问受试者在体重减轻10%后的感觉如何，肌肉疲劳和思维过程迟滞将会是突出的体征。

进一步的研究证实，当人们长期保持过度饮食，他们的SNS活动会提高，而当他们挨饿时，其PNS将会发挥作用，来保存能量。[2]奇怪的是，这一过程所揭示的代谢适应遭到了大多数医生和科学家的忽视。大部分实验室在寻找肥胖症治疗手段的时候恰恰忽略了这个方面。

所以，有充分证据表明，代谢适应的确会发生，并由自主

---

1 见参考文献3.5。
2 见参考文献3.6。

神经系统的变化所驱动。但也有证据表明，存在另一种方式，令我们的身体将新陈代谢与食物摄入量相匹配，并使身体转向理想的体重定点。第二种方式被称为生热作用。这一理论认为，多余的能量会被燃烧掉——确切地说会转化为热量。

自燃

我们关于生热作用的故事始于第一次世界大战期间巴黎郊外一个通风良好的仓库。这个仓库是一座炸弹制造厂，人们刚刚发现了如何造出一种威力超强的炸药。产线工人大多数是女性，她们将两种化学品混合在一起——二硝基苯酚（DNP）和苦味酸（三硝基苯酚）——来制造TNT炸药，然后将其装进一米长的炮弹里焊死。工作艰辛且疲惫，但监工留意到他手下的劳力工作表现不及预期。女工纷纷抱怨太热，满身是汗；尽管阴冷的仓库里没有冬季供暖，却令人感到要发烧一般。一段时间以后，很明显，许多女工的体重正大幅下降。随后灾祸降临。其中一名二十多岁的女工在极高的体温中倒下了；她浑身的肌肉在短暂抽搐之后变得僵硬，停止了工作。瘫痪同时意味着她将无法呼吸。这名女工倒在工厂地板上，死于窒息。

20世纪20年代，斯坦福大学的科学家分析了二硝基苯酚（炸弹工厂用到的化学品之一）对新陈代谢的影响，发现暴露在这一化学环境中，会使静息代谢率大幅提高50%。化学能（或食物能量）在肌肉中进行转换——不是转化成运动形式的物理能，而是转化成热量形式的热能；由此产生的副作用是，需要燃烧脂肪储备来补充能量不足。肌肉中产生的热量提高了体温，身体则通过出汗冷却皮肤来抵消。化学物质二硝基苯酚（后来被称为DNP）作用于线粒体（细胞引擎）表面，对肌肉细胞的核心产生影响。这些细胞引擎通常将葡萄糖（来自碳水化合物）形式的身体燃料转化成三磷酸腺苷（adenosine triphosphate，ATP）；三磷酸腺苷分子就像微型的充电电池，细胞用它来构造或移动。

能量（从食物中摄取的葡萄糖）→进入细胞→产生ATP（分子形式的能量）

由于DNP的出现，细胞的引擎熄火了，摄入葡萄糖却不把它转化成ATP，相反，身体的燃料被转化成了热量。[1]

能量（葡萄糖）→进入细胞→DNP阻断了ATP的产生→细胞流失热能

神奇的减肥药

到20世纪30年代，美国的制药公司已经开始将DNP当作一种革命性的减肥药物，进行生产和销售。DNP似乎确实有效，不到一年就有10万人使用。然而，科学家未能正确评估这种药物的安全性，不久就出现了明显由药物引起的令人不适的副作用。首先是会致盲的初期白内障；其次是高烧（身体过

1　见参考文献3.7。

热），至少造成一人死亡。这款药物很快就从市场上下架了。

第二次世界大战期间，DNP在苏军冰冷刺骨的战壕里又一次短暂登场。苏联科学家调整并削弱了DNP的药效，提供给部队士兵服用。药奏效了——士兵的身体奇迹般地暖和起来，体温过低的比例下降了。他们觉得舒服多了，但随着疗程的持续，战士们发现自己的体重也减轻了很多。DNP药物又一次被叫停。

最近，DNP卷土重来。尽管具有明显的致命危险，但仍有许多健身达人继续用它来快速减脂。在网上查找和订购DNP也很容易。2018年，英国有4人死于过度用药及其引发的肌肉自燃。当肌肉细胞的能量耗尽，就会出现临死前的剧痛，钙质会涌入肌肉，引起短暂痉挛，随后是尸僵一般的肌肉僵硬，最终死去。

寻找天然的能量燃烧剂

知道DNP的确能够燃烧我们贮存的能量（脂肪）之后，几十年来，科学家一直在努力寻找人体内的天然等效物。如果能够发现类似DNP的脂肪燃烧剂，对其进行安全利用，这将会是一种十分有利可图的减肥药物。

科学家的研究始于对“棕色脂肪”工作原理的分析。小形动物（如小鼠）体内有大量棕色脂肪，它们以此保持体温。与白色脂肪（储存能量）不同，棕色脂肪含有一种叫作UTP-1的蛋白质，它和DNP一样，会将食物能量转化为热量。不幸的是，成人体内的棕色脂肪不多，显然不足以燃烧过量的多余能量。因此，最近对于天然能量燃烧剂的研究已经从棕色脂肪转向了肌肉。最新出炉的研究表明，肌肉细胞含有一种叫作肌脂蛋白（sarcolipin）的类DNP物质，这种蛋白质能够在我们身体舒适的情况下燃烧多余的卡路里——不是通过运动或锻炼，只是单纯把卡路里转化为热能。随后热量便轻松地散发到大气层中。不受欢迎的多余能量不费吹灰之力就燃尽了。

如果你对生热作用（这是我们的肌肉用来燃烧能量并保持体重定点的妙招）的详细背景资料感兴趣（或许你是医生或科研人员），请访问whyweeattoomuch.com。

小结

让我们回顾一下到目前为止我们对调节体重的代谢过程的解释。我们已经确定，我们的能量储备（即身体所携带的脂肪量）是由潜意识大脑而非意识大脑所控制的。我们可以通过节食，在短时期内驾驭潜意识大脑，但最终身体的负反馈过程会令体重回复到我们自己的体重定点。体重定点是由大脑根据我们所处的环境、过往的历史以及所携带的基因，计算出来的。如果我们理解其中的过程（将在本书第三部分阐述），便能令体重定点升高或降低。如果我们吃得过多或过少，并且实际体重与体重定点相比过高或过低，那么我们的基础代谢率就会上升或下降，以使我们恢复到设定的体重数值。

新陈代谢就像亮度调节开关一样进行调节。如果身体想让我们减重，因为当前体重高出了体重定点（比如在圣诞节之后），那么它会加速新陈代谢的“燃烧”。我们已经看到令人信服的证据表明，这种燃烧（或说对过度饮食的代谢适应）是通过激活交感神经系统（传统上与战斗或逃跑反应相联系）来控制的。当交感神经系统变得更加活跃时，我们便会感受到它带来的后果。其中一些后果让我们感觉良好，比如清晰的思维和幸福的感觉，但其他一些后果则没这么美妙，比如更高的血压和血糖水平。除此之外，激活SNS会使肌肉的生热作用生效，导致多余能量的流失。由此，我们可能会觉得热，并发现自己更易流汗，因为身体通过冷却来补偿肌肉发热。

当身体想让我们增重，因为当前的体重低于体重定点（比如在节食期间），新陈代谢便会急剧下降至约1000千卡/天。有证据表明，副交感神经系统更加活跃时，这种情况便会发生。这减少了心脏的能量消耗（血压恢复正常），停止了肌肉的生热作用——让我们觉得发凉。

代谢法则1——即热力学第一定律（贮存的能量=摄入的能量-消耗的能量）——现在看起来更具活力了。能量消耗的变动范围很大——新陈代谢并不受控于我们的自由意志。在下一章里，我们将要考察等式里“摄入的能量”部分。我们能否有意识地控制长期摄入的食物和卡路里数量，还是说这同样受到某种潜意识大脑控制？

第四章

我们为什么要吃东西

食欲（和饱腹感）是怎么回事

“我的体重在下降，但我不再觉得饿了。有时我得调好闹钟，提醒自己去吃午饭。”

这是病患在减重手术后最常会说的话之一。他们一生中的大部分时间都在尝试节食，但每一次都以失败告终。他们会认为自己意志薄弱，因为他们总是会在节食初见成效时屈服于饥饿感。但突然之间，经历过减重手术后，罪恶的面纱被揭去了。肥胖正渐渐消失，病患们感到自己掌控了局面。他们的体重正在大幅下降，且没有经历通常在节食后会出现的食欲反弹。我感觉，他们除了为自己能够减掉体重而欢欣雀跃之外，也为不用把之前的失败归咎于自己的贪婪而释怀。他们并非如自己之前怀疑的那样，存在性格上的缺陷或弱点，而社会却暗示他们有。他们在一次又一次的节食中体验到的是由食物限制所引发的正常的保护性饥饿信号。正如我们在第三章所见，与体重下降时新陈代谢急剧变化的方式相同，控制我们吃多少食物的潜意识大脑信号也会发生如此的变化。这些与“摄入的能量”相关的信号在减重手术后被关闭了。

减重手术带来的神奇后果之一是激发了人们对食欲调节的研究。制药公司清楚意识到手术之后食欲产生的显著变化，想要弄明白其中缘由。一旦他们掌握了这些机制，便可以研制出药物来模拟减重手术对食欲造成的影响——他们的账上一下子就会多出万亿美元的产品收入。所以有许多正在进行的研究都得到了资助。

在上一章里，我们知道了新陈代谢是动态的，为了将体重调整到期望的体重定点而不停变化。“消耗的能量”处于持续变化中。那么能量平衡等式中的“摄入的能量”又如何？它会如何调整？

有两种信号在驱动我们的食物摄入：开始进食的信号，以及吃饱后停止进食的信号。我们对它们十分熟悉：

食欲：引起觅食行为和对高热量食物的渴望

饱腹感：满足的感觉，降低食物的吸引力

我还在医学院读书时，我们对食欲和饱腹感——能量摄入的开关——的理解还十分浅显。我们学到的是，血糖水平较低时会激发进食的欲望，而胃部的物理膨胀会向大脑发送停止进食的信号。

现在，大型制药公司赞助的研究帮助我们了解到，食欲和饱腹感是由作用于大脑的强力激素所驱动的。和我们的口渴激素一样，食欲激素和饱腹激素在不需要我们运用自由意志做出有意识决定的情况下发挥作用，改变我们的行为方式。正如我们在明尼苏达饥饿实验中所见，这些激素的确会驱使人变得抓狂，直至饥饿得到缓解。

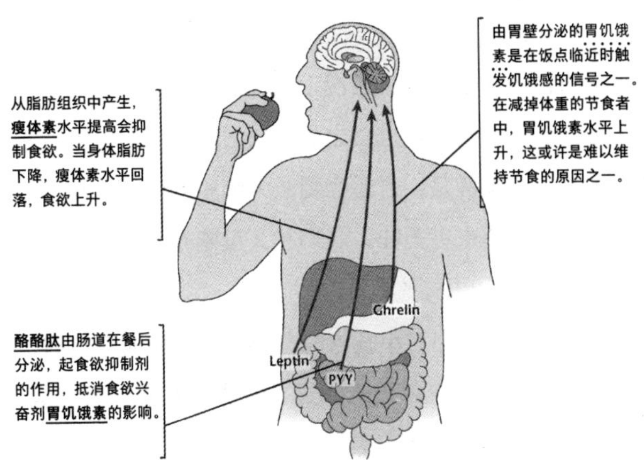

图4.1 肠胃组织和脂肪组织中的食欲激素与饱腹激素

人体内的食欲激素和饱腹激素在胃部、肠道和脂肪组织中（感知到能量储备的地方）产生。胃肠道（胃与肠）和脂肪这两个器官都参与了运转良好的负反馈循环：激素从肠胃或脂肪中去到大脑，以确保我们不会吃得太多或太少。这些负反馈循环可以称作肠胃—脑信号通路和脂肪—脑信号通路。

肠胃—脑信号通路控制着短期的、每小时和每天的食欲和饱腹感调节。脂肪—脑信号通路则控制着长期的（月和年）的能量摄入与消耗。

肠胃—脑信号通路

20世纪90年代，人们在胃肠道中发现了胃饥饿素（ghrelin）和酪酪肽（peptide-YY，PYY）这两种激素。胃饥饿素现在被认为是一种食欲加速剂。它产生自胃的上部，在食物匮乏时会提升自身的含量水平。通常情况下，胃饥饿素含量足够催促我们一日进食至少三餐。在进食之后，我们血液中的胃饥饿素水平便会下降。有趣的是，它还会刺激大脑中的奖赏中枢，使最终获得的食物吃起来更美味。我们越久没吃东西，就越是渴望吃东西，也会吃得更香。

酪酪肽是小肠细胞对小肠内的食物作出反应而产生的。一旦感觉到食物已经从胃部进入肠道，酪酪肽就会释入血液中，并作用于大脑，产生饱腹感。这种饱腹感并非我们在自助餐上暴饮暴食后的胃部不适感，而是刚吃过东西时大脑中产生的感觉。不再有找寻食物的欲望。如果肠道感知到了蛋白质，这个信息会更快更强地传递到大脑。

如果食物受到限制，可能是出于自愿地计算卡路里进行节食，也可能是非自愿地陷入饥荒而缺乏充足的食物，这些食欲和饱腹感的激素信号会如何变化？2002年，华盛顿大学的科学家对一组肥胖志愿者在低热量节食前后的胃饥饿素水平进行了监测。[1]节食持续了6个月，成功地使这组人的平均体重下降了17%。实验人员对胃饥饿素水平进行了全天监测，与预期相符，数值在早餐、午餐和晚餐前均达到峰值。胃饥饿素水平在进食之后渐趋回落。这一模式——餐前数值高而进食后数值低——在为期6个月的节食实验结束后依旧持续下去。然而与节食前相比，胃饥饿素信号全天高出24%。如图4.2所示，节

1 见参考文献4.1。

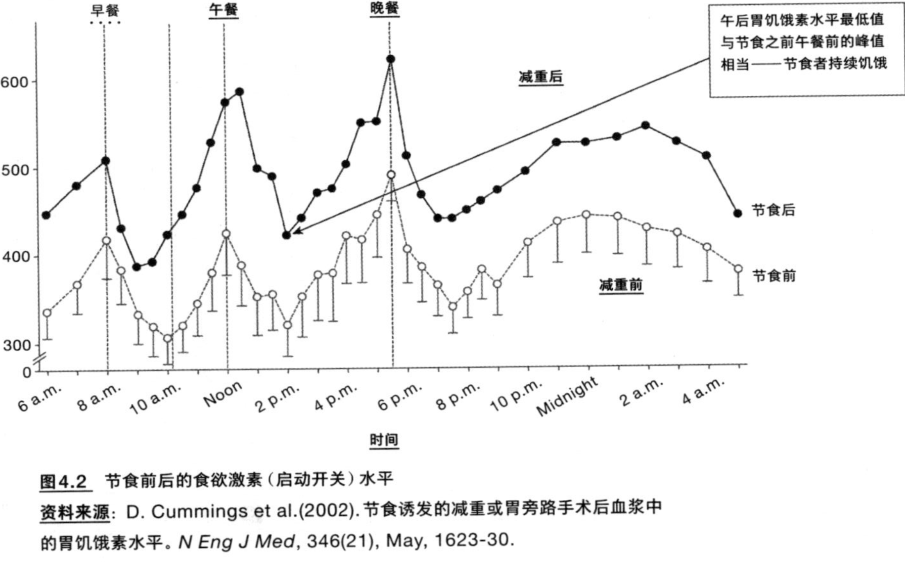

图4.2 节食前后的食欲激素（启动开关）水平

资料来源：D. Cummings et al.(2002). 节食诱发的减重或胃旁路手术后血浆中的胃饥饿素水平。*N Eng J Med*, 346(21), May, 1623-30.

食后的胃饥饿素水平一直都很高。事实上在节食之后，午后的胃饥饿素水平低谷——午餐后的最低值——近似节食前进食午餐之前的峰值。节食者一整天都饥肠辘辘——即便是在进食之后。

这与病患对自己节食后食欲的描述相符——一直觉得饿，除了下一顿饭之外无法专注于任何事情。当被告知下一餐是低热量食物时，他们会觉得没有盼头。研究证实了，节食者的食欲动力处于非节食者餐前水平的最低值——但往往高出许多。

关闭开关——饱腹感

关闭开关（饱腹激素酪酪肽）的情形又如何？节食后会发生什么？从长远来看，即便我们停止节食，这些信号也会持续改变吗？有一项独立研究对一组病患节食前、10周节食停止时以及停止节食一年后的胃饥饿素和酪酪肽水平进行了监测。[1]对那些自愿通过限制卡路里来减肥的人来说，结果是令人沮丧的——但他们确实解释了节食者的感受。这项研究发现，在节食过后，胃饥饿素水平——因而也代表食欲——升高了。这和之前的研究观察相一致。除此之外，酪酪肽激素传递给大脑的饱腹信号显然更低。因此，节食者更饿了，并且在他们吃东西时，感受到的饱腹感比节食前降低了许多。这与预期部分相符，但现在我们得到了坏消息。

1　见参考文献4.2。

节食结束之后一年，这组受试者恢复了大部分体重，而与节食前水平相比，胃饥饿素水平（因而也代表食欲水平）保持在高位，酪酪肽水平（饱腹感）保持在低位。节食不仅没能让体重持续减轻，同时节食者的食欲信号和饱腹信号即便在他们停止节食整整一年后，仍处于混乱之中。对这组受试者而言，生活变得更艰难了。

又一次，研究结果与病患结束低热量节食后的描述完全相符。很多人觉得，正是在医生或营养师（或者很多情况下是校医）让他们试着有意识地通过低热量节食来减肥之后，自己的体重调节出现了问题。在本书第十二章，我们会详细讨论饮食问题。

那么结论是什么？我们已经知道，节食没有长期效果。并且逐渐明朗的是，节食可能还会适得其反，实际上会激发体重的长期增长。减轻体重的唯一方法，是理解什么控制了新陈代谢和食欲动力——一旦掌握了这些知识，就能利用它来调整体重，使之达到一个更健康、更稳定的长期水平。本书第三部分将会指导你完成这些步骤。但首先，重要的是理解体重调节是如何起作用的——只有这样，第三部分讲述的变化才会永久化作你生命中的一部分。

脂肪—脑信号通路

我们的脂肪细胞通过名为瘦体素的激素信使，与潜意识大脑进行直接交流。这种激素是人体长期能量储备的强大主导调节器——它按周和月发挥作用，而非像肠胃激素那样按小时和天发挥作用。它同时控制着长期的食欲和饱腹感驱动力（摄入的能量），以及代谢率（消耗的能量）。瘦体素由脂肪细胞释放，整个循环过程中的激素数量反映了我们可获得的作为能量储备的脂肪量。

瘦体素这个信使会把我们身体当前的营养状况告知大脑的体重控制中枢（weight-control center）。这是一条简单却十分有效的脂肪—脑信号通路。它有点像汽车上显示油箱状况的油表。在身体堆积了大量脂肪时，瘦体素水平变高，反之则变低。当脂肪贮备空虚时，瘦体素会引导大脑感觉到饥饿并开始进食——摄入能量同时储备已有的能量。当脂肪贮备充足时，瘦体素会驱散饥饿，引导身体进行繁殖或生长和修复。

瘦体素会告诉我们，是该去找食物，还是去找伴侣。大体而言，瘦体素会让脂肪贮备转告大脑，让它知道我们身体里储存了多少能量，以及最重要的，如何利用这些能量。

瘦体素的英文“leptin”源自希腊语里的“leptos”，原意是“瘦”。当瘦体素正常工作时，它的本职就是——让你瘦下来。当脂肪—脑信号通路运转良好时，人就相对更容易长期保持稳定的体重，既不需要有意识地控制卡路里摄入量，也不需要在健身房里消耗额外的能量。所有这些都要归功于瘦体素——它是强大的代谢恒定器。通过引导能量摄入和能量消耗，瘦体素能够对人体的能量储备实施长期控制。瘦体素信号意味着身体的能量储备能够通过经典的生物负反馈循环，进行自我调节。

在瘦体素水平较高时，大脑会将食物抛诸脑后，我们便能自由自在地向往别的东西了。此外，通过刺激交感神经系统，瘦体素会加速我们的新陈代谢，这意味着无须付出任何努力，我们就可以燃烧掉体内多余的脂肪，甚至不用离开椅子。[1]当瘦体素发挥作用时，它能很好地将我们的体重降至潜意识大脑想要达到的水平——即体重定点。

那些能常年保持体重稳定的人，或许会暗自庆幸他们能够做到在假期结束后去健身房挥汗如雨，或许还同时计算着卡路里进行节食，从而有意识地控制住了自己的体重，只胖了几斤。但实际上，瘦体素才是幕后推手。体重的增加和过度饮食会让瘦体素水平在假期结束后升高，从而毫不费力就能让每天的代谢能量消耗远高于慢跑半小时的水平。瘦体素切断了食欲和对食物的渴望，这也有助于假期后的节食减重。节食似乎轻而易举，锻炼的效果也超出预期：体重恢复了正常（图4.3）。有了瘦体素助阵，减肥斗争更容易获胜，但即便没有付出有意识的努力，体重最终也会回落到原初的体重定点；只是花的时间会稍长一点。

多亏了瘦体素恒定器，假期的多余体重比预想中更容易摆脱；同样，我们也能以此来解释依赖低热量节食持续减重的困难所在。要记住，瘦体素是人体能量储备的主控制器。如果这一储备量与潜意识大脑所认定的最安全体重（即个人的体重定点）有出入，瘦体素便会发挥作用，纠正这一差异。如果体重

1 见参考文献4.3。

降到体重定点以下（通常是由于我们想要通过有意识的节食来减肥），那么瘦体素水平也会降低，因为脂肪减少了。这会产生什么影响呢？代谢率骤降的同时食欲大增。我们或许会在短期战斗中取得胜利，但瘦体素总是会在意识与潜意识的战争中获胜，最终使身体恢复到所需的体重定点（图4.4）。

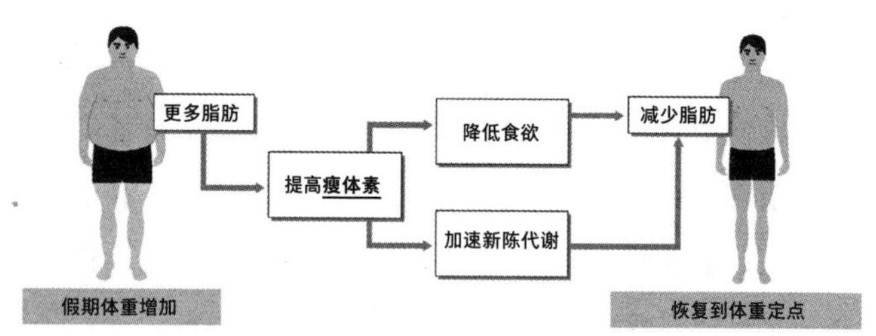

图4.3 瘦体素如何发挥作用降低体重定点

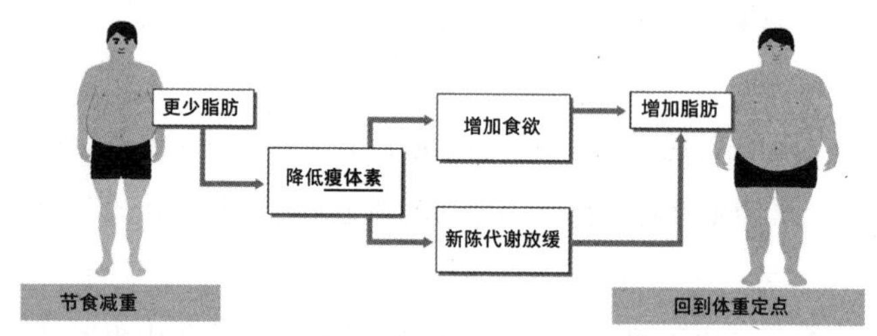

图4.4 瘦体素如何发挥作用抵消节食减重的效果

1994年，纽约洛克菲勒大学霍华德·休斯医学研究所的研究人员发现了瘦体素。杰弗里·M.弗里德曼（Jeffrey M. Friedman）领导的科学团队找到一种方法，能够培育出自身无法产生瘦体素的小鼠。[1]由于这些小鼠缺少产生瘦体素的基因，它们的脂肪细胞便不能制造瘦体素。科学家将这些小鼠与普通小鼠进行对比，发现缺少瘦体素的小鼠产生了极大的食欲，并且体重大增。尽管喂食了同类型的食物，但血液中缺少瘦体素的小鼠很快就比它们的邻居大了一倍。即使这些小鼠显然已经严重肥胖，它们仍旧表现出了饥饿动物的贪食行为。就算它们现在拥有大量脂肪储备，但其脂肪组织无法产生瘦体素，这导致它们的大脑假定“油表”读数为零，虽然油箱已经溢出。

研究人员给缺少瘦体素的小鼠注射了瘦体素替代物，它们的行为随即发生了变化。它们不再狼吞虎咽，看上去也更有活力了。在注射了一系列瘦体素之后，这些小鼠最终减去了所有的额外脂肪——它们的肥胖也治愈了。

剑桥大学的研究人员首次在人体中发现了类似的瘦体素基因缺陷。1997年，萨达夫·法鲁奇（Sadaf Farooqi）博士与她在代谢疾病科的团队一起，对两位巴基斯坦血统的表亲进行了研究，两人患有极其严重的早发性肥胖症。[2]这对表亲都是女孩，分别为8岁和2岁。她们出生时体重正常，但随后都表现出了持续性的极度饥饿状态。如果不给她们食物，她们会出现严重的行为紊乱，包括发怒和剧烈的情绪波动。表姐在8岁前已经做过抽脂手术，但没什么效果，现在体重为86千克。2岁的表妹体重也已经29千克。研究团队测试了她们的瘦体素水平，

1 见参考文献4.4。
2 见参考文献4.5。

发现尽管两人拥有大量额外体重和脂肪储备，但血液中几乎没有瘦体素。缺少了向身体其余部位发送脂肪超标的信号。实际上，情况恰恰相反：极低的瘦体素水平向身体发出了强烈信号，表明能量储备极低。这对表亲的极度暴饮暴食行为其实是对身体感知到的极端饥饿危险做出的正常反应。

下一步，剑桥大学的研究人员将效仿上述瘦体素基因缺陷小鼠的原始研究报告中，针对瘦体素缺失的成功治疗。这对表亲开始接受一系列瘦体素替代性注射。就像动物实验中那样，她们的行为很快发生了变化，食欲下降，体重也开始大幅减轻。

这对全球的肥胖研究者而言，都是激动人心的一刻。人们希望，经过多年的努力，最终能够找到治疗肥胖症的最佳方法。科学家假定，给肥胖患者注射瘦体素能够改善他们的状况。制药公司及其首席科学家争先恐后地想要获得这类产品，为此赌上了大量资金。这就是他们一直在寻找的万亿美元的良药。

但随后科学研究的结论逐渐发表出来。几个不同的研究小组尝试给肥胖人群注射瘦体素来帮助他们减肥，却失败了。[1]他们监测了受试者的瘦体素水平，发现确实有所提高，但瘦体素信号似乎并未传递到大脑的食欲和新陈代谢控制中枢。事实上，与安慰剂治疗组（用水替代了瘦体素）进行对比，并没有发现体重上的差异。

成功治愈年轻表姐妹身上的遗传性肥胖症——以及缺失瘦体素的小鼠实验——与后续人体试验中的治疗失败相比，

1 见参考文献4.6。

差别在哪里呢？研究人员检查了人体试验中普通肥胖患者的瘦体素资料，发现其瘦体素水平很高，这反映出他们的肥胖水平。与巴基斯坦表姐妹相比，这些人的体重是在一生中逐渐增加的，而前者一出生就开始暴食，并且体重迅速增加。这对表亲的瘦体素水平极低，趋近于零；而成年的肥胖患者往往具有较高的瘦体素水平。事情很快便明朗了，遗传基因疾病导致瘦体素水平过低的情况相当罕见。事实上，在瘦体素缺失的表姐妹被发现之后，后续在世界范围内仅确认了15例相似案例。基因突变导致瘦体素缺失需要同时获得父母双方的基因。由于此类突变罕见，它们往往只出现在家族内部通婚的近亲关系中。

我们关心的下一个问题是，一个人在高瘦体素水平的情况下如何会变胖？这似乎是大多数严重肥胖的人遇到的情况。瘦体素作为有效的脂肪控制器出了什么问题？下一章将会解释我们体重的主要调节器为何会停止工作。

小结

我们在本章中了解到，食欲（无法控制的进食欲望）和饱腹感（吃下足够多食物的感觉）极大程度上受制于在肠胃中新发现的激素。胃部的胃饥饿素会告诉我们需要出去觅食——它是摄入能量（食物形式）的信号。肠道激素酪酪肽则向我们传递停止进食的信号——让我们知道现在已经吃下足够多的食物了。

这些激素信号非常有效：食欲会让人口干舌燥，强烈的饱腹感会让人恶心呕吐。它们被设计成负反馈系统的一部分——力图让我们的体重保持在大脑感知到的安全体重定点上。体重掉得太多会让人狼吞虎咽不觉饱。体重增加太多会让人失去食欲，不吃东西也感到满足。在与体重的斗争中，潜意识大脑总是赢家——迫使我们摄入它想要的能量。

联系到新陈代谢（能量消耗）剧烈下降会阻止体重的下降（正如上一章所述），我们应该看到，旧的减重等式——摄入的能量[（食物）-消耗的能量（新陈代谢）=贮存的能量（脂肪）]——并不受我们有意识的控制。

我们也了解到，减重手术通过急剧改变胃部和小肠的食欲和饱腹信号，产生看似毫不费力的减肥效果。做过此类手术的人自觉欣慰，他们的食欲并不是某种性格上的缺陷——食欲实际上完全不受他们的控制。

最后，我们知道了脂肪细胞中产生的瘦体素是体重的主要控制器。它会告诉大脑身体已经储存了多少能量——与汽车油表类似的方式——以此防止我们变得太胖。过多的瘦体素意味着食欲不振和高新陈代谢——将体重调整回定点。它有助于引导新陈代谢和食欲/饱腹感，使我们的能量储备保持平衡，防止体重增加或减轻变得失控。对许多人来说，瘦体素是他们不需要担心体重的原因。正是因为瘦体素在起作用，所以他们无须计算摄入的卡路里。一旦缺少了瘦体素，就像在极其罕见的遗传条件下发生的那样，体重就会以令人震惊的速度急剧增加。

然而，如果瘦体素真的是体重的主要控制器，那么为何肥胖患者体内会有如此大量的瘦体素从脂肪渗入血液中？为何瘦体素对他们来说似乎不起作用呢？

下一章将会说明，为什么我们体重的主要调节器会停止工作。

第五章

贪吃的人

理解肥胖激素

我坐下来吃早餐，顺带环顾了一眼四周。我是来迪拜参加会诊的，阳光照在室外的露台上——远处是熠熠生辉的城市和哈里发塔。酒店用餐区充满清晨细语和刀叉交错的声响，情侣、家人和单身人士享受着丰盛的自助早餐。我正在倒茶，却被气氛中出现的短暂沉默打断。我抬头一看，手里的动作停了下来——食客们正注视着一个刚刚走进来的巨人。他身着传统的白色阿拉伯长袍。这件长袍可能是为他量身定制的，宽度和长度相等。他没有戴头饰。从发际线和稀疏的灰色胡须来判断，我估计他大约四十多岁。尽管身型硕大，身材圆润，他的行动却不受影响。但当他在我对桌落座时，我注意到他眼中流露出的绝望。空调开得很凉快，他看起来却脸色苍白，大汗淋漓。他的个子不高，但应该有200千克重。他尽力掩饰着自己的上气不接下气——他看上去真的备受煎熬。

之后的一个小时里，我续杯了茶水，偷偷观察这个可怜的男人。他的行为引人瞩目。他跑遍了自助餐的每一个摊位，让侍者把他盛满的每个碟子都端到餐桌上。一个碟子里堆满了鸡蛋、炸薯饼、鸡肉香肠和豆子，另一个碟子里堆满了冷盘肉和奶酪；一大碗水果拼盘溢出了碗沿；阿拉伯面包干和鹰嘴豆泥，吐司和果酱；蛋糕和羊角面包高高地堆满了两个碟子；还有三大杯果汁。当他最终坐下来准备开动时，满满一桌（平时是四人位）全是食物，足够10人份的早餐。他吃得又快又干净，但眼中仍流露出绝望。不到20分钟，他吃完了一整桌的食物，唤来侍者去加餐……

这个男人最终吃完了早餐，拂去身上的碎屑，从座位上起身自信地步出餐厅。他看上去好多了，脸色恢复了红润，眼中的黯淡也散去了。我孤身一人陷入了沉思，一个人怎么能吃这么多又吃得这么快？他是否生性贪婪，或是对食物上瘾？还是说有其他原因——他的贪食是否是潜在疾病的征兆？

其他食客在他离开后交头接耳，显然已经有了自己的答案。他们谨慎地摇头，不让他看见，同时互相交换同情的眼神，这些都宣示了他们的判决。这个男人被判有罪。他吃得太多了，所以才会这么胖；而他是个贪吃的人，所以才会吃这么多。在所有人看来，他已经犯了七宗罪之一，且毫无悔意。

但如果实情并非如此呢？让我们试着从这个男人的角度来看待问题。如果我们问他那天早晨的感觉，或许他会告诉我们，自己整晚都睡得断断续续，大约每个小时都会醒一次，因为身体正努力通过大声打鼾将氧气吸入体内。由于大脑的含氧量低，他醒来时伴有头痛。当他准备好迎接新的一天时，一想到自己的样子和大家的眼光，他就压力倍增，烦躁不已。但除了头痛和焦躁，那天早上令他记忆犹新的是汹涌的饥饿感，感觉就像一周没有吃东西了，尽管事实上他每天都在暴饮暴食。这就是为何他走进餐厅时显得如此烦躁和苍白的原因。或许是饥饿信号驱动着他的行为？

但这个男人的血液里难道不应该含有过量的瘦体素吗？随着脂肪含量的增高，瘦体素水平也应该随之增高。这应该会降低他的食欲，加速他的新陈代谢。那么，本该阻止这个可怜的男人变得如此肥胖的反馈机制出了什么问题?

如果我们监测他的瘦体素水平，会发现它与男子拥有的脂肪量是匹配的：两者都高得离谱。那么，为什么经年累月控制着脂肪储备的瘦体素会失效呢? 问题的答案将我们引向了肥胖症的根源。线索来自肥胖志愿者参与的研究，他们注射瘦体素后并没有瘦下来。实验中，注射前的瘦体素水平就已经很高。对已经很高的瘦体素水平进行提升，并不会起到任何作用。瘦体素似乎不会再起作用。

在那对罹患罕见的遗传性瘦体素缺失症的表姐妹身上，注射的效果是显著的，她们减掉了很多体重。当体内瘦体素水平较低时，它似乎能够正常运作，但当瘦体素水平较高时，它便会失效。

科学家得出结论，当瘦体素水平较高时，它传递给大脑的信息会被扰乱。当下的瘦体素水平很高，但大脑却无法感知到。当瘦体素含量达到这个临界点时，便会产生瘦体素抗性。大脑会对高瘦体素水平和高脂肪储备“视而不见”。实际上，大脑会接收到相反的信号：大脑感知到的瘦体素水平远低于实际水平，并会将其解释为身体处于饥饿状态。正如我们在迪拜自助早餐的例子中观察到的，这会提升饥饿感和暴食的欲望，以防止陷入饥饿。后果是什么? 更多体重，更多脂肪制造出来的瘦体素，更高的瘦体素水平，以及更强的瘦体素抗性。这个男人越是胖，就越感到饥饿；他吃得越多，就变得越胖。体重增加与瘦体素抗性增强这个恶性循环，会导致体重进一步增加。这完全符合末期的、完全成型的肥胖症。

让我们回到油箱的类比。试想你正开着车，注意到油表指数非常低。你当即就担心起来，开始找下一个加油站。你必须尽快把油箱加满——十万火急。你不知道的是，实际上油箱是满的。问题出在油表——它出了故障。瘦体素抗性就是这么回事儿——大脑以为燃料（脂肪）用完了，但其实储备充足。

引爆点——瘦体素抗性

肥胖研究的圣杯是理解并解决瘦体素抗性的问题。如果事情能被转变，如果大脑能够辨识出当前的高瘦体素水平，它就能自我更正。促成这一转变意味着，肥胖患者的贪婪食欲和低新陈代谢得到改观，他们的体重也会恢复正常——沿用之前的类比，故障的油表会被修理好，无须在加油站紧急停靠。

理解瘦体素抗性的线索在于，我们逐渐明白，瘦体素不仅控制着人体的能量储备，还告诉我们如何利用这些能量。DNA想在我们身上完成两件事：生存与繁殖。成年之后，我们的成功繁殖取决于自身的营养状况。如果年轻女性没有足够的脂肪或能量储备，那么在食物短缺的情况下，妊娠过程就存在失败的风险。而如果脂肪储备充足，那么即使发生了食物短缺，妊娠也极有可能成功。因此瘦体素便具有了进化意义，大脑的这位脂肪信使只有在营养适度的时候才会激发繁殖行为。

这一点实际上已经得到了实验证明。[1]瘦体素通过居间的信使发挥作用，刺激产生促性腺激素释放激素（GnRH）；随后，促性腺激素释放激素会让卵巢开始运作。我在很多病患身上观察到一种有趣的被称为“多囊卵巢综合征”（polycystic ovary syndrome，PCOS）的肥胖副作用。卵巢会停止正常工作，导致患者的生育能力下降。也许未来我们会发现，瘦体素抗性是引发这种情况的原因。

我们还知道，在因饥荒或疾病导致体重严重下降的人群中，随之而来的是不孕不育，这是为了防止身体因为怀孕而陷入过度消耗能量的危险。因此，瘦体素不仅是向大脑中新陈代谢和食欲区域传递信息的信使，还是根据我们自身营养状况调节繁殖能力的开关。

瘦体素抗性也可能完全正常

瘦体素抗性会在能量储备充足的情况下激发不适当的食欲，从而导致体重增加。总的来说，这会诱发身体摄入大量能量，同时为身体腾出生长空间。在我们的一生中有两个时期，瘦体素抗性激发的这种生长过程会带来益处：

孕期。[2]

青春期。[3]

1 见参考文献5.1。
2 见参考文献5.2。
3 见参考文献5.3。

这些时期健康的瘦体素抗性对我们的生存而言至关重要——没有了生长和繁殖，人类就会灭绝。但我们也要记住，不管是健康的瘦体素抗性还是与肥胖症相关的瘦体素抗性，它发出的信号都是相同的——极度的饥饿（为了摄入能量）和疲劳（为了保存能量）。我们能体谅青少年和准妈妈的这些行为表征，但也应该为饥饿且疲倦的肥胖症患者想一想——他们也收到了同样的信号。

瘦体素抗性从何而来？

科学研究针对瘦体素抗性的成因提出了多种理论，[1]且仍在持续争论之中。不过在我看来，可能的原因包括：

1. 控制血液中葡萄糖水平的激素——胰岛素[2]
2. 控制身体炎症的蛋白质，被称为α肿瘤坏死因子（TNF-alpha），它会触发：
   - 大脑体重控制中枢的炎症
   - 对更多胰岛素的需求

胰岛素与瘦体素

我们已经知道，瘦体素是体重的长期控制器。当我们的脂

1 见参考文献5.4。

2 当我们吃下任何含有葡萄糖的食物（如糖、面包、意大利面）时，胰腺便会分泌出胰岛素，其作用是将葡萄糖从血液中输送到细胞，以提供能量。

肪储备上升时，血液中的瘦体素水平也会随之升高。下丘脑控制着我们的食欲和新陈代谢，它以瘦体素水平为指引，确定我们要囤积多少脂肪，并对食欲（摄入多少能量）和新陈代谢（消耗多少能量）做出相应的调节（参照瘦体素水平和脂肪储备）。瘦体素通过附着于下丘脑中的特定细胞受体来发挥作用。细胞受体就像一个细胞信箱，信息（过多脂肪）在这里进行传递。然而，瘦体素向下丘脑传递的信号强度会被胰岛素削弱。

下丘脑中的细胞同时接收到来自瘦体素和胰岛素的信号。这些细胞针对两种信号有各自独立的受体（细胞信箱）。然而一旦信息被发送出来，细胞中的信号通路就会彼此覆盖。细胞无法同时读取来自瘦体素和胰岛素的信息。于是，如果胰岛素对细胞受体产生了影响，那么细胞就没有空闲来读取瘦体素信号了，即便瘦体素此时正在传递出信息。瘦体素信息因而一直处于未读状态。[1]其结果便是，下丘脑认为脂肪储备较少（其实已经过量），一边刺激食欲，一边阻断新陈代谢的能量消耗。这就像出了故障的油表在油箱实际已经加满的情况下读数为零一样。

高胰岛素水平 → 瘦体素抗性

胰岛素对瘦体素抗性有巨大影响，这意味着它在控制我们体重定点的过程中扮演着关键角色。胰岛素水平越高，瘦体素抗性越强；瘦体素抗性越强，体重定点越高——因此体重也越

1　见参考文献5.5。

重。我们将在第十章详细讨论胰岛素。

α 肿瘤坏死因子

α 肿瘤坏死因子是由细胞释放的，这些细胞是防止人体感染或受伤的警察。这些被称为巨噬细胞（macrophage）的细胞在我们的身体里游荡，寻找潜在的麻烦（如受损细胞或入侵细菌/病毒）。一旦定位到了麻烦，细胞警察便会释放 α 肿瘤坏死因子（可以想成是警察配备的辣椒喷雾或电击枪），引起一连串反应，最终引发炎症（表现为阻止和消除威胁，修复损伤）。这是正常的炎症反应的一部分。[1]然而对于肥胖症而言，一旦脂肪细胞达到临界尺寸，细胞“警察”就会采取行动进行调查。[2]它们会假定肿起来的细胞已经受损，于是便释放出 α 细胞坏死因子来启动修复过程——但这或许会引发不良作用。

肥胖→肿胀的脂肪细胞→ α 肿瘤坏死因子增多→发炎

我们的身体“警察”针对肿胀的脂肪细胞采取的慢性反应意味着，总是存在着高于正常水平的炎症。肥胖是一种促发炎症的状态。这就是那些到我诊所来询问减重手术的肥胖患者所

---

1 发炎对我们的健康来说十分重要——它能防止感染并修复细胞。受损细胞和外界入侵的信号传递到我们身体里，诱发了炎症反应。

2 有证据显示，脂肪细胞分泌的瘦体素或许同样在招募细胞警察的过程中发挥了作用，但结果是一样的：脂肪细胞周围会发炎，炎症会扩散到全身。

面临的情况：所有患者的血液炎症测试（称为C-反应蛋白测试）结果都呈阳性。接下来我会解释为什么这对于理解肥胖症来说至关重要。

典型西式饮食的欧米伽-3（omega-3）和欧米伽-6（omega-6）脂肪酸含量比例较低，为了应对这种情况，α 肿瘤坏死因子也会增多。我们将在第九章对此做详细讨论。

西式饮食→ α 肿瘤坏死因子增多→发炎

体重控制中枢的炎症

我们知道了肥胖（以及西式饮食）会导致 α 肿瘤坏死因子的产生，从而进一步引起全身的炎症。所有的身体器官都会受到不同程度的影响。发炎概率较高的包括血管（引发心脏病）、关节（引发疼痛和关节炎）以及细胞（增加多种癌症的发病风险）。

然而现在有越来越多的证据表明，引发身体肥胖的炎症反应同样会直接作用于下丘脑——是的，就是你的体重控制中枢，根据瘦体素信号计算体重定点的大脑区域。下丘脑发炎的后果便是产生瘦体素抗性。[1]脂肪信号无法传递——高水平的瘦体素含量无法被感知到——这意味着你时常会感到饥饿。

肥胖→引发炎症→下丘脑发炎→瘦体素抗性

1 见参考文献5.6。

如果我们生病或受了重伤，由此引发的炎症反应同样会导致瘦体素抗性。从进化的角度来看，这也是说得通的。无论受了什么伤，治愈都需要能量，因此适当的反应是消耗比正常所需更多的能量（考虑到我们当前的脂肪储备）。这需要通过阻断瘦体素发挥作用来实现，由此导致了饥饿感的增加，以及随之而来的更多能量摄入（以食物的形式）。

α 肿瘤坏死因子削弱胰岛素的作用

α 肿瘤坏死因子对瘦体素产生的另一个作用是通过影响胰岛素来实现的。当血液中的 α 肿瘤坏死因子含量增多（就像在与肥胖相关的炎症中那样），便会阻断胰岛素的有效作用。[1,2] 胰岛素不再向细胞输送葡萄糖（医学上称作胰岛素抗性[3]）。结果会怎样？胰腺会分泌更多的胰岛素来弥补。

肥胖→相关炎症→ α 肿瘤坏死因子增多→降低胰岛素有效性→胰岛素增多→瘦体素抗性

我们可以把怀孕视作高 α 肿瘤坏死因子水平促进人体健康的一个例子。随着妊娠过程的推进，胎盘会制造出 α 肿瘤坏死因子。这在身体针对胎儿成长调节免疫反应的过程中，发

1 通过降低酪氨酸激酶在胰岛素受体中的活性。

2 见参考文献5.7。

3 胰岛素抗性与肥胖相伴相随——90%的2型糖尿病（由胰岛素抗性导致）伴随着超重或肥胖。

挥了重要作用。[1]如果在怀孕期间免疫功能没有作出相应变化，那么身体会将胎儿视作外来者，从而引起针对性的免疫反应来终止妊娠。而随着α肿瘤坏死因子水平在孕期升高，它钝化胰岛素效用的能力也在增强。孕期糖尿病（也称作妊娠期糖尿病）十分常见，越来越多的研究者认识到α肿瘤坏死因子是致病的诱因。高α肿瘤坏死因子水平不仅有利于孕期免疫，也会触发瘦体素抗性，刺激孕期能量（与体重）的适当摄入。

炎症对下丘脑中的瘦体素信号传递也会产生影响，有助于在受伤时平衡体内的能量储备，以及妊娠生长所需的正向能量平衡。但这些对于肥胖症来说是不利因素，会导致体重进一步增加，提高患糖尿病和心脏病的风险。

现在让我们回到迪拜自助早餐上的男子，看看能不能用瘦体素抗性的知识来解释他的行为。他的瘦体素水平很高，与他拥有的脂肪量相符。然而，他的大量脂肪细胞（1）引起了慢性炎症反应，（2）导致α肿瘤坏死因子水平增高。

- **他体内的炎症反应在大脑中产生瘦体素抗性，从而直接侵扰了他的体重定点。**
- **α肿瘤坏死因子导致胰岛素增多，间接有助于瘦体素抗性的产生。**
- **高胰岛素水平（受西式饮食和α肿瘤坏死因子刺激引起）导致大脑中瘦体素信号传递受阻。**

最后，这个男人很可能还患有完全的2型糖尿病，从而引

1　见参考文献5.8。

致更高的胰岛素水平和更显著的瘦体素抗性。结果会怎样？一个极端肥胖的男子，身处瘦体素抗性导致的极度饥饿与体重不断增加的恶性循环之中。他的脂肪就好像一个肿瘤——向身体传递着错误的新陈代谢信号，以此促进自身的稳固生长。

瘦体素抗性可以逆转

我们从动物研究中了解到，瘦体素抗性可以实现人工逆转。喂食西式饮食（多油多糖）的小鼠会产生胰岛素抗性——从而导致瘦体素抗性和体重增加。一旦这些小鼠回归正常饮食，其瘦体素抗性和胰岛素水平便会稳定下来，体重也会恢复正常。[1]

胰岛素水平越高，瘦体素抗性越强。不幸的是，西式饮食习惯令我们的胰岛素水平极易偏高。如果我们的正餐或零食里面含有大量糖分或加工过的碳水化合物（如小麦），便会导致胰岛素激增（向细胞输送葡萄糖）。而在西方，我们正是被这类食物所包围。（第二部分会做更深入的讨论。）

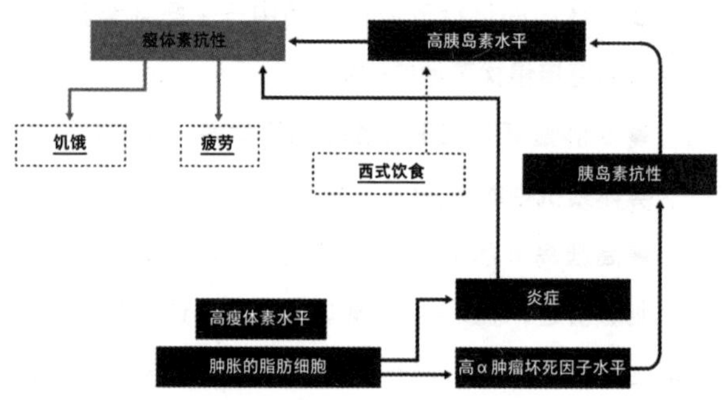

图5.1　引发瘦体素抗性的恶性循环

1　见参考文献5.9。

小结

我们在第四章里讲过，瘦体素是脂肪细胞制造的激素，它持续工作，力图使我们的体重保持平衡。如果我们吃得太多，脂肪囤积过量，瘦体素水平就会升高。大脑中的体重控制区域（下丘脑）会对此有所感知，并让我们的行为产生强烈的无意识变化。这些激素能够降低我们的食欲，提高我们的代谢率。摄取的食物变少了，消耗的能量却变多了——以此来调整体重。这便是为何大多数人只需要适度努力，就能经年累月地保持正常体重的原因。

在本章中我们了解到，瘦体素停止发挥作用时会发生什么。信息传递——我们已经有了足够的脂肪和能量储备——受阻。就像出了故障的汽车油表，即便油箱是满的，指数仍旧显示为零，让你迫不及待地想要把油箱加满。

如果体内的胰岛素水平很高，并发了多种炎症，那么瘦体素就会停止工作。“瘦体素→胰岛素→炎症”一旦开始相互作用，就会呈现螺旋式下沉。胰岛素（最初由过多糖分引起）减弱了瘦体素的作用。炎症（由西式饮食引起）让大脑无法感知到稀释了的瘦体素，同时阻断了细胞里的胰岛素信号，引起身体对胰岛素的更多需求。更多胰岛素削弱了更多瘦体素……由此一环扣一环，导致瘦体素抗性进一步恶化。大脑感知到瘦体素的缺失（意味着脂肪储备不足），便切换到生存模式。结果是什么呢？正如迪拜自助早餐那位男士所展现的，已经过于肥胖的人受饥饿食欲的驱使，吃得越来越多。这便是作为疾病的肥胖症最极端的表现。

不过我们还是在隧道尽头见到了一丝光明。研究显示，改变饮食习惯能够逆转瘦体素抗性。这便构成了本书第三部分的基础：如何减去多余体重，保持健康的体重。

代谢学

现在，我们结束了对代谢学的短暂学习：身体如何进行能量调节，应对过度饮食和节食？代谢学的关键在于体重定点理论，以及它对脂肪储备的严格把控。潜意识大脑会对此进行计算，得出健康合理的指标（综合考虑我们的遗传基因、现实状况和过往经历）。最后，我们见证了一旦跨过肥胖的门槛会发生什么：引起瘦体素抗性和肥胖与饥饿之间互相驱动的恶性循环。

第六章 终极王牌

减肥手术是怎么回事

我吓到你了吗？我们这儿有很多乐子。手术室就该是这样的气氛。毕竟，手术室（operating theater）也是一个舞台（theater）。

大卫·柯南伯格，《消费》（*Consumed*, 2014）

本书的灵感来源，以及我开始研究肥胖成因的缘由，都要追溯到减重手术对人们生活产生的极大影响。我见证了数百名患者，常年遭受肥胖之苦，在手术之后脱胎换骨。作为一名治疗肥胖的外科医生，最大的回报之一是术后复诊。我们会在术后对患者进行逐年累月的复检。当病人说“谢谢你给了我新生”时，那种感觉真是太好了。我时常提着大包小包的红酒和巧克力从诊室出来，分发给办公室里常年受苦受难的行政人员（他们要顶着压力，好几个小时在电话里应对由于英国国家医疗服务体系的低效而不得不取消了问诊和手术的病人）。

很多时候，如果我在手术之后6个月里没有见过病人，他们再次走进诊所时我会认不出来。他们的体重显著减少，伴随着自信心和行为举止的改变；只有当他们给我看旧照片时，我才认得出来他们是谁（或说曾经是谁）。术后多年，我们在年度复诊时再度见面，往往只是进行愉快的交谈——他们已经改变了饮食习惯，开始享受营养健康的烹饪乐趣。

我们已经知道，除非先将体重定点设定在较低的水平，否则无法长期维持体重。本书的基本前提是，要做到这一点，只有通过调整所吃食物的种类，改变我们的饮食文化，减少压力，改善睡眠习惯，以及保持良好的机体健康。但是减重手术能够极为有效地大幅降低体重定点，这又是怎么回事？

我们知道，在大脑中负责控制体重定点的是下丘脑，它在减重手术后会接收到经过调整的信号。掌控我们食欲和饱腹感的激素被改变了。因为这些信号由肠胃发出，所以减重手术通过改变肠胃结构来调整这些信号，从而使手术发挥效果。

胃束带，胃水球和下颌固定

在减重手术发展早期，我们认为减重效果是通过以下两种方法中的一种来实现的：限制进食量或者令食物吸收不良。但我们现在知道——经过反复试错的正常医学机制——情况并非如此。胃束带（一个放置在胃部顶端的塑料环，阻止你吃得太快），胃内水球（一个置入胃部的塑料球），或者传统的下颌固定技术（牙医真的会把你的牙齿固定在一起），都被证明具有长期的不良效果。

这些手段都不会根本改变肥胖患者的体重定点；它们只是给食物的消化吸收制造了障碍。如果你采取这些方式对体重定点宣战，那么无疑会赢得首场战役的胜利。是的，你的确能减掉一些体重。但随后体重定点就会掌控局面，不让你丢失过多的体重，你的新陈代谢会骤降，你会重燃对高热量食物的渴望，它们将跨越你谨遵医嘱在肠胃里设置的障碍物。有过这样经历的病患总是会责怪自己缺乏自控能力，令说者落泪，闻者伤心。通常情况下，他们会吃巧克力奶昔或冰激凌这样的超高热量软质食物，体重便会恢复如初。体重定点的强大防御力量会让他们的食欲和觅食激素暴增——这些信号（节食减重后也会产生同样的激素信号）过于强大，令人无法忽视。很多病人此前并不喜欢吃甜食，但在体重减轻之后，激素信号——而非性格缺陷或软弱——驱使他们改变了饮食习惯。因此，胃束带、胃内水球和下颌固定愈发被认为是不符合标准的——它们并没有改变人们的体重定点，而且就我们现在所知，体重定点总是会赢得战争的胜利。

吸收不良的过程

吸收不良又是怎么回事？我们知道，如果把一个人的肠子摘掉一半，他们最初会变瘦，但要不了多久他们就会吃得更多，以自动适应变短了的肠道。他们的体重最终还是会回到定点。人们最初认为胃旁路手术是通过制造吸收不良来起作用的，但现在我们知道这只是暂时性的——变小的肠道会用效率来弥补。

胃袖状切除术和胃旁路手术

目前有两种主流的减重手术能够真正发挥效果，它们能够永久改变体重定点：胃袖状切除术和胃旁路手术。

这两种手术都能极大地改变我们在第四章里讨论过的食欲

和饱腹激素。胃饥饿素是食欲的加速器，它在术后会显著降低。当你错过一顿饭时，胃饥饿素会告诉你要开始觅食了——你越久没吃东西，激素信号就会越强烈。最终它会驱使你去吃任何高热量的食物——它会令那些食物吃起来格外香。

酪酪肽和胰高血糖素样肽-1（GLP-1）[1]是两种控制食欲的激素，即食欲开关。这些激素在胃袖状切除术和胃旁路手术过后，会提升到一个极高的水平。高饱腹感和低食欲信号相结合，会让病人的行为在此类手术过后不再受食物的控制——即便他们已经产生了瘦体素抗性（见第五章）。

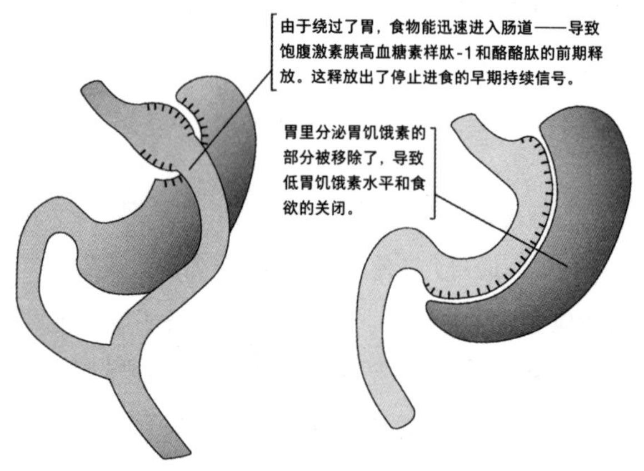

图6.1　胃旁路手术和胃袖状切除术

1　GLP的英文全称是“glucagon-like peptide”。和酪酪肽一样，它在我们进食后由肠道释放到血液中。它进入下丘脑后，会引发饱腹感，释放停止进食的信号。除了制造饱腹感之外，它的第二重作用是让胰岛素更加有效。这就是为何在胃旁路手术（或胃袖状切除术）过后不久，2型糖尿病能得到完全缓解的原因。

过去几年来，随着技术的发展，减重手术变得更加安全。在我看来，现在减重手术的风险和胆结石手术差不多。大多数病人只要在医院里住一晚，术后一周内就能恢复日常活动。

如果你只是超重或处在肥胖症的早期阶段，我不建议你去做减重手术。本书提供的指导建议已经足以让你改变生活方式，保持减重，迎接新生。然而，如果你正遭受全面的肥胖症之苦，并且已经发展出了瘦体素抗性和2型糖尿病，那么减重手术会有极大帮助。即便你按照本书内容，严格遵守所有的体重定点管理策略，你身体里的瘦体素抗性也会阻止体重的显著下降。对这些患者来说，我认为减重手术会是一个改变一生的过程。

令人遗憾的是，人类历史已经发展到了这样一个节点，即我们需要发明出越来越多的方法来治愈人为的疾病。减重手术便是其中之一。受过减重手术专业训练的外科医生少之又少，同时肥胖问题依旧严峻。我们就像是一小队东奔西走的消防员，赶着扑灭森林大火。然而，除非我们能够扑灭大火的诱因，否则再多的努力也是徒劳。

病人的典型经历

最后，我将聚焦于我的病人的典型经历，来结束本书的第一部分内容。下面的故事结合了过去十多年我在诊所里对数百名病患进行的采访。大多数故事都非常相似，因此很容易总结出他们多年来与肥胖的斗争，并用代谢学的原理来进行解释。

我的典型病人是一位女性（80%接受减重手术的病患都是

女性）。她四十多岁，家族里有好几位成员同样遭遇了肥胖症（据我们所知，一个人的体型有75%取决于遗传基因）。她在读书时就一直肥胖或超重，而校医正是第一个让她进行低热量节食的人。节食起到了暂时的效果，她减掉了一些体重；然而，几周后她的新陈代谢赶上并适应了低热量的饮食。最终，尽管她一直遵循着节食要求，体重却没有再度减轻，因为新陈代谢与她摄入的热量之间取得了平衡。她感到疲倦、饥饿、暴躁，在学校里无法集中精神。鉴于体重不再下降，她决定停止节食，因为它已经不起作用了。正是在此时，她的体重迅速上升，低代谢率和暴增的食欲让她的身体恢复到了所需的体重定点。

她担心的是，一旦体重恢复，它并不会停留在先前的水平；相反，她的体重甚至比节食前更重了。潜意识大脑经过计算，认为她现在身处在食物无法预估的环境中，因而有再度遭受饥饿（或说节食）的风险。正是出于这个原因，现在她的体重定点上调了。

随着时间的推移，我们的典型病患尝试过所有不同类型的节食方法（她提到了“瘦身世界”“轻盈生活”“迈阿密节食法”“红绿日节食法”“卷心菜汤节食法”“罗丝玛丽·康利节食法”……不胜枚举）。这些节食方法各不相同，但对病人来说结果却是一样的：暂时限制了体重，随后新陈代谢适应了节食，决定阻止它；接着体重恢复，每次节食过后体重定点变得更高。

最终，我们的病人达到了肥胖症的程度，她的脂肪细胞在体内引发了炎症反应。炎症刺激出了胰岛素抗性，导致胰岛素水平升高；随后，更高的胰岛素水平招致了可怕的瘦体素抗性。持续发展的瘦体素抗性与先前节食对食欲激素（增强）和饱腹激素（减弱）造成的影响结合在一起，使得她与体重的斗争愈发困难；她越胖，便越努力地节食。

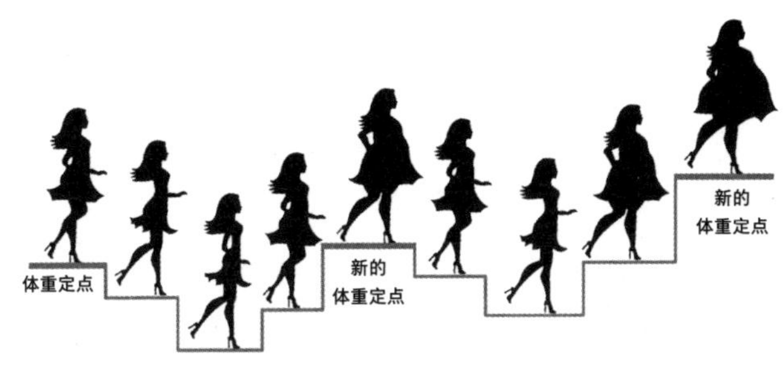

图6.2 节食后建立了新的体重定点

经典的桥段反复上演：最初节食成功，随后体重恢复，接下来的几年里体重反复波动，尽管持续进行有意识的节食，但体重仍旧不可避免地上升，直到患上严重的终期肥胖症。只有到了此时，在多年的努力和牺牲之后，在多年听从医生和营养师的错误建议之后，在多年被食品工业误导（垃圾食品的健康益处）之后，我的典型病人才会含着泪承认自己的失败，并为此陷入自我责备。最终，她会放弃与肥胖症的斗争：赢下了许多场战役，但输掉了整场战争。潜意识大脑获胜。

我们已经认识到，你不可能通过节食来对抗体重定点——唯一战胜它的方法是去了解它。我们现在知道，体重定点如何将你的体重保持在预定的理想水平，而不论你是过度饮食还是吃得太少。同时，我们现在也意识到（见第二章），体重定点的计算过程涉及遗传基因和表观遗传因素。然而，只有当你暴露在致胖的环境中，才会引发肥胖症——即便对于那些具有遗传倾向的人来说也是如此。在本书第二部分，我们将会了解到人类是如何构建出一个不适宜自己的生活环境的。

第二部分　认识致胖因素

环境如何决定我们的体重

第七章

代谢厨艺大师学入门

烹饪为何重要

我傍晚回家，十多岁的女儿经常在看电视上的《厨艺大师》《英国家庭烘焙大赛》《厨房噩梦》。我不太理解人们对观看烹饪和烘焙节目的痴迷，尤其是，开个玩笑，家里的厨房也从来不会做这些菜。但我这种人是少数。为什么大多数人，像我女儿这样的人，会对此类节目感兴趣？为什么我们看到超市里有那么多人围在一起，观看销售人员展示那些能把西葫芦刨成丝，把黄瓜卷出花的小玩意？为什么看着别人在我们面前切菜煮饭，会让我们感到放松——不论是在家里，还是在装修一新的铁板烧餐厅？为什么媒体上充斥着食谱、餐厅评价和有关“超级食物”的最近报道？

为什么人类会对一切食物着迷？一旦找到这个问题的答案，就能揭晓肥胖谜题的一部分奥秘。我将在本章中说明，为何对食物的选择、准备和烹饪，能够定义我们的人类本性，以及为何没有火和烹饪，我们永远不会进化成现在这样的智慧生物。这个鲜为人知的奥秘解释了我们从何而来，未来要去往哪里；同样也解释了现如今我们在自身周遭构建的以食物为导向的致胖世界。[1]从生命的开端到今时今日，一切都是为了获取充足的进化能量。让我慢慢道来。

1　“致胖”的意思是“导致肥胖”。

复制人

为了理解我们现在是谁，首先要回溯到地球生命最初的起源。试想40亿年前，大气中尚不存在氧气，有一片黑暗汹涌的热带海域。简单的碳基化学链在这片原始海洋中漂浮，偶然间发现了一个分子式，能够复制出全新的自己。这些长长的化学链会把同样漂浮在海里的其他化学物质吸引过来，直到形成一条双链。随后，双链分离成两条单链，各自继续这一复制过程。这些是最早的“复制人”，即由原始DNA形式组成的化学链。事实证明，这些古老的化学复制链取得了巨大的成功。它们能够协调自身周边越来越复杂的构造，最终变成单细胞有机物（想想细菌）。在细胞构筑的保护壳里，住着复制出来的DNA编码——主导控制器——总是诱使并引导细胞进一步传播。生命编码的存活是至关重要的。理查德·道金斯在《自私的基因》一书中，不容置辩地将这些有机物（由DNA围绕自身所构建）描绘成生存机器：功能简单的消耗性生物容器——生长、存活、繁殖。[1]

制造ATP电池

然而，我们的单细胞祖先面临一个小小的问题：它们没有足够的能量长得更大。它们已经开发出了极其有效的微型电池——每个细胞内含有数百万个。这些电池从细胞表面的食

1 见参考文献7.1。

物中收集能量，转送到细胞内有生长或移动需求的任意部分。这些“机器”［医学上称作三磷酸腺苷（adenosine triphosphate，ATP）］的工作原理是从食物能量中充满电，然后再去细胞内部把电释放出来，以此将食物能量转换为细胞能够接收利用的能量形式。但细胞由此制造的能量是有限的，因为它们无法处理氧气，所以禁锢了向更复杂有机物发展的步伐。我们的单细胞祖先陷入了这一进化困境，在之后的25亿到30亿年里一直保持着单细胞形态……最终，解决方案出现了——这一发展将为我们的古老祖先提供超级动力，并且至今仍为我们的新陈代谢提供动力。

新房客

一种新的细菌开始利用氧气为自己制造能量（30亿年前，大气中出现了氧气）。这种微小的细菌内部有一层独特的波纹褶皱膜（大体相当于涡轮发动机），能让更多的微型电池同时充电。对于我们行动迟缓的原始单细胞祖先来说，这些细菌就像发电站——吸收并转换大量能量。它们要如何与这些细菌竞争呢？好吧，它们不竞争，而是与之合作。

这种新的超级电力细菌或是被我们的单细胞亲戚吞噬（但并不消化），或是作为寄生生物悄悄潜入这些细胞中。无论采取哪种方式，它们都能在能量不足的细胞中存活并生长起来。这是一种双赢的关系：我们的细胞保护了它们，而它们则为我们提供大量能量。两者成为内共生体，或者说一个细胞居于另一有机体的细胞之中。

在这种合作关系中，这些原始的超级电力细菌表现良好。时至今日，它们仍是我们和所有动物身体中的一部分，为我们的身体供电。它们成了至关重要的一部分，帮助我们将成分复杂的食物能量转化为细胞能量（或热量）。这些细胞发电站被称为线粒体，源自原始细菌，并在我们体内被同化。[1]

这些细菌房客极大地帮助我们提高了生成能量的能力，越来越多的复杂有机体发展进化，直至今日：我们现在估计地球上有1000万个物种。但是，尽管生命形式多种多样——真菌、植物、鱼类以及哺乳动物——它们有一个共同点：它们的DNA源自原始海洋中那个单一的复制模板。曾经生活在地球上的物种有99%已经灭绝，但我们这些幸存者是具备现代机制的生存机器——由DNA控制，受线粒体内共生体驱动，并被引导着生存、成长和繁殖。

自从原始海洋中的单一蛋白质首次进行化学复制以来，没有任何一代掉队。在40亿年中，每一世代都有足够的时间生长、存活，能够进行繁殖并将主导的DNA编码传给后代，其成功率是100%。一代又一代的生物进化，并适应了地球上不断变化的景观和环境。通过我们复杂的家谱，我们在自身基因中积累了40亿年的古老遗产，或说负担。这塑造了我们现在的样貌和生存方式。

正如艺术家在画布上不断叠加颜料来完成一幅杰作，作

---

1 线粒体就像我们细胞里的熔炉，持续产生热量和能量。我们的新陈代谢，亦即我们能够利用的能量多少，就取决于这些熔炉。

为人类，我们身上也层层覆盖着无法改变的进化历史：这件艺术作品花费了40亿年才完成，每一次进化都叠加了一层全新样貌。

能量预算

今天的每一种生物都与我们共同的单细胞古代祖先有关，这意味着每一种有机体都依靠相同的能量系统进行生存繁衍。细菌、植物、藻类、真菌和从蛇到鸟再到人类的所有动物——我们都拥有这些ATP电池，能将食物能量转化为细胞可资利用的能量。即使是病毒也离不开ATP电池（但不是它们自身的——而是从入侵的任何细胞中借用ATP）。

我们的原始能量法则为每一种动物提供了每日所需的最大能量，这就是所谓的能量预算。动物的体型越大，能量预算也越大。然而不幸的是，顾名思义，预算是对资源的限制。进化必须制定充足的预算，让每个物种体内的所有器官都满意：要有足够的能量平衡让动物（或说生存机器）存活，让心脏保持跳动，肺部保持呼吸，肌肉保持运动，胃部保持消化。但是相比于其他器官，有一个器官需要更多能量才能运转。这个极度消耗能量的闪亮灯塔使得人类在其他所有物种中鹤立鸡群，这便是大脑。受制于有限的能量预算，我们如何能够依靠一个巨大且消耗能量的大脑，取得进化发展？这道进化谜题的答案也解释了为何人类会偏爱某些类型的食物。

黑猩猩不会变胖

1500万年前，我们的近亲黑猩猩从长臂猿进化而来。显然，黑猩猩现在仍然存在，所以我们得以知晓，它们主要生活在热带雨林中，以水果、坚果、昆虫为食，偶尔也吃肉。顺带一提，在许多黑猩猩生活的热带雨林中，全年都有丰富的食物。黑猩猩可以不受限制地随意大吃大喝；然而，即便有着充足的食物，野生黑猩猩种群却不会面临肥胖问题。

大约190万年前，一些黑猩猩的行为开始出现变化。它们开始用后腿行走越来越长的时间。靠着这种新出现的直立姿势，它们能看到更远的地方，并且最终能够依靠双脚走出雨林，漫步到稀树草原上，在新世界里狩猎、探索、定居。随着时间的推移，它们变得更高，并发展成相较于其他动物更具耐力和持久力的极度高效的奔跑者——直至它们能够追上筋疲力尽的猎物。这意味着更为成功的狩猎，也带来了更多的肉类和蛋白质。这一物种被称为直立人（Homo erectus）。

随后，最大的改变出现了，从拥有较小大脑的直立人转变到拥有巨大大脑的人类。这发生在15万年前，第一个解剖学意义上的现代智人（Homo sapiens）进化完成。巨大的大脑在新物种中的进化过程被称作“头部形成”（cephalization，源自希腊语中表示大脑的词enkefalos）。值得一提的是，更大的大脑不仅使我们更聪明，也让我们变得更残忍邪恶——于是，当我们最终从直立人表亲的谱系中分化出来时，便将它们全部都杀光了，顺带杀光了不那么聪明但更强壮的尼安德特人表亲（我们仍与它们共享着部分DNA）。

昂贵组织假说

人类是如何发展出一个4倍于其祖先的大脑的——这个器官消耗了如此巨大的能量？我们无法打破根植于身体的能量法则；我们只能回溯到40亿年前的起跑线上。人类不得不牺牲另一个器官，只为在受限的能量预算中释放出这部分能量。

多年来，进化论科学家一直在争论这个问题，却无法达成共识，直到人类学家惠勒博士（Dr P. Wheeler）和艾洛博士（Dr L. C. Aiello）发表了一篇题为“昂贵组织假说”（The Expensive-Tissue Hypothesis）的研究论文，为我们提供了解释。[1] 该论文首先根据动物的体型计算出了它们的能量预算。随时间推移，动物能够消耗的能量值被称作它的代谢率，这与它身体运行所需的功率相当。[2]

试想一下功率，以及各种动物身体运行所需的功率值。假设不存在食物能量，动物都像电器一样，需要充电才能运行。对于哺乳动物而言，生存所需的能量值或功率值取决于体重。相比于65千克重的人，一条狗所需的功率要小得多——除非它恰巧是一条65千克重的爱尔兰猎狼犬，那么它的能量需求与人类相当！这完全取决于每个动物自身细胞中线粒体的总

1 见参考文献7.2。

2 功率以瓦特为单位，通常与电器相关，但它适用于一切有生命的活物。功率是每秒消耗的能量值。洗衣机的功率来自电力，汽车的功率来自汽油发动机，而动物的功率则来自食物（以及三磷酸腺苷即ATP）。换个角度来看，将1个苹果从1米深的桶里拿出来需要1焦耳能量；而在1秒内将这个苹果提起1米距离需要1瓦特的功率；在1秒内将10个苹果（约1千克）提起1米则需要10瓦特的功率。

数——它们是我们的生物引擎，决定了我们体内的微型电池每秒能够产生多少细胞能量。

大臣缩减预算?

想象一下，财政大臣在他的年度预算里要顾及一具人类身体，而不是英国的经济。当他提着老旧的公文包面对唐宁街上的媒体时，要如何着手开展将直立人变为现代智人的战略计划？他不用为各个政府部门（卫生、国防、环境、交通、教育）制定预算，而是必须为各种重要器官制定预算：供给心脏、肺部、肠胃、肌肉和大脑的能量。财政大臣要如何找到资源把大脑尺寸扩大4倍，而非推出不受欢迎的缩减政策，例如为了国家的光明前途而缩减卫生和国防预算，放宽教育预算？他可以裁削哪个器官，在受限的预算中挪出空余的能量，提供更大大脑的运行所需？他能缩减肌肉、心脏或是肺部的能量吗？显然，这样做的话影响我们从捕食者手中逃脱以及自身找到食物的概率。

一些人类学家研究了人类器官的尺寸，并将其与其他相似的灵长类动物器官尺寸进行比较，他们发现人类的大脑要比同体型灵长类动物的大得多，而胃肠道则要小许多。因此他们得出结论，大脑生长和进化所必需的代谢空间源自肠胃尺寸的缩小——为了进化出更大的大脑，肠胃做出了牺牲。

然而，对消化系统做出如此程度的缩减，为什么不会影响到我们的健康和整个人类的福祉？这难道不会导致我们陷入饥饿或营养不良吗？答案藏在环境而非我们的身体里。我们最近的祖先直立人已经开始发育出比黑猩猩更大的大脑了。考古发掘的证据表明，它们使用锋利燧石制成的小刀来切肉。我们同样知道，它们靠着天生耐力和狡诈，令狩猎探险变得更易成功。肉类在它们的日常饮食中变得更为常见，而黑猩猩却极少能够捕捉到小型猎物。然而尽管吃了更多肉，直立人却没有像预想的那样，发展出与饮食变化相匹配的锋利的牙齿和健壮的下颚肌肉。这是为什么？

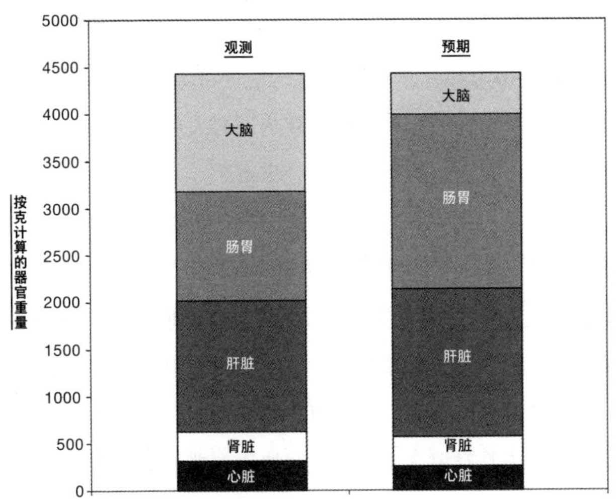

图7.1 人类大脑质量的密度远高于相同体型灵长类动物的预期值，而人类胃肠道的尺寸远低于预期值

资料来源：L. C. Aiello and P. Wheeler(1995). The expensive-tissue hypothesis: the brain and the digestive system in human and primate evolution[J]. *Current Anthropology*, 36(2), 199-221.

数百万年前的炊具

答案来自南非。在南非的北开普省，一座被矮灌木环绕的山脚下，有一处巨型洞穴群，其入口被巨石遮挡。旺德沃克洞穴（Wonderwerk cave）在200万年的时间里，一直有人类和类人猿在此栖居。这里也是已知最古老的人类定居点之一。2012年，美国波士顿大学的弗朗切斯科·伯纳博士（Dr Francesco Berna）发现，100万年前，直立人在这些洞穴中用火来烹饪食物。[1]这比之前设想的要早了整整20万年，并最终解释了彼得·惠勒的昂贵组织假说。

头部形成，即人类硕大大脑的进化，与火的发现（比首个人类出现早80万年，亦即人类有充足时间从直立人进化而来），以及人类不断增强的行动能力和视力同时发生。烹饪的发明意味着可以食用的食物种类变得十分丰富。

如果直立人在100万年前就能够制造并控制火，那么这便解释了为什么即使对糙肉的消费不断增加，直立人的牙齿和下颚实际上却变得更小了。对火的控制和利用，以及不同种类食物的获取，外加更多的肉食，使得发展中的人类开始了烹饪。他们对肉进行烹制，以方便咀嚼和吞咽。此外，蔬菜也都煮过，这意味着对根茎类食物（例如甜薯或木薯）的消化变得更容易了。

我们聪慧的祖先利用火的能量来烹制食物，使其更易分解消化。相对于熟食，消化系统需要消耗更多能量来处理生食。

1　见参考文献7.3。

这是因为烹制的过程相当于预消化。与生食相比，烹制过的食物对胃肠道从食物中获取相同能量的效率要求更低。烹饪的发明是人类比其他物种具备突出进化优势的最主要原因。烹饪意味着食物质量的提高，同时人类不需要那么长的肠道来消化食物。随着肠胃尺寸的缩小，我们从能量预算中得到了发展出更大大脑的代谢能力。正是这一发展使我们得以成为人类。

厨师、黑猩猩和大猩猩

让我们来举个例子。想象自己来到动物园，在围栏里看到一个重65千克的人。把他想象为小号的厨师戈登·拉姆齐（Gordon Ramsay），或者为了生动起见，可以想象为任何一个你喜欢的电视厨师——他正在炉边煎牛排和鸡蛋，当然免不了骂骂咧咧的。他身边站着一只65千克重的发育完全的成年雄性黑猩猩（正在吃一堆坚果和水果），另一边则是一只65千克重的成长期的年轻雄性大猩猩（正在吃竹子和白蚁）。他们三个每天的能量预算相同，因为他们同为哺乳动物，且体重相当。他们都需要每天2000千卡的能量。

三者之间的区别在哪里？如果称一下他们的心脏、肝脏和肾脏，会发现其质量是接近的。然而，厨师之所以能够一边口吐芬芳一边应对复杂的烹饪任务，是因为一方面，他的大脑与身边发出古怪尖啸和咕哝声的同伴的大脑相比大了4倍。黑猩猩和大猩猩的胃肠道比厨师的大出许多——因为它们全天吃的都是生食。另一方面，则是厨师进化出了更小的胃肠道，这是因为通过烹制食物，他省下了黑猩猩和大猩猩用来消化生食的大部分能量。不仅如此，他每天吸收所需营养的速度也远快于黑猩猩，尤其是大猩猩，后者一天内的大部分时间都用来进食。熟食释放出的能量不仅增强了我们进化出更大大脑的能力，同样也让我们有了使用大脑的时间，而此时其他动物都仍在进食。

我希望你记住这个例子，因为我会试图说明，如果你关注这三个65千克重的灵长类动物（是的，厨师和你我一样被归类为灵长类）之间的区别，这一区别其实就在于厨师面前的炊具。如果我们的食物没有经过炙烤、煎炸、蒸煮或者烘焙，我们就不可能进化出更小的肠胃和更大的大脑。烹制食物是我们生活中极重要的部分，也是使我们得以成为人类的原因之一。这就是为什么我们仍旧着迷于一切与食物和烹饪相关的事物——

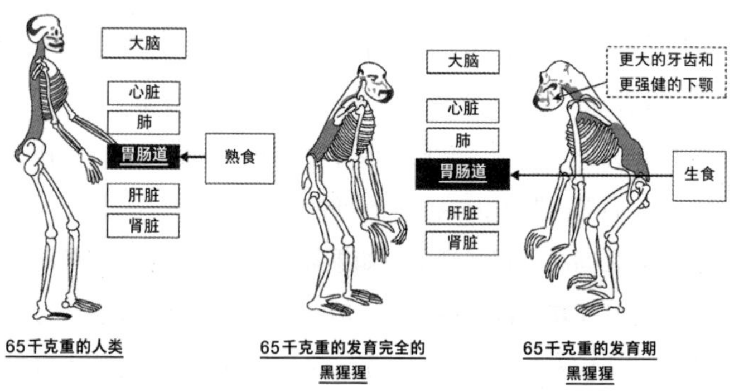

图7.2 同为65千克重的人类、黑猩猩和大猩猩的大脑与肠胃大小对比

资料来源：改编自沃特豪斯·霍金斯（Waterhouse Hawkins）的画，皇家外科医学院博物馆的标本

这是我们人类最基本的组成部分，就像对细胞来说，线粒体是外来的细菌熔炉，它们在人体细胞中偷偷住下，使得我们的身体保持温暖和活力。

我们能靠生食维生吗？

我们进化出了更小的肠胃之后，是否还能回到火被发现之前，去过只靠生食维生的日子？我们现在是否对熟食和“预消化”的食物产生了依赖？我们还能回到吃生食吗？还是说烹饪已经成了人类生活的基本构成？

生食爱好者似乎认为回到火前时代（pre-fire days）是可能的。生食主义者认为，只吃生食能增强能量，变得更健康。让我们来看一下针对1999年居住在德国的500多名生食主义者进行的一项研究。[1]这项研究发现，他们从熟食转向生食后，体重都大幅减轻。女性平均减重12千克，男性平均减重10千克。证据显示，测试组中有1/3的人体重严重偏低，同时伴有慢性的能量不足。有一半的女性受试者反映自己停止了月经，因此暂时陷入不孕状态（她们体内的低瘦体素水平导致生育能力下降，这是一种安全保护机制）。尽管生食主义者享受着20世纪生活的诸多便利，但这些令人担忧的健康问题还是发生了。他们能从超市或食品店获取到种类繁多的生食，并且不同于野外环境，这些生食不受季节限制。今时今日的生食主义者甚至可

1　见参考文献7.4。

以选择厚切三文鱼和牛肉塔塔。他们食用的是高品质的橄榄油，能够提供30%的能量摄入。他们还能使用搅拌器，将食物原材料精细切片、碾磨、榨汁，使其更易消化。现代社会给予我们的便利条件他们也都能享受到。尽管如此，他们中间仍有1/3的人严重营养不良，有一半的女性无法生育。

抛却现代世界的诸多便利，相比之下，没有火和烹饪的狩猎—采集者部落将更加糟糕。如果生食主义者身处狩猎—采集时代的这样一个部落或社群之中，要不了几代人的时间，他们就将逐渐消失直至消亡。

公元前15万年

让我们再来看看这段发端于原始海洋，延续至《英国家庭烘焙大赛》电视秀的旅程。时间回到公元前15万年。相比于黑猩猩和其他猿猴动物，我们的肠道更短；同时，出于健康和物种生存的需求，我们依赖于烹制食物。不过随着肠胃缩小，我们的大脑尺寸变大了，我们最终完全进化成了人类学家所谓的“解剖学意义上的现代”人类。那么，什么是“解剖学意义上的现代”呢？

摄政公园里的克罗马尼翁人

如果你把一个居住在洞穴里的现代智人［克罗马尼翁人（Cro-Magnon man）］从那个时代传送到21世纪，让他清洗干净，穿上衬衫和牛仔裤，坐到公园长椅上——没有人会多看他一眼。他会拥有暗沉的肤色与湛蓝的眼睛。[1]他的皮肤粗糙，双手长满茧子，好奇的双眼盯着树上的松鼠。他对自然、四季和星辰的知识堪称渊博。他对家庭尽心尽责，倾其生命养育和保护家人。他很可能比现在的人要高出一头。但除此之外，他在外表上与我们别无二致。没有人能看出差别。我们可能会以为他是来自南欧的一位游客。

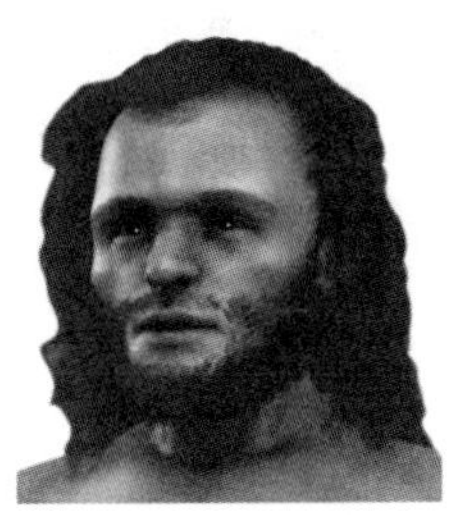

图7.3 利用头骨模型，对克罗马尼翁人进行法医学面部重塑

资料来源：本文档受《知识共享署名-相同方式共享4.0国际许可协议》许可。由西塞罗·莫莱斯（Cicero Moraes）提供。

然而令人震惊的是，如果能看透他的身体，我们会发现他体内没有任何种类的现代疾病。他的心脏是簇新的，没有任何动脉粥样硬化的征兆，[2]同时他的血压也和当今运动员的血压一样低。没有任何类似关节炎或哮喘的发炎症状。他也没有患上糖尿病，最令人惊奇的是，他几乎不可能肥胖。他的体重几乎可以确定是在正常的健康范围内。如果他能去医疗卫生机构

1 见参考文献7.5。

2 动脉粥样硬化指血管“变厚变窄”，在西方，大多数成年人都受其影响。它会引发心肌梗死、心绞痛、肾衰竭以及其他许多疾病。

治疗一下可能潜在患上的疾病（主要是外伤和感染），那么很有可能他能活到九十多岁。

我们这些住在林间的祖先吃了什么永葆健康的食物？我们知道“旧石器饮食”（穴居人时代的饮食）照理和人类祖先的饮食十分相近，但狩猎—采集者实际上吃什么维生呢？我们可以通过研究那些至今仍孤立于现代文明影响之外的狩猎—采集人群，来揭开其中奥秘，他们包括坦桑尼亚的哈扎族部落，纳米比亚的布须曼人，刚果丛林里的俾格米人，与世隔绝的亚马孙部落，格陵兰岛上的因纽特人，以及澳大利亚的土著居民。

狩猎—采集者超市

让我们去狩猎—采集者的“超市”里看看。这是一个露天“商店”，所有产品都是免费的，没有收银机，但为了填满口袋，你需要付出时间和能量。商店分为两部分：一部分由菜贩占据，卖的是水果、蔬菜、坚果、菌类（如蘑菇）、蛋类、螺类（或贝类）、绿植与草本植物；另一部分由肉贩占据，卖肉。两部分都有一小片蜂蜜甜品区。菜贩区的顾客都是女性和孩童，肉贩区的顾客则只有男性。

超市里的菜贩区十分巨大——足足有5.18平方千米。各类产品广泛分布其中，隐藏在灌木丛中，或是石头和土壤底下，这意味着一名女性要花好几个小时，才能找到晚餐所需的足够食物。饮食中最常见的碳水化合物，也是他们最依赖的食物，是植物的根茎。植物的这个部分深藏于地下，确保休眠状态的能量不被食草动物侵夺。深埋地下的食物富藏无论季节都能得以保存；全年都能获取，因而成了可靠而稳定的食物来源。女人们会带着特制的木棍，用它们来挖掘块茎、根茎和球茎（可以想到的是甘薯、山药、木薯、生姜和某些花的球茎——这些东西经过烹制，安全而富有营养）。她们也会在地上找寻季节性食物，例如浆果、水果、种子、蘑菇、坚果、可食用的花，以及多叶绿植和嫩芽。她们还采集鸟蛋、螺类，以及最为珍贵的食物，蜂蜜。

男性专区

现在我们再来看看狩猎—采集者“超市”里的肉贩区：只有男性才获准入内。这一区域24小时开放，以防有些男性没有找到想要的食物，可以让他们在店里宿营过夜。肉贩区的面积可以达到103.6平方千米！获取食物的技巧也十分有意思。一组5至12个年轻健壮的男性远远地发现了猎物。人类男性跑不过他们的猎物，但他们具备两点优势。首先，早期人类学会了双腿直立并保持平衡，很快就成为移动效率最高的动物。他们发现火可以取暖，穿起了衣物，褪下了隔热的毛发，这意味着人类能够通过出汗来有效降低体温，相比之下，大多数动物在奔跑中要靠喘气才能降温。在长距离移动中，人类相比其他哺乳动物，单位体重消耗的能量更少。[1]狩猎小队的第二项优势在于他们卓越的智力。小队成员间能够互相协作——

1　见参考文献7.6。

就如何追捕动物进行交流、计划和学习。在早期阶段，箭和矛这种更为复杂的武器尚未出现，狩猎者只是一路长途跋涉，保持猎物处在视野范围之内，最终靠着超强的耐力耗尽猎物的体力，再用重石击杀[这种技巧被称为耐力狩猎（persistence hunting）]。

肉贩区全年无休，因此该区域还散布着一些零食点心，保证男孩们可以走得更远。时不时能够找到可口的昆虫、水果和卵——还有蜂蜜树，需要用烟熏赶跑蜜蜂，安全获取蜂蜜。

回到营地篝火

每天下午，女人们都会带着采集到的食物回到营地的家中。男人们通常会在傍晚归来。我们或许会觉得，狩猎—采集者“超市”的男女分区有点性别歧视。其他物种不存在这种情况。人类为什么会与众不同？早期人类为什么会让部落中的男女成员分头寻找不同的食物？答案仍旧在于烹饪。他们的日常主食是根茎或块茎类的碳水化合物（甘薯、木薯）和野生动物的肉。这类食物都需要经由火来烹制。食物在傍晚烹制完成，而火则会日夜保留。对于其他动物而言，一旦捕获到食物，最先到达的动物就会将其生吃下去（除非是正在帮助幼崽断奶的母兽）。而对人类来说，生食算不上美味，所以必须将食物带回营地后再吃。这意味着在家族群体中，男性、女性和孩子之间能够分享食物。

在其他动物群体中，食物通常不会在雌雄之间共享。共同烹制并分享食物的整套观念意味着部落中更有可能成功狩猎的成员（年轻健壮的男性）会被派去打猎，而那些不善于捕猎的成员（女性，即便带上婴儿或幼孩）可以尽己所能采集植物食物。每到傍晚，家庭成员就聚到一处，分享食物共同进餐。这对于部落的延续而言极其重要。在营地篝火边，故事和观念代代相传，人们获取到的知识也会为下一代人所用。如此看来，火不仅提供了分解食物的化学能量，在生物意义上帮助了人类；围绕着火形成的社会结构，以及家族成员间烹制与分享食物的过程，帮助早期人类持续不断地学习与进步。

狩猎队伍可能会长期在外。一旦他们捕杀到猎物，通常会将其最珍贵的部分立即生吃掉，剩余部分则带回营地。猎物最富营养的部位是肝脏。狩猎—采集者人群的特征之一（我们已不具备）便是在处理动物尸体之前，先吃掉内脏。狩猎—采集者更看重动物的肝脏、肾脏、肠道、骨髓和大脑，而非其精肉，因为这些器官比肌肉组织含有更多营养和能量。

美味的动物内脏

如今，我们通常会将这些器官丢弃，但它们的食用价值非常高——富含多种必需脂肪、维生素和矿物质。有一种营养物质是我们的狩猎—采集者祖先最为珍视的——甚至超越了蜂蜜中的糖分——脂肪。任何富含脂肪的食物都会受到青睐。他们会对如今那些认为脂肪令人发胖的专家建议（后文中会详细讨论）嗤之以鼻。我们的祖先出于直觉认识到，脂肪对于身强体壮而言极为重要。

如果对比一下各种动物器官和肉类中所富含的脂肪比例，

你就能明白为何狩猎—采集者会首先选择动物内脏。相较于肾脏，精肉的脂肪含量只有5%，而前者有15%，肠道（牛胃）含有18%，心脏含有25%，肝脏含有30%。[1]脂肪含量最多的器官是哪个？答案是大脑——脑组织中50%是脂肪；其中含有大量我们现在称为胆固醇的必需（当下遭到极大误解）脂肪。除了动物的器官之外，它们的皮下脂肪和腹部脂肪也受到珍视。动物体内营养价值最高的部位之一是骨髓，它是哺乳动物长骨中的凝结组织，负责制造血液细胞。骨髓由84%的脂肪构成（在所有穴居人遗址中，都有证据表明他们将动物骨骼和头骨碾碎以获取其中的骨髓营养物质）。有充分证据表明，当狩猎者处境艰难时，他们会搜寻已被其他猎食动物猎杀的动物遗骸，以获取这种珍贵的能量来源。

蔬菜、水果和碳水化合物

不难想象我们祖先捕获和采集到的食物与我们今日同类型食物之间的品质差别。无论是蔬菜、水果还是块茎植物都是野生的，根本不可能通过严苛而浪费的超市品质管控。今时今日，有1/3的新鲜事物无法到达消费者那里，因为它们达不到超市的品质标准，要么长得不好看，要么擦伤了，要么仅仅是不够新鲜。事情并非向来如此。早期人类习惯于吃各种野生的水果、浆果、绿芽和根茎植物。它们尝起来或许不如今天那些经过杂交或转基因后无嗅美观的食物那么甘甜可口，但其品种数量远

1 见参考文献7.7。

超我们今日所能吃到的。在温带地区，能吃到超过100种不同类型的植物类食物，而在热带气候下则更多。我们祖先在日常饮食中摄入的碳水化合物远比今天的我们少，他们想方设法获取的这些碳水化合物也完全没有经过加工——所以它们也不会像今天那样，成为食物满足感的主要来源。对我们的祖先来说，一片炙烤过的野猪肝脏或许更饱口福。

旧石器时代的饮食

让我们暂且离开这些狩猎—采集者朋友，看看进化后发生了什么。但在出发之前，我们先总结一下他们的实际饮食。以下便是旧石器时代饮食的真实面貌：许多许多肉，富含脂肪的动物内脏和骨髓，辅以未经加工的碳水化合物，以及作为调剂的季节性食物。

扩大食物供应

那么在15万年前，穴居人进化到早期人类之后发生了什么？他们将大部分时间花在了最擅长的事情上——在地球上四处漫游，开疆拓土。他们成了更专业的猎手，并且发展了语言和血族关系。

食物充足，风调雨顺，处境安全，我们或许会认为他们生活在伊甸园般的地上天堂中。但现实情况迥异于此。他们与食物的关系和对食物的迷恋，让他们进化成了人类。食物对生存而言至关重要，但在进化成“人”的过程中，烹制和准备食物也起了重要作用。问题在于，狩猎或采集到的食物并不稳定。

食物随季节变动。我们的祖先不得不根据猎物的迁徙模式和天气状况，在不同区域长途跋涉。他们不断建造营地，寻找季节性食物。

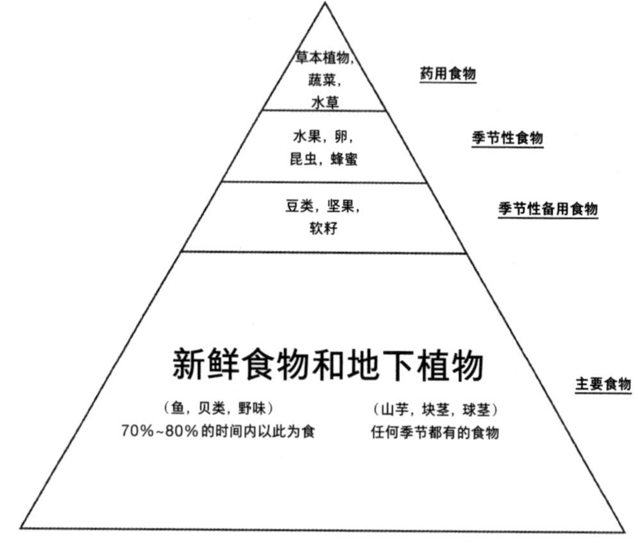

图7.4 狩猎—采集者的食物金字塔——如果存在的话
修改自M. Sisson (2012). *The Primal Blueprint*. London: Ebury Press.

在公元前2万年左右，他们开始解决食物供给的问题。在现在埃及所在的地方，有史以来第一位农民发现，某些草籽（尤其是荞麦和斯佩尔特小麦这样的早期小麦）可以在该地区特有的潮湿肥沃的土壤中生长。这一重大发现意味着食物供给可以预期并受到控制，同时狩猎—采集者部落不必再四处奔波觅食：这便是农业时代的开端。在控制了植物食物的同时，他们还学会了驯化和圈养动物，成群的牛、山羊或绵羊保证了全年都能轻易获取的肉食。

现在，我们的祖先最终拥有了稳定的食物供给，可以扎根下来建造永久性的定居点，随后发展成村镇和城市。农业种植使食物供给更加可以预期，也更高效。少数农民就可以为许多人提供食物。农业发展也意味着村镇里的众多人口不必像他们的游牧祖先一样，成天搜寻食物。他们可以腾出时间制造工具，逐渐发展出文明的其他益处，比如科学和教育。

农业和文明听起来都很棒。现在，我们祖先与食物的关系——正是这种关系使他们区别于黑猩猩——正处于发展中。在发现了火并学会烹饪之后，他们现在控制了食物供给，这便产生了开发大脑的能力。

然而，新的村镇和城市人口遇到了某些不同寻常的健康问题。即便不用担忧捕食者和饥荒，后农业时代早期的人口比他们的狩猎—采集者祖先更虚弱、矮小。许多人营养不良，因为他们现在吃的是有限的农作物，而不是狩猎—采集者吃的各种各样的动植物。

人类现在已经能够收割自己种下的庄稼，屠宰自己养的牛，但他们令人惊叹的大脑对世界充满好奇，并没有停止进化。随着村镇之间通信和交通的改善，农业时代继续以越来越快的速度发展。人们发明了陶罐，当作烹饪、进食和贮藏食物的用具。某个人突发奇想，把制陶人使用的轮盘立起来，改制成了第一辆货车上的轮子，开启了一场运输上的革命。车轮原理在很久之后同样用于建造磨坊，这些磨坊通常由河水提供动力，帮助人们碾碎谷子。铁被用来制作实用性农具，比如犁。灌溉、水坝和轮作耕种也得到了发展。

随着农田产量的提高，农民发现自己的食物有了富余。在供应了家人和邻人之后，食物还有得多。他们开始在本地市场上交易和出售自己制作的商品，获得了更多种类的食物。

由于交通更加便捷，原本能够覆盖方圆10英里（约16千米）范围的本地市场很快便发展成了民族性市场。商人开始参与本地市场之间的贸易，在一个市场上批量购买食物，再到需要这种食物的遥远地区贩卖牟利。这一发展十分重要，因为它预示了人们不再只吃本地种植的食物。商人从食物贸易和运输中获取了可观的利润。人们也十分高兴，拥有遥远地区的各种食物可供选择。但精灵已经从瓶子里出来了——这种崭新的贸易经济将会决定未来我们与食物的关系，带来出乎意料的结果。

维多利亚女孩长大成人

让我们想象1850年左右处于维多利亚时代的伦敦。大量人口从周边村镇突然涌入这座城市——穷人梦想着能够发财，实际上只能勉强糊口。尘埃、噪声、疾病和犯罪充斥着老鼠出没的街道。不过这幅维多利亚的时代景象还有着另一面。

奢华的艾灵顿街（Arlington Street）俯瞰着草木繁茂的格林公园，一位贵族小姐坐在梳妆台前，为自己的成年庆典做着最后的打扮。她对着镜中的自己微微一笑，欣赏着自己的财富和地位。兴奋之情让她容光焕发。她刚刚抹在唇齿间的铁屑粉末、水和醋的混合物发挥了作用——牙齿变黑了！这一看似莫名其妙的丑陋时尚背后的罪魁祸首是什么？糖。

魅力无法挡的糖

黑齿是一种时尚宣言？它曾是人类进化过程中的阿喀琉斯之踵，不断困扰着我们。时间线来回跳跃，但恐怕我们还是要一路回到古代的非洲稀树草原，来解释糖为何会成为我们的软肋。处在进化中的人类，探索着许多新环境，因此必须发展出一种安全机制用于挑选新的食物。他们需要知道哪些食物有益，哪些食物有毒——为了促进这一过程，我们祖先的嘴里进化出了提供线索的感应器，告诉他们食物是安全的还是有害的，以及是否富有营养。这些感应器伴随我们直至今日：它们便是我们舌头上的味蕾。我们能区分六种味觉：苦、酸、咸、脂肪（油腻）、蛋白质（鲜）和甜。我们在吃苦味或酸味的食物前会感到警觉。咸味、油腻或富含蛋白质的食物则畅行无阻。而任何挑起狩猎—采集者甜味味蕾的食物，则会让他们变得愉悦。

经过进化，我们的甜味味蕾直接关联到大脑中的愉悦区域。如果信号足够强烈——即食物足够甜——我们大脑直接接收到的信号就如同我们服用了吗啡或海洛因这类麻醉剂一般（或许剂量不大，但信号是相同的）。甜味信号可以平复并改善我们的情绪。

水果的甜味是植物向动物（以及人类）发出的进食信号。只要水果被吃下，它的种子便能传播到远方。甜味的食物显然含有葡萄糖，正如我们所知，大脑运行耗费许多能量，它们需要持续不断地补充葡萄糖——否则我们很快就会昏迷过去。这解释了在进化过程中，我们痴迷甜食，赋予其优先地位的重要性。

在狩猎—采集者所处的时代，甜食得来不易。它们往往是季节性的，像水果那样，于是我们的祖先追随着对甜食的偏好，不远千里地寻找它们。但在这一时期，狩猎—采集者只有在夏季才能找到大快朵颐的感觉。这种情况直到农业、交通运输和可亲的商人的介入，才得到改观。

在世界上大部分地区，农民靠天吃饭，为人们播种粮食。在北非、中东和欧洲，小麦是主要的粮食作物。在印度和中国，是大米，而在美洲最初则是玉米。然而这些主食中没有一种能为早期人类提供他们进食甜食时所渴求得到的愉悦感。

随后，在1万年前的印度尼西亚，农民首次种植了一种秆部积聚糖分的结实草本植物：甘蔗。人们喜爱咀嚼甘蔗，吸吮甜甜的甘蔗汁。甘蔗田很快遍布亚洲。但甘蔗不像小麦或大米，后者的种子中含有营养成分因而可以储存，采获的甘蔗必须尽快食用，不然就会腐烂变质。这意味着不可能超出本地市场的范围进行甘蔗交易。之后在公元300年的印度，事情发生了转机。农民们发现，如果把甘蔗果肉挤压碾碎，放在太阳底下晒干，就能形成固体的糖结晶。这便意味着糖可以被加工制成适合运输和贸易的商品。糖成了一种重要的烹饪“佐料”和治病良方（或者说，在实际使用中，糖的麻醉效果可以让病人感觉好一点）。

在中东地区，糖的提炼技术取得了进步，成为阿拉伯文化不可或缺的一部分。人们制作出美味的糖果，凡是尝过的人都赞不绝口。欧洲文明要到很久之后才接触到糖。与蔗糖贸易商的首次接触或许是在11和12世纪。法国、罗马帝国和英国的士兵开始把“甜盐”(sweet salt)带回欧洲，引发了皇室和其他富裕阶层的兴趣。西班牙、塞浦路斯和葡萄牙（马德拉）也开始自己生产蔗糖，但由于种植和加工过程中的密集劳动力成本，价格一直居高不下。蔗糖成了一种稀有且昂贵的珍馐。

蔗糖与奴隶

此后，糖的故事变得暗黑起来。15世纪末，早期探险家发现了加勒比群岛，注意到当地气候十分适宜种植甘蔗。没过几年，首个加勒比蔗糖种植园就于1501年建在了古巴。欧洲对蔗糖的需求量惊人，商人从中看到了巨大的商机——但他们亟须人手去劳动密集的种植园和糖厂工作。他们转向了奴隶贸易，最终将1000万非洲人强制转运到加勒比地区和巴西的甘蔗种植园进行劳作。每一笔交易都让这些商人赚得盆满钵满——塞满西非的奴隶船，把奴隶卖给加勒比地区的种植园主，随后满载加勒比蔗糖（以及朗姆酒），将其贩卖到欧洲。贸易三角的最后一环是商人们从欧洲运来枪支和军需品，售给非洲的军阀，交换后者从邻近部落抓回的奴隶。这是一桩极为有利可图的悲惨交易。

过剩的蔗糖

到了18和19世纪，加勒比地区生产的蔗糖供过于求，生活在西方的人很容易就能获取到蔗糖制品。蔗糖对于政府来说也是一笔很赚钱的买卖，它们对“白色黄金”征收了极高的进口税。1磅（约0.45千克）蔗糖价值2先令，相当于现在的50英镑。[1]蔗糖成了当时劳动阶层的寻常调味料，但贵族则将其作为主食。维多利亚时代的贵族过度摄入糖分，导致这一群体牙齿被蛀得特别厉害。一个人牙齿变黑，出现蛀牙，便标志着他拥有足够财力购买蔗糖弄坏自己的牙齿——当时这被认为是值得炫耀的外貌！当然，如果你还太年轻，赶不上蛀牙，当时流行的做法是把牙齿染黑，模仿出这种效果。

> **她将目光从艾灵顿街的窗户中投向公园，我们这位年轻的小姐为下面那些穷人感到惋惜——他们没钱品尝糖带来的快乐，当然也没钱把牙齿染成时尚的黑色。但她大可不必为替他们难过。维多利亚时代的穷人有一个不为人知的秘密，他们恰好在无意中生活在一个营养上的黄金时代。**

维多利亚时代的神奇饮食

在维多利亚时代的英格兰，人们的预期平均寿命是41岁。然而，穷人中的婴儿死亡率高得惊人，拉低了预期平均寿命的统计数字。在英格兰贫苦的劳动阶层地区，婴儿死亡率将近25%；而在贫民窟，这个数字高达50%。由于卫生设施太差，

1　一直到20世纪，蔗糖都以“糖块”的形式运输和贩卖——一大块锥形的结晶糖。糖块十分珍贵，制成便于长时间保存的样子：需要用特制的钳子从糖块上片下蔗糖。

大多数孩子死于传染病，例如痢疾、霍乱或者伤寒。

不过，如果从当时的健康数据中剔除掉婴儿死亡率，那么一个维多利亚时代的穷人只要活过5岁，他的预期寿命就和我们当下相差无几。[1]即便没有现代医学的护佑，维多利亚时代的预期寿命也和我们现在一样。

这些维多利亚时代穷人（撑过了童年）的健康状况要归因于当时独特的饮食。食物没有出现短缺。人们可以用相对便宜的价格从市场上买到新鲜食物，其中包括蔬菜和根茎类植物，例如洋葱、韭菜、胡萝卜、甜菜根、芜菁、耶路撒冷洋蓟和大量豆瓣菜。在夏季，很容易买到樱桃和李子；到了秋季，则有大量醋栗和苹果上市。干果很受孩子们青睐。豆类植物如豆荚和豌豆同样供应充足，炒栗子则是冬日佳品。

作为岛国，英国的渔获充足，还有盐腌或腌渍的鲱鱼、鳗鱼和各种贝类如贻贝。肉类消费没那么多，但人们吃起来也是整头整头的；和我们的穴居祖先一样，维多利亚时代的人深谙骨汤的健康价值，并且十分享受动物内脏的美味：心脏、肾脏、“肺腑”（pluck，肠胃和肺）以及最关键的脑子。他们吃得最多的肉食便是这种类型的廉价内脏——富含必需的微量元素和饱和脂肪，尤其是胆固醇。

维多利亚时代穷人的饮食中，糖分和精制碳水化合物的含量很低，而新鲜的蔬菜、鱼类以及有益健康的骨头和内脏含量则很高。相比于今天，那时的人们更少抽烟，啤酒也经过了稀

1　见参考文献7.8。

释，这意味着酒精消耗更少（后面我们会讨论酒精的作用）。综合上述因素，再加上体力劳动，当时的穷人不需要现代医疗条件的帮助，就能活到我们现在的寿命。然而，这一维多利亚时代中期的健康饮食在一代人之后便终结了。到了1870年，欧洲大陆的甜菜糖涌入市场，削弱了加勒比蔗糖的进口。糖的价格开始暴跌，维多利亚式的黄金饮食一去不复返。

潘多拉食物魔盒

正如我们碰巧撞上了完美而健康的维多利亚式饮食一样，食物环境的另一个重大变化也不期而至。在工业革命时期，农场经过机械化之后变得更加多产，交通运输更加便捷高效，食物变成了一门生意。有史以来第一次，人们不仅能够买到本地出产的新鲜食物，还能买到遥远地方的食物，有时是别的国家甚至别的大陆的食物。经过长途运输之后，这些食物必须保证仍旧可以食用。在理想条件下，生产的食物要能长期保存。这便意味着要对食物进行加工改造，提取出令其变质的部分（对大多数食物而言是“好脂肪”欧米伽-3——后文会详细讨论），替换成具有防腐作用的物质（食品包装上以E打头的各种食品添加剂）和其他增强食物口感的成分（主要是糖、盐和脂肪的组合）。

杂交与基因工程

工业化进程中的一个关键因素是主食的供应和成本。举例来说，自从农业在埃及发端至今，小麦已经今非昔比。过去在自然界中生长的小麦逐渐发生变化，首先遇到了杂交技术(两个不同品种的小麦可以结合到一起，长出更高更好的作物)，随后在更晚近时则是基因工程。如果你现在四十多岁，或许会记得年轻时去乡间，走在成熟的小麦田里，四周的麦子足有4英尺(约1.2米)那么高。事实上，如果那时你还是个孩子，或许都看不到它们的顶。但过去30年发生了天翻地覆的变化。现在世界各地麦田里的小麦都是一种经基因工程改造过的品种，在长势强劲的同时不会长得过高，麦芽也长得非常大。这个品种被称为“矮秆小麦”(dwarf wheat)。如果你现在再次走进成熟的麦田里——在英格兰、美洲、亚洲和其他大部分地区——你会看到周围的小麦只有2英尺(约0.6米)高。不久前迎风摇曳的麦田不见了，或许再也不会重现——年轻一代人也肯定无缘得见了。这件事为何很重要?

首先是因为对农民而言矮秆小麦能带来更高的产量：它保证了每英亩(约4050平方米)产出更多小麦，但代价是谷物的质量及其营养价值。小麦变身的故事并不止于杂交技术制造出单单一种遍及全球的强壮品种。小麦的加工技术与昔日风景如画的河边磨坊相比，也已大相径庭。磨坊依靠水力来分解碾碎小麦。这种方式加工过的小麦更易储存、运输和烹制。现如今，旧式面粉作坊已经被高科技加工厂所取代，小麦的精华部分，即其外壳被剥离，留下内里带甜味的小麦胚芽。现在，矮秆小麦加工制作成的面粉出现在许多食物中，从面包（白面包或全麦面包，区别并不大）到饼干和面食。由于经过高度加工，我们食用这类食物30分钟过后，它们就会转化成纯糖进入我们的血液（我们将在第十一章看到由此引起的新陈代谢反应）。这部分解释了为何我的很多病人（一生都在与自己的体重作斗争）会给自己贴上“面包佬”（breadies）的标签。他们沉迷于身体对这种高度加工食品所做出的反应，就像有些人沉迷于糖，还有些人沉迷于麻醉药物——大脑的信号通路是一样的。

小结

在本章中，我们了解到细胞处理能量的方式，以及我们如何依赖于ATP微型电池，其运作遵循着40亿年前细胞生命初始时的古老生物法则。直至35亿年后，进化开始加速，我们的单细胞祖先接收并照料起了这些强势的细菌房客（线粒体），利用氧气为我们的微型ATP电池进行充电。包括我们人类在内的一切动物都在使用这种类型的能量。这些古老的能量法则深嵌入人类的进化历史。它们依照动物的体型，确保其能量预算充足。

因此，如果不牺牲另一个器官，在有限的能量预算中，人类就无法发展出巨大的、消耗能量的大脑。我们了解到，在现代智人之前，我们的直立人近亲已经征服了火。更重要的是，他们已经开始利用火来分解食物中的能量，使其便于消化——或用我们现在的话说，这就是烹饪。将食物的消化过程拓展到食用它们之前，为我们剩下了能量，也令我们冗长的消化系统显得多余。随着时间的推移，人类进化出了更短的肠胃，省下来的能量也让我们最终能够发展出更大的大脑。

本章还解释了为何我们人类对食物充满好奇，为何我们喜欢准备食物、烹制食物、尝试新的食物，为何食物令我们着迷。食物定义了我们。

几千年过去了，控制食物的进化本能让我们发展出了农业，随后便是在市场上买卖食物。最近，我们发现了加工食物的秘诀，使其能在越洋贸易中长期保存，成为名副其实的商品。糖和小麦成为我们的主食。

但随后，我们与食物的关系进入了最终章。人类本性中对食物的痴迷意味着仅仅控制其产量还不够。我们想要理解食物。在第八章里，我们将会看到由此带来的不幸后果。

一大清早，只要在碗里倒上Frosties牌玉米片（将近一半都是糖），我们便知道食物天堂已然降临。最终，我们建构出了一个世界，在其中，我们钟爱的糖找准了路，完全进入了人类独特的食物链。我们吃下这些谷物，感到心旷神怡，这便是人类进化的顶峰。从准备食物和烹制食物中节省下来的能量，帮助我们进化成了人类。现在我们已经跨出了命中注定的一步，通过食品的加工处理来让自己飘飘欲仙。我们就是厨艺大师。厨艺大师已然胜出。

然而，当我们打开晨报，小口抿着早茶时，一则报道跃入眼帘。标题紧挨着迪士尼乐园的广告："科学家发现了一种新的超级食物"。我们满怀期待地读了下去。

第八章

问题的核心

不良的营养科学如何导致不良的饮食习惯

“如果我们知道自己在干什么，就不会把它叫作研究，不是吗？”

阿尔伯特·爱因斯坦

热浪难当，人潮涌动。我们沿着优美的街道蹒跚漫步，去往下一个目的地。我们身边簇拥着带娃的家庭，吵吵嚷嚷，挤挤挨挨。猛然听到手推车的碰撞，我们赶紧闪到一边。我曾尝试去电动代步车商店，想优化一下我们的出行方式，但失败了，我被告知不够资格：我不够“大只”。我眼巴巴地看着别人把车开走。我们只能继续煎熬。

此地是一个封闭社区，一切都由公司掌控。保安人员指挥着我们安全过街，保洁人员保持着街道的整洁（除了熙攘的人流之外），商店店主的脸上则挂着怡人的微笑。人们从四面八方赶来，沉溺在这个乌托邦里。这里没有犯罪，没有广告，没有政治。这是一个梦幻的世界，你可以和自己的孩子待上好几天。

娱乐设施旨在让你感受到惊悚。这种娱乐方式听上去怪怪的，但随之而来涌向大脑的肾上腺素和内啡肽（类似麻醉剂）深深吸引着我们所有人。这是一种安全的危险。当惊惧带来的快感退去，还有另一种方式可以令人兴奋。而这正是孩子们驻足不前的原因。这里只提供汉堡包、薯条和甜味汽水。街上其余的商店都是糖果店——满是美妙的食物毒品：糖果。

我们找到一条长椅，坐在上面休息。我需要为即将到来的刺激提前放松一下；尴尬的是我的大女儿一点儿也不觉得害怕。我打开装着自选糖果的大袋子，当糖击中我的大脑时，平静的感觉遍布全身。我的孩子们想要搬过来，永远住在这里。

我看着从我们身边经过的一家又一家人。我留意到这里的大多数人都很胖。偶尔才能看到体态匀称健康的一家子。一位母亲身负好几个袋子，外加她的腹部脂肪；而那个父亲看上去像头熊，推着婴儿车保持自身平衡。两个生龙活虎的大胖小子在一边蹦跳嬉闹；一旁的祖母像个发福的帝王，端坐在珍贵的电动代步车上。大多数家庭都签了一份全天候自助餐协议，解决了一天的吃饭问题。他们手里握着巨大的饮料杯，里面是可口可乐或其他软饮。补给点随时待命，因此他们只要啜着吸管，就能一整天持续不断地处在糖分带来的快感中。

可能这就是人类正在走向的那个世界？我的幻想被一个高大而令人不安的身影打断了，他带着压迫感向我们走来。随着他逐渐靠近，我认出了他身上令人熟悉的特征——高飞（Goofy）来了。是时候站起身来，向奇幻城堡进发了。"失控列车"开始排队了。

我们是否正在自身周边缓慢地构建一个主题公园般的世界？一个很难接触到天然新鲜食物的世界？一个建立在对糖和快餐的享乐之上，却任由焦虑和压抑悄悄潜入，最终让许多人饱受肥胖之苦的世界？

前几章的历史课程让我们了解到，作为人类的我们，若不是从自身与食物和烹饪的关系中受益，便不可能进化成现在这般的智慧生物。烹制食物和准备食物让我们的新陈代谢有多余的空间，能够缩减肠胃的尺寸，用来扩展大脑的能力。或许自然而然，我们将会继续发展与食物的关系，发现更多享受食物的方式。一旦我们打开潘多拉的糖果盒，发现了其中的乐趣，为全人类进行大批量制造，难道不就只是个时间问题吗？

让我们来看一些数据。如果我们估算一下自19世纪20年代（健康饮食的黄金时代）至今每个人的糖消费量，在接下来的100年中，呈现出了一个缓慢而不可阻挡的上升趋势。在1820年，消费量仅为每人每年5磅（约2.27千克）；到了1920年，上升到了每年80磅（36.29千克）。

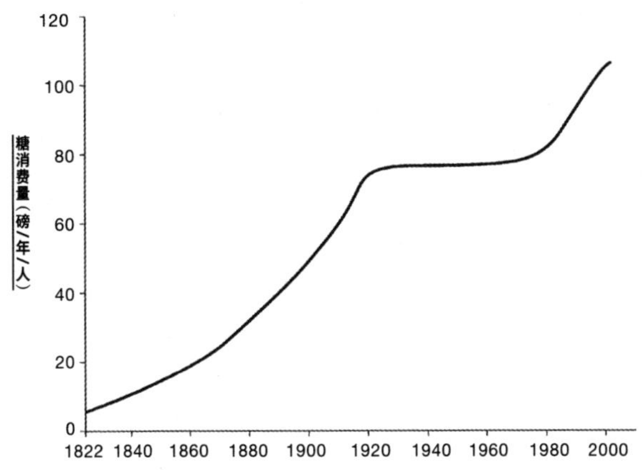

图8.1 美国农业部（USDA）的图表显示了从1822年到2000年糖消费量的上升。糖消费量在20世纪80年代之前稳定了一段时间

资料来源：美国商务和劳工部，美国农业部经济研究服务局

这一数据恰好与甜菜作为甘蔗的替代品出现，使得糖得到广泛传播的进程相吻合。在这一时期，糖变得更便宜，促使食品制造商把它添加到各类产品中。然而自1920年开始，糖的消费量趋于稳定。直到20世纪50年代为止，大萧条和第二次世界大战对糖的供需产生了巨大影响，但此后的30年里，糖的消费量仍旧保持稳定。这就仿佛我们达到了一个自然饱和点，或者说消费峰值。

此后发生的事出乎人们意料。到了20世纪80年代，在糖的年消费量几乎30年没有变化之后，突然之间，人们开始吃越来越多的糖。糖的价格上涨，在这段时期内平均翻了一番，但这并没有阻挡我们对糖的消费量的无情增长：从1980年的每人每年80磅升至2005年的100磅（约45.36千克）。为什么我们突然之间又一次改变了饮食习惯？

脂肪科学家

杰出医生和科学家齐聚一堂，齐声为这位著名的主题发言人鼓掌。他就自己的研究发表了大师水准的演讲。他赢得了与学术劲敌的论战，用无可辩驳的事实证据痛击了对手，暴露出对方的逻辑缺陷。众人的赞誉令他感到心醉神迷。他一生的辛勤工作得到了回报。研究资金将会滚滚而来，他作为这一领域顶尖科学家的声誉也将持续数年。名声固然重要，但他现在已经取得了两大真正的奖赏——权力与影响力。

赢得这场论战实属不易。他的点滴付出理应受到称赞。在研究方面他恪守诚信——造假是不道德的，也会令他名誉扫地。从技术上讲，他呈现了事实。但他自己也很清楚，这并非全部的事实。那些与他的理论不符的事实，被随意地忽略掉了。

他没有想过自己的研究会伤害到别人。但不幸的是，这次真的有人受到了伤害。有时候，一些得到“证实”的看似充满善意的研究想法会带来意料之外的后果，尤其当这些想法最终被证否时。在安塞尔·基斯博士（Dr Ancel Keys）的案例中，这一后果导致数百万人身体欠佳、深陷病痛、提前死亡。

在20世纪50年代的美国，心脏病的发病率急剧上升。有越来越多的人，尤其是男性，死于心肌梗死，或因心绞痛而致残。随着1955年艾森豪威尔总统突发心脏病，新出现的公共卫生问题被摆到了政府议事日程的首要位置。科学家开始认为在心脏病和饮食之间，或许存在着某种关联。饮食中的两个重要嫌疑犯便是脂肪和糖。

约翰·尤金博士（Dr John Yudkin）是一位英国营养学家，他相信糖是罪魁祸首。自1957年以来，他在论文和研究报告中指出糖不仅是心血管疾病，同样也是蛀牙、肥胖和糖尿病的主要原因。尤金出版了一本讨伐糖的书，名为“甜蜜的，致命的”（*Pure, White and Deadly*）。他在书中写道：“如果糖带来的已知影响中，只有很小一部分可以归咎于作为食品添加剂使用的其他物质，那么糖这种食材就该立即停止使用。”

尤金的研究受到广泛关注，他的论证看起来极具说服力，足以颠覆公众对糖的认识。然而，制糖业已经注意到了宣传报道的负面转向，决定采取先发制人的手段。1967年，他们向三位著名的哈佛大学科学家捐赠了大笔资金，进行为糖洗脱罪名的研究，并将引发心脏病的责任坚定不移地转嫁给脂肪。这几位科学家享有极高的声誉，他们的联名论文发表在《新英格兰医学杂志》（*The New England Journal of Medicine*）上，这在当时是最权威的美国医学期刊。这笔花在糖上的钱获得了很好的回报：在一本备受推崇的期刊上发表这样一篇评论，医学界不可能视而不见，科学家的观点和意见也扩散到了主流思想中，人们认为脂肪，尤其是胆固醇，对心脏造成了危害。

直到2017年，这笔糖业捐款一直都是个秘密，因为当时科学家无须透露其资金来源，利益冲突也很常见。大多数科学家已经不再站在我们这边，但他们的工作成果构成了第一块证据拼图，后来被称为“饮食—心脏假说”。这一理论认为，饱和脂肪引发了心脏病。还需要勉强凑出几块拼图，才能赢得这场争论的胜利，而往后几代人的营养状况都将因此改变。

安塞尔·基斯是一位美国流行病学家，他在营养学方面有深厚的专业背景，做过一些高质量的研究（包括我们在第1章里提到过的明尼苏达饥饿实验）。在英格兰休学术假时，基斯令自己相信炸鱼薯条或周日烤肉大餐这类高脂肪饮食是造成英国心脏病居高不下的原因。他认为，饱和脂肪或动物脂肪中的胆固醇导致动脉粥样硬化（心血管增生及窄化），从而引发心脏病。他是制糖业正在寻找的能为其背书的又一位受人尊敬的科学家，而他也没有让资助者失望。他对约翰·尤金理论发起的第一轮进攻，是突出强调将摄糖量与吸烟关联到一起的研究。该项研究提出，你抽烟越多，就会喝越多含糖的热饮。鉴于烟和糖之间存在这种相关性，尤金的理论还能成立吗？安塞尔·基斯不加掩饰地批评对手的理论，并抓住任何可能的时机，在科学媒体和科学会议上羞辱尤金，贬低他的研究。

作为研究的一部分，基斯发表了“七国研究”（Seven Countries study）。这项研究考察了7个国家中，心脏病与饮食中脂肪摄入量的关系。当他将两者的关系制成图表后，两个因素之间的关联显而易见。这项研究似乎毫无争议地证实了高脂肪饮食导致心脏病。脂肪摄入量最少的两个国家分别是意大利和日本，而它们同样是心脏病发病率最低的国家。英国（英格兰和威尔士）和美国的脂肪摄入量最高，心脏病发病率也最高。表上现实的研究结果令人信服；人群脂肪摄入量与其心脏病发病率之间的这种高度关联，意味着两者间必然直接相关。

然而，基斯论文中没有交代清楚的是，起初他研究了总共22个国家的饮食习惯与心脏病发病率，而不仅仅是7个。安塞尔·基斯的研究论文只考察了他认为能够证明自己理论的那些国家；例如，他并没有考察两个欧洲国家，这两个国家的人吃了很多饱和脂肪，但似乎并没有受到心脏病高发率的困扰——法国和德国。即便它们是欧洲最大的两个国家，研究结果并没有涵盖它们。荷兰人和意大利人吃了同样多的脂肪，但心脏病发病率是后者的2倍。瑞典人吃的脂肪比澳大利亚人多，但澳大利亚人的心脏病发病率是前者的2倍。所有不符合基斯论点（即饮食中的脂肪引发了心脏病）的国家都被排除在外了。

如果此项研究名为“二十二国研究”，那么它的结论将会是，心脏病和饱和脂肪之间实际上没有显著的相关性。

不牢靠的论据

多年以来，科学界普遍存在着疏漏导致的研究偏见。尽管最终这一情况得到了改善，但不幸的是，这造成医学中的许多观点都建立在不牢靠的带有偏见的论据之上。如果把这与制药产业和食品产品对科学家的影响放到一起来看，那么这些研究就不只是糟糕，而是接受大企业资助的研究并不总是惠及那些原本应该从中受益的人。

让我来举一个例子。假设我想提高某种产品的销量，比方说是某种药物或某种食物。为了推销产品，我努力想要告诉人们它对健康有益。让我们假设我卖的是牛奶，我想要在科学上无可辩驳地证明，如果你5年里每天都喝牛奶，你将能够跑得更快。首先，我委托接受资助的科学家开展一项研究，让他招募20个年轻人。他将他们随机分成2组，每组10人。他要先测试这些人的百米奔跑速度。随后，这位科学家告诉其中一组人，让他们保持正常的生活习惯，5年后再回来（这是对照组）。他关照另一组人，让他们每天喝1品脱（约0.57升）牛奶。5年以后，科学家把两组人召回跑道，对每组的平均百米速度进行计时。然而在他进行分析之后，得到了意料之外的结果。我的理论没有得到证实！喝牛奶的那组人并没有获得速度上的提升。他们并没有跑得更快。

科学期刊不会有兴趣刊登这项实验研究，因为它没有提出任何有趣的观点。那么我要如何才能证实我的理论呢？是的，就是狡猾地连做10次实验，而不是只做一次就罢手——10组人，每组20个志愿者，资助10个不同的科学家。当我们分析实验结果时，我们发现在其中的两次实验中，喝了牛奶的志愿者百米跑的速度有所变化。不幸的是，其中一次实验显示，喝了牛奶会让你跑得更慢——但另一次实验得出了我想要的结论。在这一组中，喝了牛奶的受试者在5年后跑得快了很多。我没有发表每一次实验的法律义务，尤其是那些没有得出任何结论的。然而，我现在有了一项结论十分有趣的实验，所以我让科学家把它发表在科学期刊上。另外9次实验我就弃之不顾了。等发表日期临近，我把消息透露给交好的记者，告诉他们有一篇关于营养和健康的文章，他们或许会有兴趣刊登。第二天的报纸头条将会是："喝牛奶让你跑得更快！"

这个假想的例子是为了说明，只要你做了足够多的实验，那么机缘凑巧，你总会撞到一次符合你预期结果的实验。在这个例子中，我所效力的乳品工业会十分满意，因为未来很多年里，人们将会饮用大量的牛奶。关键的窍门是什么？由于这是一项耗时5年的研究，所以在财源滚滚的整整5年时间里，没有其他实验室能够将它证否。

在过去，科学家无须透露他们为谁工作，或是谁资助了他们的实验。各个产业，无论是食品公司还是制药公司，都能控制科学研究的方向，并且通过完美无缺的法律策略，对实验结果进行遗漏或是选择性分析，以使最后的结果有利于自己。

一旦研究的方向确定下来，在更多企业资金的引导下，科学家就会跟进——通常是走上完全错误的轨道。一次又一次漏洞百出的研究可能会加深我们对许多医学领域的理解。而产业力量越是强大，它能提供的资金越多，其对科研方向和"科

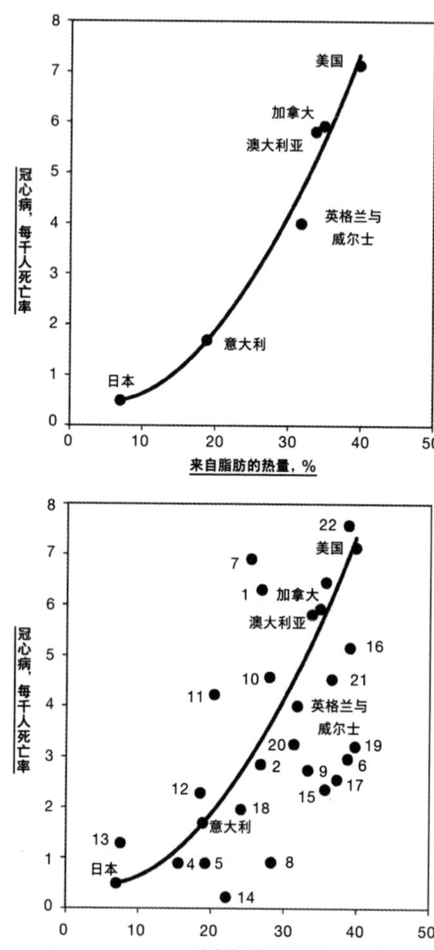

图8.2 七国研究与另外十五国的数据对比：图8.2A显示了七个国家中脂肪消费总量占热量消费总量的百分比，与冠心病死亡率之间的相关性；图8.2B显示了同样的数据，但数据来自二十二个国家。

资料来源： J. Yerushalmy and H. Hilleboe (1957). Fat in the diet and mortality from heart disease; a methodologic note. *N Y State Med*, 57 (14), July, 2346.

学事实”的影响力也就越大。

营养学研究对偏见和疏漏极其敏感，除非其本身成为对照实验的一部分，可以对受试者进行持续观察。大多数营养学研究本质上都是有关流行病学的，这意味着它试图找到人们的生活方式与疾病之间的关联。不幸的是，这种关联并不总是能被转化为真正的原因。通常还有其他一些尚未被研究的因素。例如，在安塞尔·基斯的七国研究中，一国人口的脂肪摄入量与心脏病之间似乎存在关联。然而，他并没有提及如下事实，即在脂肪摄入量和心脏病发病率都最低的日本和意大利，糖的消费量也是最低的；而在脂肪摄入量和心脏病发病率都最高的英国（英格兰和威尔士）和美国，糖的消费量也很高。在基斯的研究发表数年之后，一项独立的分析研究的确发现：在心脏病和某种食物之间存在强烈的相关性。你猜对了，就是糖。

营养的流行病学研究构成了健康饮食建议的基础，但研究本身却存在许多缺陷。饮食习惯是通过众所周知的不精确的回顾式问卷（recall questionnaire）来估测的，而疾病报告通常是基于症状而非实际诊断。如果你带着选择性对这些“不严谨的数据”进行统计分析，同时剔除掉那些你不喜欢的结果，那么几乎任何事情都可能成为事实。而“事实”将由最大的企业赞助商所决定。

饮食—心脏之争

德国病理学家鲁道夫·菲尔绍（Rudolf Virchow）在19世纪首次描绘了血管壁中的脂肪沉积，并将其与心脏病联系到一起。大约每500人中就有1人患有导致血液中胆固醇水平过高的遗传性疾病（称为家族性高胆固醇血症）。血液中的高胆固醇含量最终会导致眼睑和肌腱皮肤下的亮黄色脂肪沉积（称为黄瘤）。医生们在20世纪30年代首次认识到，拥有这些症状的人通常会因心脏病而早逝（在当时这是一种十分罕见的疾病）。当能够对血液中的胆固醇进行检测时——1934年——人们在高胆固醇和心脏病之间首次建立了明确的关联，但这仅出现在极端罕见的遗传疾病患者身上。另一项知名的研究是给兔子（通常吃莴苣叶）喂食高脂肪食物，并观察到它们的血管出现动脉粥样硬化（心脏问题的前兆）。另外一些研究表明，一些人血液中的胆固醇水平可以通过改变饮食来调整。有些人转向低脂饮食后，降低了血液中的胆固醇水平。

以上就是20世纪60年代出现的饮食—心脏假说争论的历史背景。据说正是因为高胆固醇引发心脏病（在罕见的遗传疾病中），而一些人可以通过低脂饮食降低胆固醇，由此推断，低脂饮食可以降低人群罹患心脏病的风险。在安塞尔·基斯发表了七国研究，表明饮食中的胆固醇与心脏病之间似乎存在紧密关联之后，这一推断似乎得到了证实。

遗憾的是，对这一假说的支持者而言，事情可没这么简单。他们认定高饱和脂肪的摄入是导致20世纪50年代心脏病发病率上升的罪魁祸首，尽管红肉的消费在当时实际已经有所减少。除此之外，他们认为心脏病是由心脏血管壁缓慢增生引起的，而这也与第二次世界大战期间心脏病发病率骤降的事实不符（当时包括糖在内的食物都要实行定量配给）。如果心脏病是长期行为导致的，那它怎么会变化得如此迅速？最后，流行病学家将吸烟（20世纪60年代正处于战后高峰期）与心脏病挂钩的最初尝试，也以失败告终。

后来的研究表明，胆固醇在血液中有许多不同的表现形式，取决于其携带方式（由于胆固醇不可溶，它需要脂蛋白作为载体在血液中输送）。其中一种载体，即高密度脂蛋白（high-density lipoprotein，HDL）胆固醇，对人体健康十分有益，能够预防心脏病的发生。而另一种载体，即低密度脂蛋白（LDL）胆固醇，被认为对健康有害。然而近期研究发现，低密度脂蛋白由两种亚型构成：A型低密度脂蛋白，体积小密度大；B型低密度脂蛋白，体积大密度小。后者与动脉粥样硬化无关，因为它的体积过大，无法进入血管内部引发炎症。饮食中的饱和脂肪的确提高了低密度脂蛋白胆固醇，但提高的是对身体无害的B型。体积小密度大的A型低密度脂蛋白胆固醇是引发动脉粥样硬化和心脏病的原因。最新的研究表明，A型低密度脂蛋白胆固醇升高，并不是由脂肪或胆固醇，而是由碳水化合物和糖引起的，这与约翰·尤金博士在20世纪50年代提出的说法正相符，但他随后遭到了糖类科学家的质疑。

（更多有关胆固醇之争及其对我们饮食习惯所造成的影响的信息，参见附录1：胆固醇。）

营养主义的新科学

20世纪50年代的胆固醇之争仍在我们当下的生活方式中产生回响。正如传染病研究人员传统上通过对环境的流行病学研究来理解和治疗传染病一样，如今的营养学家同样把人群的食物供应视为潜在的致病原因。这是思考食物与疾病关系的新角度：鉴别哪一种单独的食物成分导致了某种疾病。

这一次，出现了许多利益相关方：政客和他们的说客，食品制造商（付钱给说客）和他们的利润，科学家和他们的研究资金（由食品企业资助），最后是困惑的消费者（食品公司的利润来源）。现如今，可供选择的食物从简单的传统季节性食物转变为令人眼花缭乱的各种罐头食品、加工食品和进口食品，大街上的男男女女不得不判断哪些才是最好的。如我们所知，这一轮“脂肪与糖”之争的结果对我们现在吃到的食物类型产生了深远的影响——并对我们的健康和体型产生了负面作用。

饮食—心脏假说成为官方政策

尽管安塞尔·基斯的研究、《新英格兰医学杂志》上的论文以及其他一些流行病学研究显示，饱和脂肪与心脏病之间存在关联，但科学界仍有人担心现有证据不足以令饮食—心脏假说成为一项公共政策。很多英国本土的科学家并没有就证据的不可辩驳达成一致意见。他们检视了从更牢靠的所谓对照实验中获取的证据。这些实验比较了经多年观察所得的两组受试者的心脏病数据。一组受试者接受低饱和脂肪的规定性饮食，而另一组受试者继续保持他们平日里的饮食。很多这样的实验参与者达到数千人，时间上跨越很多年。实验的规模意味着它们相当精确，不易出现差错或偏见。实验结果表明，采取了低脂饮食的人群，心脏病发病率并没有降低。众多实验取得的唯一一致的结果似乎是，在接受低脂饮食的受试者中，出现了癌变的发展趋势。英国著名医学期刊《柳叶刀》(*The Lancet*)针对当时的饮食—心脏之争发表了评论文章，宣称“治疗手段不应比疾病本身更糟糕”，并提醒医生和科学家要谨守希波克拉底誓言——“首先，不造成伤害”。

到了20世纪60年代末，美国参议院成立了一个特别委员会，负责出台营养方面的指导意见。委员会主席是参议员乔治·麦戈文(George McGovern)。委员会最初的提案就营养不良及其预防措施向政府提出了建议，但到了20世纪70年代，它转而关注起了饮食对疾病，尤其是心脏病，所产生的作用。1977年，经过当时顶尖科学家(包括安塞尔·基斯和约翰·尤金在内)的多轮辩论，委员会发布了首个全国性的营养指导意见。尽管并未得到验证，但《美国膳食目标》(*Dietary Goals for the United States*)是对饮食—心脏假说的坐实；同时，尽管很多科学家对实验证据持怀疑态度，但这份文件还是成了政府和国家政策。该文件以“麦戈文报告”之名为人所知，其中建议减少对脂肪，尤其是包含胆固醇的饱和脂肪的摄入。

这份报告成为公共卫生的关键节点。美国历史上第一次，政府对人们应该吃什么提出了建议。美国的膳食目标是：将碳水化合物的消费量提高到能量摄入的55%~60%；将脂肪的消费量从能量摄入的40%降低到30%；将饱和脂肪消费量降低到10%，胆固醇消费量降低到300毫克/天；同时降低糖和盐的消费量。

这对心脏病起到了什么作用？好吧，从1980年到2000年，心脏病发病率从每10万人中约250人降低到了每10万人中约160人。发病率至今仍在下降。低胆固醇饮食的支持者（例如大部分没有仔细分析过相关研究的人）会将发病率降低视为麦戈文报告确实有效的证据，因而将其视为一项有利的公共卫生措施。但正如安塞尔·基斯最初的流行病学研究所示，还有其他一些因素可能会引发心脏病。人们忽视了一个事实，即在麦戈文报告发表之前，心脏病发病率已经开始下降了。1960年，10万人中报告了400例；到1970年，降低到了300例。

在1964年，发生了一起影响深远的公共卫生事件。另一份由美国卫生部部长发表的报告警告人们，要注意吸烟给健康带来的真正危害。让我们来看看吸烟率与心脏病发病率之间的数据比较。

很有可能吸烟的统计数据还解释了为何甚至在《膳食目标》发表之前，我们的饮食变化就已经与心脏健康的改善相一致。

表8.1 吸烟对心脏病发病率造成的影响

年份	吸烟率 支/年	心脏病发病率 例/10万人
1960	4400	400
1964	卫生部部长发表吸烟报告	
1970	4000	300
1977	麦戈文报告—膳食目标	
1980	3000	250
2000	2000	160

资料来源： 吸烟率：CDC (2012). *National Health and Nutrition Examination Survey*, 2011—2012.CDC/NCHS. 心脏病发病率：C. S. Fox et al. (2004). Temporal trends in coronary heart disease mortality and sudden cardiac death from 1950 to 1999: the Framingham Heart Study. *Circulation*, 110(5), August, 522—7.

然而，为什么那么多的研究都只关注胆固醇？为什么饮食—心脏假说依然重要，值得那么多科学家为其辩护？这一领域近期的研究资助并非来自制糖业，而是来自制药企业。目前，世界上利润最大的药物是他汀类药物。这类药通过降低胆固醇水平来减少心脏病风险，仅2010年就在全球范围内进账350亿美元。毫无疑问，胆固醇仍旧是出于利润考量而设定的研究方向。如果饮食—心脏假说遭到证否，制药企业将损失一大笔钱。于是他们便雇用了许多世界顶尖的科学家和实验室——试图巩固这一摇摇欲坠的理论大厦。

低胆固醇建议提出后的食物变化

政府意见促使食品企业采取了行动。他们意识到麦戈文报告发表之后，人们的食物选择会发生变化，便即刻开始调整自己的产品。实际上，膳食指南给了食品企业一个契机，可以据此把产品包装成“官方指定健康食品”上市销售。只有一个小问题，即脂肪（尤其是饱和脂肪）在大部分加工食品的配料表里占了很大比重。而一旦降低食物中的脂肪含量，就会在口味上大打折扣——吃起来基本上味同嚼蜡。但他们立刻想到了解决方案：用糖来代替脂肪。是的，就是洗脱了心脏病致病嫌疑的能量食物！

新开发的“健康”加工食品开始占据货架，满足刚刚被科学家和专栏记者“教育”过的那些眼光挑剔的消费者。“低胆固醇”和“低脂”的标签挤在最显眼的位置。这些食品尝起来味道也不错，虽然甜得令人生疑。一切似乎都符合公共卫生的营养要求，而科学家和政客似乎也为了改变人们的饮食习惯，鼓起勇气做出了英明的决策。

1980年，随着加工食品配料成分的改变影响了人们的消费习惯，稳定了30年的糖消费量又一次开始上升。此后的25年里，人们消费掉越来越多的糖：从每人每年80磅增加到100磅。麦戈文报告起到了效果。

食品企业不仅必须降低产品中的总脂肪含量（从总热量的40%降低到30%），同时还必须降低富含胆固醇的饱和脂肪比例。麦戈文报告建议使用他们定义的健康的多元不饱和油脂替代不健康的饱和脂肪。幸好，富含多元不饱和物的植物油既便宜又容易获取。加拿大在油菜籽基因工程方面取得了进展，这意味着芥花籽油（Canola oil，而Can-ola是Canada-oil的缩写）成为豆油之外的一种新的主要成分。

大多数营养学家在解释多元不饱和植物油对健康的益处时，

都会两眼放光:饱和脂肪（饮食—心脏假说的基础条件）含量低,“好脂肪”含量高。我们现在要消费大量的植物油，而仅仅在100年前，它们不过是作为灯油或者制作蜡烛的原材料。由于麦戈文报告，这种新的食物进入了我们的饮食，但它到底是什么?

如果你以为植物油只是压榨植物种子（菜籽、大豆、葵花籽）制成的，那就再想想吧。橄榄油（一种天然且健康的单不饱和脂肪）是靠压榨获取的，这种简单的提取技术可以追溯到古希腊文明时代。植物油的制作过程更加“工业化”一点。要完全搞明白，你或许要取得化学学位，或是具备石油工程的专业背景。

植物种子被放到蒸汽容器中加热到180℃，并经过压榨以便分离油脂。随后将油液放到另一个容器中，这次不需要蒸汽或水，而是利用化学性的乙烷（令某些瘾君子沉迷的一种溶剂胶）再次进行蒸馏，以萃取更多油液。然后将压榨过的种子浆放入离心机，从剩余的种子残渣中旋出油液，并添加磷酸盐。植物原油就此已经分离完毕，但因为闻起来带有酸腐味，仍需对其进一步加工。为了得到清澈无味的油液，要对原油进行漂白和除臭处理。顾名思义，漂白需使用漂白剂从油液中去除杂质（如氯仿）。除臭则要在高压环境中用灼烫的蒸汽（500℃）清除油液的异味。

生产健康的植物油的过程，反映出了任何类型的原油生产过程。如同人们在糖的生产制造过程中取得了创新一样，人类创造力让我们能够制造出一种新的食物：表面上纯净健康的脂肪，可以添加到食品中，也可以用于烹饪；一种便于储存、运输并在全世界交易的食物；同时也是一种从之前不可食用甚至有毒的植物种子中提取的食物。人类又一次做到了；“进步”在延续。

这真的是一种食物吗——还是一种人造的化学品，不会带来明显的健康后果，适用于消费？植物油很像灯油，如果烧烤时加得多了点，会吓你一跳。难道我们已经进化到了这个高度，我们消费的脂肪和我们发动汽车的物质可以被归为一类？

认为这类新型油脂果真是一种健康的选择，是一种一厢情愿的想法。然而植物油的消费量还是得益于每一代人对胆固醇的恐慌（见图8.3），在20世纪70年代后一路飙升。事实上，植物油的广泛流行抵消了动物脂肪消费量的减少，并导致2000年之后人们脂肪摄入总量的上升，而这恰恰与指导建议的初衷相违背。

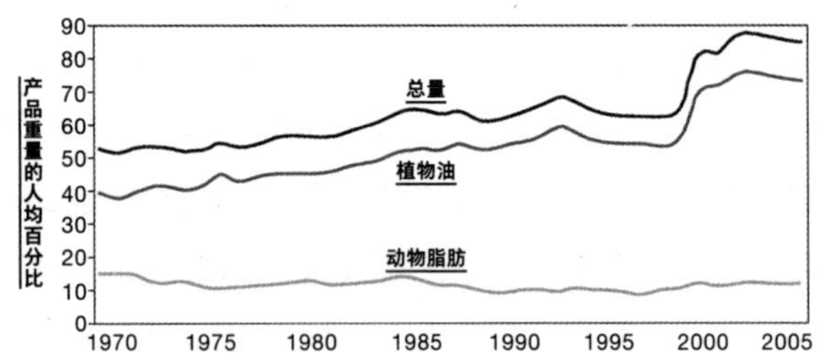

图8.3 1970年至2005年，脂肪添加量和植物油添加量上升了63%

备注：2000年，向美国人口普查局报告植物油产量的公司数量急剧增加。

资料来源：USDA, Economic Research Service, Food Availability(per capita) Data System.

煎锅外面

据说植物油富含有益健康的欧米伽-3脂肪酸（我们将在第9章详细解说脂肪酸）。然而在食品企业看来，欧米伽-3的问题在于，它会令食物腐坏变味（这实际上标志着它是食物而非人造食品替代物）。这意味着植物油必须经过氢化处理，以确保不含有过多欧米伽-3令其缩短保质期。

氢化处理会让一些欧米伽-3从正面角色变成非常危险的大反派，称为反式脂肪。反式脂肪会引发心脏病。事实上，反式脂肪是危害很大的毒性物质，一旦进入身体，将会增加体内的有害胆固醇物质——低密度脂蛋白（LDL）胆固醇，这种体积小密度大的分子会钻进动脉，引发炎症和动脉粥样硬化。除此之外，反式脂肪会降低血液中有益的高密度脂蛋白（HDL）胆固醇含量，进一步加剧患病风险（更多信息参见有关胆固醇的附录1）。

因此，我们在寻求降低心脏病风险的过程中绕了一个大弯。通过减少动物脂肪的使用，增加植物油的使用，我们无意间提高了反式脂肪的摄入量和心脏病的风险。这一变化给人群中的心脏病发病率带来了流行病学方面的负面影响，但由于吸烟率的降低，以及血压病治疗手段的改进，其影响在许多年里一直被掩盖。

最终，反式脂肪的危害性被揭露出来，引起了一场重大的公共卫生恐慌。政府现在鼓励食品制造商减少或消除配料中的植物油含量。然而，鉴于植物油的性质——即除非经过氢化处理，否则它们会变味——反式脂肪将常伴左右。即便只是在平底锅或烤箱中把植物油加热到过高的温度，也会产生这些多余的有毒物质。麦戈文报告发表后，传统上用于烘焙的主要脂肪（饱和脂肪含量高的）猪油和黄油，被一种称为“起酥油”的固体植物油所取代。在室温下，植物油是液态的，只有一种方法能令其固化：你猜得没错，进一步的氢化处理，这意味着各种类型的加工食品中将含有更多的反式脂肪——蛋糕、饼干、脆饼、甜甜圈、馅饼和人造黄油。

那么，多少反式脂肪才算是过量呢？美国食品药品监督管理局（US Food and Drug Administration，FDA）新发布的指导意见宣称，反式脂肪摄入量不应超过总热量（20卡路里或2克/天）的1%。差不多就是一块蛋糕、饼干或脆饼的含量。

嘿，这块肥皂看起来像猪油！

宝洁公司（Procter and Gamble）是过山车一般的食品加工史中最引人入胜的故事之一。威廉·普罗科特（Willliam Procter）是一名英国蜡烛制造商，而詹姆斯·甘波尔（James Gamble）是一名爱尔兰肥皂制造商，两人娶了一对姐妹，因此而相识——两家人也都住在辛辛那提。他们搭伙做生意，买下了一项欧洲新技术的专利——将植物油从液态加工成固态。两人深信这将为肥皂制造带来重大突破，于是建立了一间实验室和一家工厂投入生产。实验室研发出一种白色固体物质，可以用来做肥皂，但看上去非常像猪油。到了1910年，他们取得了将新产品用于人类消费的许可。该产品是最早且最原始的氢化植物油，称为“Crisco”。在短短几年内，甚至在胆固醇恐慌发生之前，它就成了一款家喻户晓的食品——如你所知，富含大量反式脂肪。

混在一起

大多数加工食品由糖和脂肪的混合物构成，再加上少许的盐。通常还会加入精制面粉。这些混合物最后还要添加色素、调味剂、乳化剂和防腐剂，模仿天然食物的口味，同时掩盖自身令人反胃的品质。加工食品有不同的密实度，带来松软、耐嚼或是松脆的口感，进一步增加了我们进食时的愉悦感。实验室研发出各类加工食品，并找来志愿者进行测试，观察哪种组合能够击中“甜蜜区”（sweet spot）。越是让人愉快上瘾的食品，越能够打开销路。这是基本的市场经济规律：你必须努力争取获得比竞争对手更好的产品。

2016年，一项针对9000名美国民众的饮食习惯进行的调查显示，他们每日摄入的热量中有高达57%来自高度加工的食品，这些食品构成了饮食中含糖量的90%。加工食品是一笔巨大的买卖。全球最大的食品公司之一雀巢，年营业额为910亿美元。

遗憾的是，食品制造商无须考虑令人上瘾的高热量食物所带来的长期健康后果。他们提供产品，努力抗拒贪食诱惑则完全取决于消费者自己。这些产品乍一听都很健康，但它们的标签却充满迷惑性，例如“低脂”（出现在高糖食品的包装上），或是“无糖”（出现在高脂食品的包装上）。营养成分表躲在包装背面，理解起来也十分困难。我觉得手头有个计算器并且数学成绩是A或许有些帮助，但要破解这些标签仍旧很费劲。于是，我们拥有了非常美味的食物，五颜六色的标签表明它们是健康的，而这些食物的价格全都十分合理。还有一群容易受到诱惑的消费者。这些容易受到诱惑的人便是你我，便是人类，现代智人。仅仅因为学会了烹饪食物，现代智人这个物种取得了进化，而他们现在开始制造属于自己的食物——我们喜欢的食物。

适应我们的新环境

我们首先掌握了火，然后学会了如何利用火进行烹饪。我们利用烹饪赋予的代谢空间进化出了巨大的脑。现在，我们利用大脑构建出了一个十分不自然的食物环境。自由市场经济将我们制造出来的食物传播到世界各地。我们的智力水平也使我们有能力改变自己生活的世界，使之变得更加舒适和方便。这便导致大城市中数百万人像邻居一样住在一起，却往往无法形成社群。人们如今不再需要为了生存而迁徙和从事体力劳动。噪声和人造光令日夜交替不再那么明显。压力变大了，睡眠变难了。以前没有的污染现在包围着我们。迪士尼的乌托邦或许离我们很近，但它真是我们想要的吗?

新环境给我们带来了什么?我们现在拥有神奇的医疗保健体系，征服了曾经夺取狩猎—采集者性命的那些疾病。然而随着医疗条件的提高，我们也患上了越来越多的“文明病”。医疗体系便被设计来治疗这些新疾病——人们认为是环境和居住条件的变化引发了这些疾病。其中包括心脏病、高血压、2型糖尿病、抑郁症和癌症。排在首位的致病原因便是肥胖。

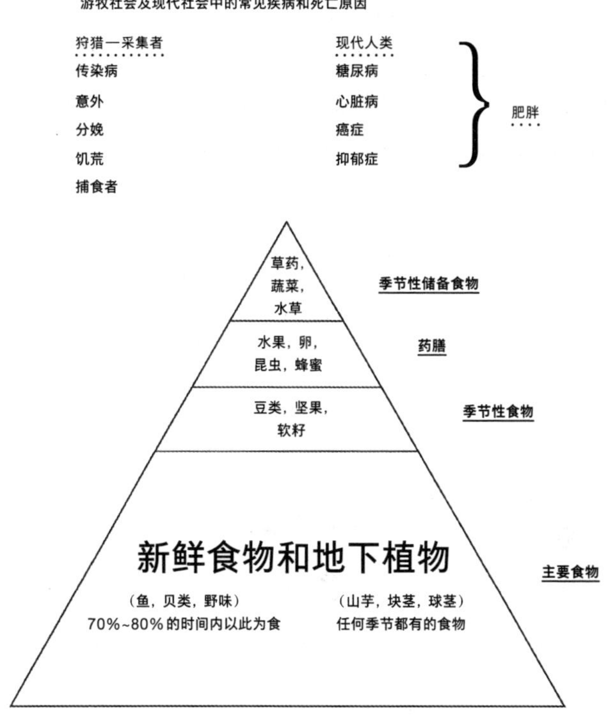

图8.4 狩猎—采集者的食物金字塔

资料来源：修改自M. Sisson (2012). *The Primal Blueprint*. London: Ebury Press.

让我们来比较一下两类人的食物金字塔。

狩猎—采集者吃的主要是肉类和主食碳水化合物。所有食物都是天然的，因此富含大量天然营养（维生素、矿物质以及植物营养素）。他们吃内脏这类动物器官，作为天然脂肪的主要来源——无法避免地含有胆固醇。

现代食物金字塔则呈现了政府当局想让我们吃的东西。不幸的是，如我们所知，我们摄入的热量大部分来自高度加工的食物。大多数人意识到有饮食指导建议这么回事儿，但不会真的照它行事。

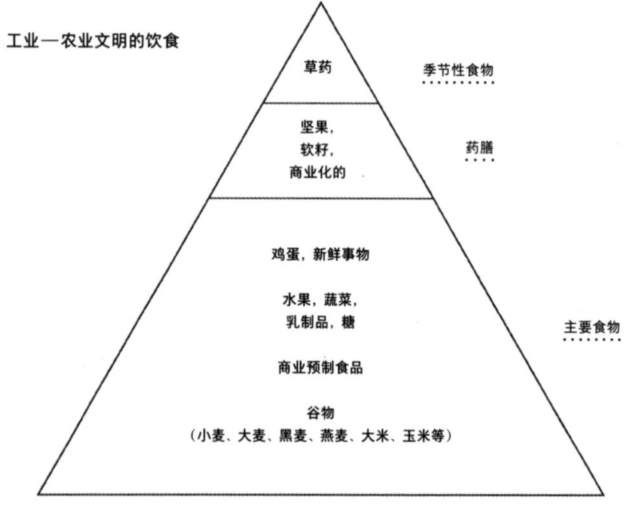

图8.5 现代食物金字塔

资料来源：修改自USDA, 1992, Food Guide Pyramid.

如果人们严格按照指导建议进食，让我们看看食物金字塔会有什么变化。禽肉和动物脂肪（可口的内脏）从我们游牧祖先公认的终极健康和能量食物，降级为我们现在被告知的导致肥胖和心脏病的食物。肉类（新鲜食物）现在已经接近食物金字塔的最顶端——紧挨着据说同样危险的鸡蛋——仅次于季节性调剂食物。这也迥异于狩猎—采集者健康饮食金字塔将其置于底部位置的做法。21世纪食物金字塔的底部是谷物，而不是把肉类和块茎（甘薯、木薯、山药、芋头、胡萝卜、红葱、生姜等）作为主食。我们被告知草籽更有益于健康，应该将其作为新的主食。根据饮食指导意见，肉类和乳品中的脂肪由植物油替代——作为“商业预制食品”中的一部分。在此之上，同样处于主食区的是令人愉悦的糖。

狩猎——采集者的主食	新的主食
肉类，包括富含脂肪的内脏	谷物
块茎	植物油/糖

现在请你诚实地告诉我，哪种饮食更健康，哪种饮食会引起肥胖、心脏病和所有其他文明病？

哎呀！

我有时会问我的医学生，如果一个人踩在图钉上面然后脚疼，他们会怎么医治他？大部分人会列出一长串处方类止痛片的名字，从扑热息痛到布洛芬再到可待因。偶尔会有聪明的学生给出正确答案——我希望这些学生以后能够从事公共卫生工作。正确的治疗方法是让这名病人别再站在图钉上。只要给出正确建议，就没必要吃药。

过去的50年里，我们的公共卫生系统出了什么问题？我们提高了癌症和心脏病的发病率——两种最致命的疾病。现代医学和技术的进步对我们治疗这些疾病的手段产生了重大影响。事实上，有人会说我们正在征服多种癌症的道路上稳步前进。癌症能被更早地诊断出来，同时有一系列不同的治疗手段可供选择，从手术到靶向放疗、化疗或是最新的免疫疗法。针对心脏病的治疗也取得了进展，支架手术和心脏搭桥手术变得更加安全。极端肥胖同样困扰着许多人，我们发明了减重手术，并使其更加安全可靠，以扭转这一局面。现代医学的整座大厦似乎就建立在这些现代文明疾病的治疗手段之上。

但也可以说，如果不是环境发生了变化，我们一开始就不会患上这些疾病，因而也就用不着这些医学进步。昂贵的医疗体系正在抵御的是由我们生活方式的变化所带来的疾病。其结果便是，2017年英国工人阶层男性的预期寿命（73岁），与维多利亚时代中期的工人阶层男性预期寿命一致。因此就预期寿命而言，我们取得的医学进步被我们的新式“生活方式疾病”所抵消了。

人们投入大量研发资源，希望能战胜这些新的疾病，但我们是否忽视了近在眼前的治疗方案？就像那位站在图钉上的病人一样——预防胜于治疗。在控制吸烟，改变全社会对吸烟的观感方面，我们已经取得了巨大进展。这对降低心脏病、肺气肿和肺癌的发病率起了很大作用。然而，另一种流行病接踵而至，即肥胖，导致其他“生活方式疾病”发病率呈现上升趋势——糖尿病、心脏病和癌症。对此我们该做些什么？是继续在研发上投入大量资金，还是做出更明智的选择——吸取历史教训，从源头上遏制致病原因。

新式全球流行病

话说回来，肥胖并不是一种全新的疾病；数千年来，总是有些人受其影响。公元前30000年的首件人类雕塑作品便描绘了一位丰腴的女性。这件黏土小雕塑首次发现于北欧的维伦多夫，因此被命名为“维伦多夫的维纳斯”（Venus of Willendorf）——它展现了一位丰乳肥臀的肥胖裸女的身姿。在那个时代，任何女性如果有幸拥有如此丰腴的体型，其生育能力将比其他女性强出许多。她的臀部脂肪相当于一个醒目的招牌，表明即便在食物短缺时期，她也有足够能量来担负怀孕的重任：对于任何一个正在寻找成功生育伙伴的男人来说，她都是完美的女性。但他仍将陷入不幸。肥胖在游牧时代极为罕见，它的出现可能标志着一种罕见的遗传疾病。我猜想在那个时代只有不到1%的人属于肥胖。

等到耕作改变了人类获取食物的方式——2万年前——肥胖概率有了缓慢的提升，在维多利亚时代中期达到人口中的5%——此时糖还没有普及。随着工业化和加工食品贸易的发展，此后100年中肥胖率继续缓步上升，在1980年达到人口中的15%。

20世纪80年代，肥胖人群的数量骤然激增。西方人的腰围一瞬间凸了出来，在不到一代人的时间里，肥胖在很多国家变得司空见惯，有1/4到1/3的人受其影响。世界卫生组织（WHO）2017年的数据显示，世界范围内的肥胖率在此期间增加了3倍。

肥胖率突然加速上升正与膳食胆固醇实验不谋而合——这项实验缺乏充足的证据支持，却在发达国家（现在也包括发展中国家）得以施行。在麦戈文报告发表后，我们先前由文化和家庭背景决定的食物选择，现在受到了科学家的挟持。从1980年以来，食品的内涵发生了改变——它们现在含有更多的糖和植物油，更少的饱和脂肪。

黑死病在14世纪席卷了欧洲，造成半数人口死亡；西班牙流感在1918至1919年，只用了1年时间，便在全球范围内夺去了5000万至1亿人的生命；艾滋病至今带走了2500万人的生命。现在，世界上有6.5亿人深受肥胖之苦（世界卫生组织2018年数据）。在中东地区的某些国家，如果你是女性，肥胖比不肥胖更常见。我不禁怀疑，在未来，我们会以同样的方式讨论肥胖的流行，以及其副作用——糖尿病、心脏病和癌症——如何在21世纪给最富裕的那些国家带来了类似的痛苦与死亡。

小结

让我们回顾一下自己是如何陷入这个困局的，作为拥有智力的人类，我们为何会建立起现在这样一个注重享乐却对健康有害的世界。在上一章我们了解了人类的原始祖先最初是如何利用火的能量来改变周遭环境和食物的。这一举措赋予他们更多的代谢空间，进化出更大的大脑。新发展出的智力保持着与食物之间的亲密关系。种植、贸易和加工的技术代代更替，使我们最终见证了加工食品的崛起，并达到工业化规模，继之而来的是众多强大的食品公司成长起来。但这并不是终点，我们的食物还在发生变化……

我们在本章中看到，自从20世纪50年代以来，科学家在心脏病的致病原因到底是糖还是饱和脂肪这一问题上产生了分歧。最终，制糖业的财富力量平息了这一争论。这带来了什么后果？天然的饱和脂肪，尤其是胆固醇，被认为是对人体有害的食物。受到食品和制药产业（先有制糖业，后有他汀制药业）资助的大量研究令饮食—心脏假说得以延续。

1977年的《美国膳食目标》终结了糖与脂肪的科学论战，有史以来，政府首次对人们吃什么和不吃什么给出了建议。其结果便是，自20世纪80年代以来，饱和脂肪消费量下降，糖的消费量上升，植物油的消费量暴增，从而导致西方人口中肥胖率的骤升。

这便是我们构建致胖环境的整个过程。在下一章中，我们将看到这一环境如何影响了我们的健康，以及创造全新的安全食物环境的最佳方式。

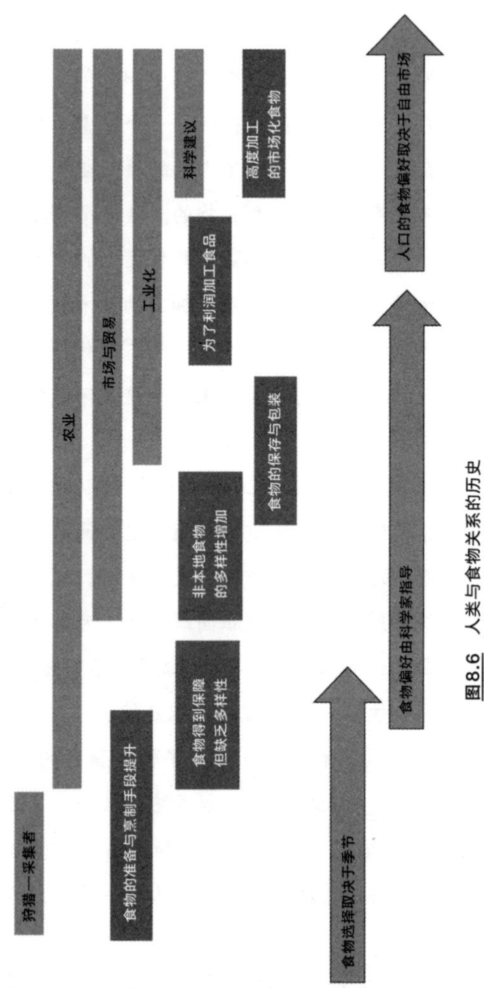

图8.6　人类与食物关系的历史

第九章 欧米伽密码

肥胖是营养缺失吗？

人类已知疾病中的90%是由廉价食物导致的。你吃的东西，决定了你是谁。

维克多·林德拉尔（Victor Lindlahr），营养学家

《吃什么是什么》（*You are What You Eat*）作者

在一个阴沉的伦敦冬日清晨，我刚到医院，就被团队紧急叫去病房探视一个新来的病人，他们说她“病了”（sick）。在非正式的医学行话里，“病了”意味着“十分糟糕”，于是我避开扫描仪的零星电线，绕过早餐推车，急忙穿过堆满器械的走道赶去。

当我赶到病床边，团队里勤勉的实习医生和他们的医学生先向我道了好。一大群人围着这位新病人。我向她做过自我介绍后坐到病床边，好让她把情况告诉我。索尼娅，我们的病人，看上去很糟糕。她是个三十多岁的印度女人。她巨大的身躯仿佛是从高处掷到医院的病床上。一条腿悬在床边，另一条腿弯曲着；她摊开双臂，床单缠在身上，就好像她无法把自己摆到舒服的位置。她没有穿着医院的病服，看着就像护士帮她把衣服脱到一半便放弃了。索尼娅看上去十分疲惫。我试着跟她交谈，而她虚弱得搭不上话：轻声细语到我根本听不清。

我在病床四周寻找线索。有一把轮椅，这暗示了她昨晚刚到医院时的身体状况比现在好很多，然而现在她似乎都没办法

坐在椅子上。她的健康状况恶化得很快。一个“早日康复”的气球系在病床后背，说明她的亲属很关心她。几只呕吐盆放在边上，里面别无他物，只有几口唾液和胆汁。我检查了她的生命体征。体温正常，脉搏平稳，血压不错，表明她应该没有受到感染或是内出血。她的呼吸也很正常，按压腹部也没有触痛反应——没有肠道穿孔或是阻塞的迹象。

团队里的实习医生告诉我，索尼娅体重130千克。她在1个月前接受了胃旁路手术，出院时似乎一切都很好。她的丈夫告诉医疗团队，术后一周她开始呕吐，持续了三周。过去48小时内，她开始身体发虚。事情很令人不解：所有常规的血液检查都没有表现出异样，除了有一些脱水的迹象。征求同意后，实习医生给她输了很多液体，如果她的病情只是由于体液流失造成的，输液应该已经能让她好转过来了。但她仍旧虚弱到无法移动和交谈。她只是呆望着前方。

索尼娅的情绪异常低落；她无心交流，只是盯着我们看。她似乎在手术之后变得非常抑郁。一名医学生认为她或许患了严重的紧张症——抑郁引起的冷漠。有人提议我们应该把住院的精神科医生叫来，因为没有别的原因可以解释索尼娅的行为。

我要求做进一步的血液检查，并要求治疗团队开一剂营养注射液。我们通常用它来治疗长期酗酒的人。

第二天清晨，我和团队成员又来到索尼娅的病床边。我们有了诊断结果。她感觉也好了很多——尽管对周围人的大惊小怪有些许困惑，但她现在坐在床边的椅子里，读着自己的杂志。她患上了一种几百年来在世界上沉寂无闻的疾病。在此之前，这种病影响了热带地区以大米为主食的穷人；随后便进入蛰伏阶段，等待合适的时机卷土重来。如今这种病极其罕见，以至于在医学生手册中只以小号字体标明：索尼娅得的是脚气病（beriberi）。

硫胺素（即维生素B_1）缺乏症离我们近在咫尺。人体系统只有18天的硫胺素存量。所以难民、绝食者和遭受饥荒的人最易受其影响。但是如今，随着新式减肥手术的出现，缺乏硫胺素的人略有增多。还记得吗，激素引起的生理进食欲望在减重手术后消失（如第六章所示），因此如果病人呕吐，就不会有补充机体的本能冲动。人体内一旦缺乏硫胺素，就会引起麻痹、瘫痪和精神症状——恐怖的组合。如果任其发展，最终会导致死亡。幸运的是，在索尼娅的案例中，我们给她服用的混合维生素中含有硫胺素，令她的病情即刻得到了好转。她很快便完全康复了。她的丈夫和孩子怀着喜悦的心情迎接她回家。

历史教训——脚气病

令我感兴趣的是这样一种古老的疾病在我们的现代世界里复生，且令我们疲于应对。很多个世纪里，脚气病并不被认为是一种营养缺失——那时，数百万人死于这种疾病。在揭开脚气病的真正原因之前，人们采取的都是无效的治疗措施。直到硫胺素作为一种基本维生素被分离出来，人类才克服了脚气病。

在脚气病的真正病因被发现之前很多年，在其历史的每一个节点上，医生都认为当时的治疗措施是正确的，即便它完全不起作用。我不禁怀疑，未来我们回顾当前对肥胖的理解时，会看到相同的误解和误诊，就像维生素B_1被发现之前脚气病患者的遭遇那样。我们当下针对肥胖的建议和治疗措施对于肥胖危机无疑没有产生任何影响，但医生依旧认为现行的治疗方式是正确的。

和肥胖一样，在加工食品出现之前，脚气病并没有表现出蔓延之势。随后，它也只对那些食用精米的人造成影响。精米去掉了外部的糠皮(和内部的胚芽)，以便于储存和运输。东南亚的贫农由于不具备磨坊的条件，免于脚气病的威胁。他们食用的是按传统方式加工的糙米，即把稻谷在容器中击捣，继而筛去破碎的稻壳。如果能在24小时内食用，这种大米是完美的。但它无法储存或运输。大米胚芽中的油脂会迅速变质，招致霉变和虫害。因此，这种糙米无利可图，也无法用于供应遥远地区的大量人口，例如行军中的部队。精米可以储存好几个月，因而可以进行航运和贸易。除了相对于糙米的储存优势之外，精米还具备另一种理想品质——口感更佳。然而食用精米的人不知道的是，筛去的稻壳和胚芽层含有健康所必需的元素——维生素B_1。如果把精米作为膳食摄入的大头，就像很多人那样，那么将很容易患上脚气病。

公元前2000年的中国古代文献中首次记载了脚气病。脚气病(beriberi)一词源自僧伽罗语，意为“虚弱—虚弱”(weak-weak)。罗马军团在一次脚气病大爆发之后注意到了这种疾病，军队中30%的人丢了性命，其危害甚于任何敌人。密集生活在一起的人群似乎更易患上脚气病，尤其是士兵、水手和囚犯。早期观察者注意到，这种疾病曾经席卷了中国南方惯吃大米的城镇，但对居住在北方惯吃小麦的人群却似乎不起作用。于是有人开始怀疑是某种膳食缺失导致了该病。

然而，这些信息没有传递到英国的殖民地医生和科学家那里，他们被派去远东地区，研究一种夺去大量国王子民性命的当地疾病。在不同的历史时期，他们总结出了各种可能的致病原因：

1. **某种瘴气，或是恶臭的气体；**
2. **某种传染源；**
3. **大米中的某种抗毒素。**

误解与困惑

殖民地的科研人员最初认为脚气病是由某种瘴气（即从不卫生的环境和腐败的食物中产生的一股恶臭气体）引起的。即便是我们敬爱的弗洛伦斯·南丁格尔（Florence Nightingale）也赞同这一理论，并负责起了对她主持的战地医院进行空气质量改善的工作。打扫医院、清洁空气带来了意料之外的结果，传染病得到了控制，更少的人死去——使人们更加相信瘴气是许多疾病的原因。

脚气病的爆发波及一些独立的城镇和村庄，一些科学家由此得出结论，该病或许是由某种传染源或毒素引起的。其他一些人注意到只有吃米饭的地区受到影响，因此他们判断该病或许是由大米中的某种抗维生素（antivitamin）导致的。由于当时众多疾病横行，各个国家与文明之间缺乏科学交流，导致许多年里医生一直在传播错误的理论。

即使在一国之内，对于疾病也缺乏共识和理解，导致许多人无辜丧生。1895年，日本海军军医高木兼宽（Kanehiro Takaki）提出，缺乏蛋白质是脚气病的病因。他向长途航行的所有船员提供了额外的蛋白质配给（恰好含有足够的维生素 B_1），随后观察到脚气病被完全根除。不幸的是，他在日本军队中的同行并不认同他的理论，仍旧认为脚气病的爆发是由某种传染病引起的。他们继续提供给船员同样数量的大量精米，仅此而已，同时加强了卫生设施的清洁。结果如何呢？脚气病在日本海军中销声匿迹10年之后，8万人重新患上了该病，8000人在1904—1905年的日俄战争中因此丧命。

事后看来，有大量证据表明脚气病是由某种营养缺乏导致的。问题在于科学家从来没有在同一时间将所有证据归拢到一处：它们从来都只是过往的零散独立的证据。最终，真正的病因还是找到了，突破性进展则要归功于科学的老朋友和好伙伴——运气。

突破

19世纪90年代，东印度群岛（现在的印度尼西亚）上的荷兰科学家接受了寻找脚气病传染源的任务。他们抽取了患病笼养母鸡的血液，将血清注射进健康母鸡的体内。注射后的母鸡很快表现出了脚气病的症状——这证实了他们的理论，即脚气病源于传染。然而出于谨慎考虑，这些科学家想要再一次核实自己的发现。他们重复了该实验，但是这一次注射了所谓“受感染的”脚气病血液的母鸡却仍旧保持健康。这令他们感到十分困惑。为什么相同的实验得出了两个相反的结果？他们绞尽脑汁想找出两次实验之间的差异，唯一能找到的不同在于，看管鸡笼的人换了。他们找来他问话，发现前一个看管人给鸡喂的是精米，而新的看管人喂了糙米！终于，他们证实了脚气病是由于精米中缺少的某种物质引起的。没过几年，研究小组从糙米壳中分离出了维生素B_1，并对其进行提纯用于脚气病的治疗。在造成数百万人死亡之后，脚气病最终被攻克了。

坏血病，另一种营养缺乏症

让我们看看另一种由营养缺失引起的疾病——同样在几个世纪里遭到误解，导致无数人罹病身亡。这种病被认为是由以下原因引起的：

1.道德低下，思想污秽；

2.思乡；

3.极度缺少锻炼；

4.腐臭难闻的某种瘴气（再次出现）。

这种疾病会导致人格改变、极度疲劳和对食物的渴望（与节食者的症状相似）。牙龈会肿胀腐烂，还会出现皮疹，伤口也无法愈合。最终，患者会陷入失明、精神错乱和内出血，伴随大量呕吐，并排泄出气味难闻的血液。

坏血病是缺乏维生素C导致的，在远程航海时代到来之前很久便已为人熟知。在十字军穿越中东沙漠的长途跋涉中，“陆地坏血病”（land scurvy）令他们饱受折磨。拿破仑的军队在漫长征途中也患上了类似的疾病。拿破仑的私人医生曾提到过，吃马肉似乎可以让士兵免于得病。新鲜的马肉含有充足的维生素C，可以抑制坏血病的发展。拿破仑麾下的士兵养成了对健康马肉的嗜好，即便离开军队之后仍然继续食用马肉，开创了世代相传延续至今的一项法国传统。

英国海军注意到，坏血病杀死的海员比任何敌人都要多。在1756年与法国和西班牙的七年战争中，参战的18.4万名海员中据称有超过13.3万人失踪或死于疾病，最常见的疾病便是坏血病。海军外科医生威廉·克劳斯（William Clowes）写道:“他们的牙龈一直烂到了根部，脸颊坚硬浮肿……他们满身伤痛，出现了斑痕以及淡红色的痕迹或是斑点。”

治疗措施——硫酸妙药?

几个世纪以来，坏血病的病因——缺少新鲜水果和蔬菜（富含维生素C）——为海员们所熟知，但医疗机构却始终不接受这一点。取而代之的是，他们用一种特殊调配的能够促进消化功能的汽水来治疗该病。这种饮料由一种“硫酸妙药”构成——混合硫酸与大麦茶，并加入辣椒来掩盖令人作呕的味道。许多年里，英国海军的每一艘舰船都备有这种饮料，即使它们丝毫没有起到治疗坏血病的作用。

几个世纪里，正确的疗法几度得而复失。所有海员凭直觉都知道吃新鲜水果和蔬菜能够预防坏血病。16世纪，葡萄牙人在他们的港口附近种植了橙子和柠檬树林，这样患病的海员可以很快得到治疗并康复。

詹姆斯·林德（James Lind）是一位年轻的苏格兰海军外科医生，他在驶往加勒比海的旅途中首次亲身经历了坏血病。相比于医疗机构中的很多人，林德的切身观察使他对这种病有了更广泛的认识和理解。同时，他对权威抱有合理的漠视，对腐朽的医学知识也冷眼相看。在确定了坏血病的病因之后，对于那些自我标榜为专家的人对此的不理解，林德深感失望。

詹姆斯·林德试验

1747年，林德进行了首次临床对照试验，评估坏血病的治疗手段。12名表现出坏血病症状的海员被随机两两配对，每一组接受不同的疗法，其中包括：

1. 硫酸妙药（当时的标准疗法）；
2. 1夸脱（约1.14升）苹果汁；
3. 醋——1日3次，每次2勺；
4. 一团大蒜、辣根、香膏和芥菜籽的混合物；
5. 海水！——每日半品脱（约0.568升）；
6. 每日2只橙子和1只柠檬。

没过几天，分到柑橘类水果的2名海员恢复了健康，可以重回岗位。1753年，林德发表了《论坏血病》（*Treatise of the Scurvy*），概述了他的试验。在同一篇论文中，林德表达了对医学知识的看法："理论是发明出来的……按照每一个作者各自的想法，以及当时的思想风气……这个时代博学的无知隐匿在空洞难解的行话面纱之下。”林德所言不虚……直到40年后，英国海军部才将他的理论付诸实践。

尽管在理论应用方面的反应慢了一拍，但英国海军仍遥遥领先于它在其他国家里的竞争对手，由此取得了显著的军事优势。实际上，若不是英国皇家海军为海员们购置了5万加仑（约19万升）柠檬汁，1804年对法国港口拿破仑军队舰船的封锁将无法实现，这一行动需要海员在船上居留数月。封锁行动阻挠了拿破仑对英国进行海上入侵的宏伟计划，改变了历史发展的进程。

1867年，英国议会要求所有海军舰船配备青柠和青柠汁。英国海军士兵和青柠之间的紧密联系催生出了“柠国佬”（limeys）这个绰号——至今仍用来代指生活在海外的英国雇员——也让人回想起被长久遗忘的坏血病。

膳食缺失会导致肥胖吗？

让我们回到现在，膳食缺失会不会成为某种促发身体提高体重定点的信号？西式饮食的营养缺陷会不会被我们的身体曲解为饥荒或漫长寒冬临近的信号——获取额外脂肪以防不测的信号？如果是这样的话，即对某些人来说膳食缺失会引起肥胖，那对脚气病和坏血病这些历史上的疾病而言或许也是如此——这类营养缺乏症在很长时间里一直为医生和科学家误解。

作为肥胖的驱动因素，缺乏症也符合我们在第一章里讨论过的体重定点理论。简要回顾一下，体重定点理论认为，潜意识大脑（下丘脑）负责计算我们的最佳体重。它利用遗传和环境的数据计算出我们个人的体重定点。环境中的变化，例如某种重要食物的匮乏，会引起体重定点的上升。一旦体重定点升高（高于个人的实际体重），潜意识大脑就会通过增强食欲信号（让你感到极度饥饿）以及降低新陈代谢（让你疲倦萎靡），来让体重趋近新的定点。接下来你就会……整日感到饥饿难耐，不停地吃东西，体重则随之水涨船高。

这是看待肥胖问题的全新视角。极度饥饿和疲倦萎靡不再被视为病症的原因，而是其症状——就像发现了维生素C的作用后，坏血病患者感到的疲乏不再被视为该病的原因而是其症状一样。历史总是重复自身。但更重要的是，我们将会有更有效的肥胖治疗策略。

失去了什么？

让我们继续追踪缺乏症。我们需要回答三个问题：

1.肥胖率是何时开始上升的？

2.在此期间我们的食物发生了什么变化？

3.有什么东西被排除或替换了？

第一个问题很好回答：肥胖率在20世纪80年代中期急剧升高。这段时间里我们的食物发生了什么变化？政府颁布了健康饮食的指导意见。

1977年，麦戈文报告（《美国膳食目标》，见第八章）面向轻信的美国公众发布。这一指导意见是针对第二次世界大战后心脏病的发病率急剧上升而制定的。尽管许多科学家提出异议，饮食—心脏假说仍作为饮食指导意见的基础。饱和脂肪被妖魔化为心脏病蔓延的罪魁祸首（至今仍未平反，参见附录1）。因此，肥胖的流行恰好与人群饮食建议的巨大变化同时发生。如果有关缺乏症的理论仍旧有效，那么这一时期一定有某些饮食中的基本元素被排除或替换掉了。

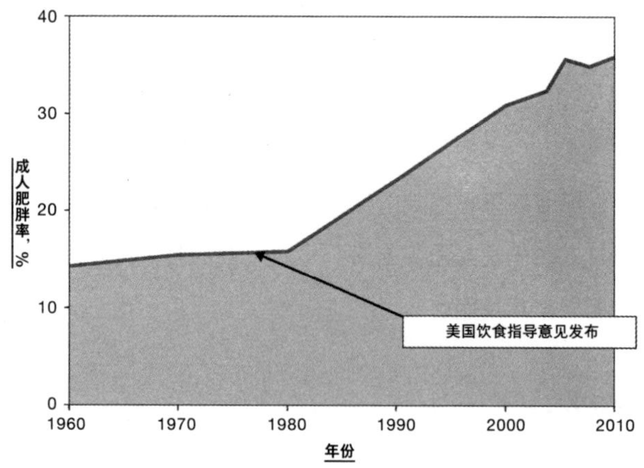

图9.1 美国肥胖率，1960—2008

资料来源：C. L. Ogden and M. D. Carroll(2008). Prevalence of Overweight, Obesity, and Extreme Obesity among Adults: United States, Trends 1960-1962 through 2007-2008. *National Health and Nutrition Examination Survey (NHANES)*, June. National Center for Health Statistics.

“健康的”植物油上位

饮食行为习惯方面发生的最大变化，是棉籽油、红花籽油、菜籽（芥花籽）油和葵花油这些植物油，取代了（黄油和猪油中的）饱和脂肪。植物油还被吹捧为对心脏有保护作用：它们经证实可以降低血液中的胆固醇含量，而这据说（如果和饮食—

心脏假说联系到一起）能够降低心脏病的发病风险。植物油的消费量从1970年的15磅（约6.8千克）/年飙升至2009年的超过60磅（约27.22千克）/年，增长了300%（见图9.2）。

黄油的“安全”替代品，一种叫作“人造黄油”（margarine）的半固态植物油混合物广受欢迎。伦敦马拉松赛的赞助商“富兰”（Flora），成了健康人造食物的象征。

然而，食用脂肪的品种变化也带来了负面影响。即使饱和脂肪的消费量持续下降，但植物油、起酥油（用于烘焙的固体植物油）和人造黄油的摄入量不断上升，导致实际上脂肪消费总量的上升：1970年至2005年上升了63%。

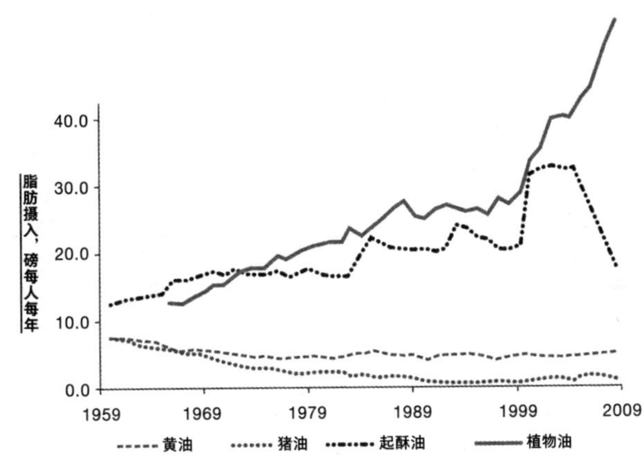

图9.2 美国人均额外脂肪摄入，1960—2009

资料来源：美国农业部经济研究服务局数据。

小麦与玉米种植者的福音

膳食目标报告还提议了另一项关键变革：增加有益心脏健

康的谷物消费。谷物消费量的上升符合美国农业部的利益，因为市场上有大量小麦和玉米待售。西方公众适时采纳了这一建议，导致小麦粉的消费量在1980年至2000年，从每人每年115磅（约52.16千克）上升到150磅（约68.04千克）。报告建议人们食用全谷物，但大多数小麦是经过高度加工的，因此和蔗糖一样，它们会对人体胰岛素水平产生影响。胰岛素水平（我们会在后文中详细讨论）在决定人体体重定点的过程中也发挥了重要作用。

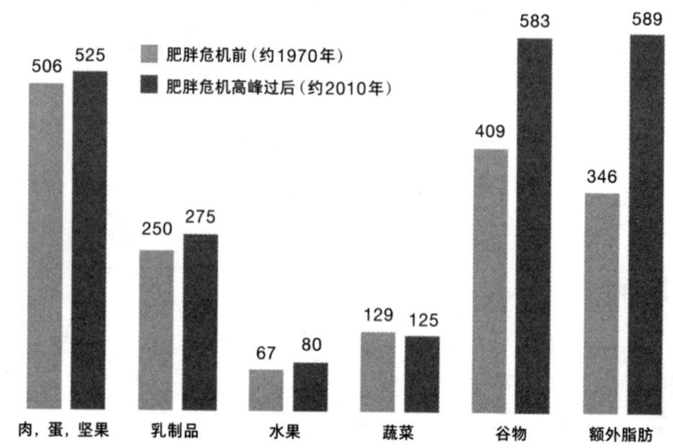

图9.3 普通美国人每天摄入的热量，按食物分组，肥胖危机前（约1970年）与肥胖危机高峰过后（约2010年）

资料来源：美国农业部经济研究服务局统计数据，皮尤研究中心，美国华盛顿特区。

膳食指导意见并没有激发人们对家庭烹饪的兴趣；恰恰相反，人们对吃什么越发感到困惑，结果便是加工食品的销售蒸蒸日上——通常带有让人心安的标签，例如“低胆固醇”或“有益心脏健康”。植物油和精制谷物消费量上的猛增，采取的大多是这些加工食品的形式。廉价的植物油和谷物商品可以与任意调味品混合，而制作饼干、脆饼、蛋糕、汤羹和肉汁等也要用到防腐剂和各类添加剂（e-additives）。

肥胖蔓延前的食物变化

总的来说，20世纪80年代肥胖突现高峰前，我们的饮食变化有：

- **植物油的增加；**
- **谷物的增加；**
- **加工食品的增加。**

看了上图中的数据后，我们饮食模式的变化便一目了然了。肉、蛋、乳制品、水果和蔬菜的消费量都十分接近。糖的消费量小幅上升（30千卡）。但谷物的消费量上升了170千卡/天，同时从植物油中获得的额外脂肪大幅上升了240千卡/天。

失去了什么？

我们探究缺乏症的最后一个问题是——这些变化令我们的食物失去了哪些物质成分？植物油消费量的骤增，以及食物加工技术的发展，是否在一定程度上引起了对健康至关重要的食物的微量缺失？近期针对脂类（脂肪）的研究表明，这或许是实情，并且这些变化不仅促发了肥胖，还导致了其他常见的西方疾病，例如心脏病、自身免疫性疾病和癌症。我们对体内脂肪功能的科学理解远远滞后于对维生素的理解。目前，这个令人着迷的崭新研究领域正试图拼凑出我们在饮食中摄入的脂肪种类与包括肥胖在内的西方疾病之间的关联。

为了帮助我们理解可能会引发肥胖危机的潜在脂类（脂肪）缺失，让我们重温一遍脂肪及其在我们体内的作用。

除了储存能量的作用，脂肪还有许多其他重要功能。我们的大脑和神经主要由脂肪构成；实际上，大脑中50%是胆固醇，因此脂肪对神经和大脑的正常运作来说至关重要。我们体内的激素是行为的强大驱动力，它们同样是由脂肪构成的，其中包括性激素（雌激素和睾酮）和应激激素（皮质醇）。我们体内的炎症过程负责协调身体组织的修复以及对抗感染，这也是由脂肪派出的使者驱动的。最后或许也是最重要的是，脂肪构成了地球上一切生物的细胞壁，而细胞壁是外部世界通向人体核心即DNA的管道和最终屏障。

到煎锅里来

存在3种不同类型的脂肪，而每一个脂肪分子都由碳原子链（碳链）组成。

碳链中的每一组碳-碳键都携带了包含在脂肪内的宝贵能量。碳链的一端受脂肪吸引——这一端称为欧米伽端（omega end）。碳链的另一端受水吸引——这一端称为阿尔法端（alpha end）。碳链的这种一端嗜脂一端嗜水的结构，称作脂肪酸：这便是脂肪在人体内的存在方式。可以把脂肪分子想象成中世纪宴会上的长条形餐桌，一头坐着国王，另一头坐着王后（各自有各自的魅力）。

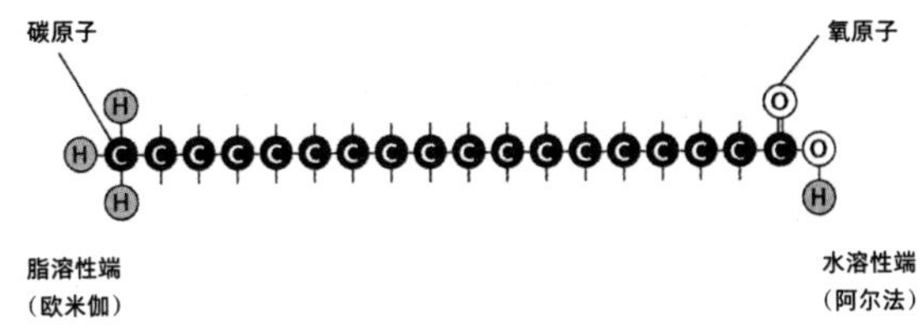

图9.4 脂肪分子的构成

餐桌上就座的“客人”数量，决定了脂肪酸的类型。在脂肪酸中，桌边的“客人”是氢原子。如果桌边坐满了“客人”，再没有空位留给其他人，这就被称为饱和脂肪酸。这种脂肪酸的结构具备刚性，十分坚固，同时也十分稳定，它们会层层堆叠起来，易于形成固体结构。

由于其稳定性，饱和脂肪在室温下呈固态。含有大量饱和脂肪的食物包括：黄油、猪油、奶酪、棕榈油、椰子油和动物脂肪。餐桌边只留有一个空位，其余位置坐满，这种脂肪称为单不饱和脂肪（monounsaturated fat，mono意为“单一”）。这类脂肪相比饱和脂肪的刚性链，稍具灵活性，因此它在室温下呈液态，而在冷柜中会固化。含有单不饱和脂肪的食物包括橄榄油、花生油和牛油果油。

如果餐桌边余下好几个空位，这类脂肪称为多元不饱和脂肪酸（polyunsaturated fatty acid）。与饱和脂肪和单不饱和脂肪相比，多元不饱和脂肪酸具有极大的柔顺性和灵活性，因此它在室温和冰柜条件下皆呈液态（想象一下食用油）。

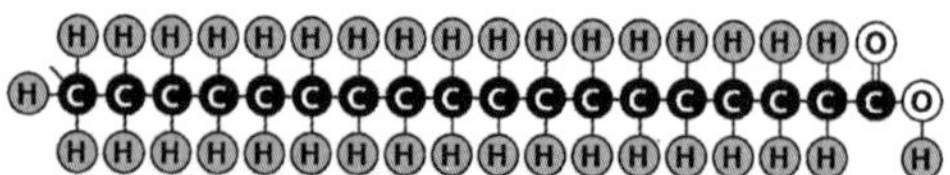

图9.5 饱和脂肪酸的构成

特殊脂肪

有两种特殊的多元不饱和脂肪酸，分别称为欧米伽-3和欧米伽-6脂肪酸。它们与任何其他脂肪都不相同。

其他种类的脂肪，即饱和脂肪和单不饱和脂肪，可以由人体自行合成。我们无须依赖饮食来产生这些脂肪。众所周知，饱和脂肪胆固醇是大脑和细胞壁的必要组成部分，因此对于人体健康至关重要。如果我们不吃含有胆固醇的食物（就像某些营养师建议的那样），我们的身体就会接管这项工作，在肝脏中从无到有地合成胆固醇。

欧米伽脂肪酸非常特殊：人体自身无法合成它们。和维生素的情况一样，我们需要吃富含欧米伽脂肪酸的食物。因而它们被认为是人体必需的脂肪酸——因为它们对健康而言不可或缺，是我们饮食的一部分。

欧米伽-3和欧米伽-6看起来差不多，但在深入讨论之前，我想先指出两者的一些重要区别，以便让你了解每一种脂肪是如何对身体起作用的。首先，欧米伽-3有一条更加卷翘灵活的碳原子尾巴，比欧米伽-6移动得更快，每秒钟多次变化形状。这些特征令任何含有欧米伽-3脂肪酸的组织都更加灵活，移动得更快，更具适应性。这是人体内欧米伽-3脂肪酸的一个重要特性。其次，欧米伽-3比欧米伽-6氧化得更快。这意味着一旦暴露在氧气下，它更易分解，或者说更易腐烂。可以想象一下当食物放在外面没人留意时会发生什么：它会发黑腐烂——这就是氧化。放在外面就会迅速腐烂的新鲜食物，往往含有较多的欧米伽-3脂肪酸（例如鱼）。

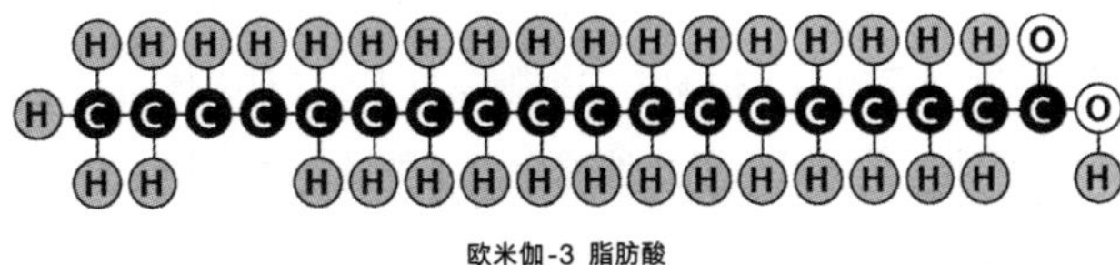

欧米伽-3 脂肪酸

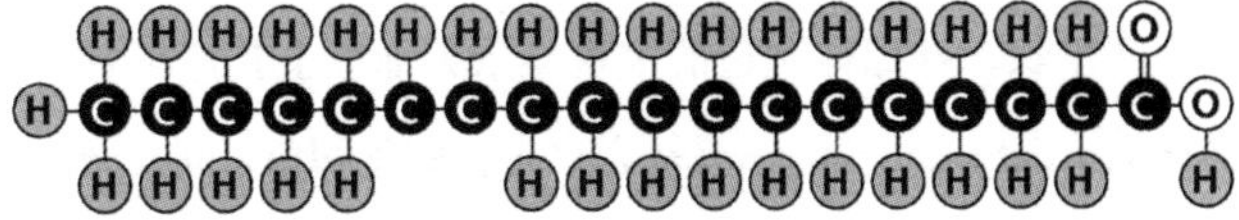

欧米伽-6 脂肪酸

图9.6 欧米伽-3和欧米伽-6脂肪酸的构成

表9.1 欧米伽-3和欧米伽-6脂肪酸的特点

	欧米伽-3	欧米伽-6
碳原子尾巴	卷翘，活跃，移动迅速	移动慢，不易弯曲
能令组织	更灵活，更具适应性	缺乏灵活和适应性
氧化	易腐烂分解	更稳定

于是我们便可以确定，这两种脂肪就像维生素一样，在我们的饮食中不可或缺，是维持人体健康所必需的。我们现在摄入的脂肪在种类上已经发生了变化——1977年的饮食指导意见造成了这种变化，恰好与肥胖危机的爆发同时——这会不会导致人体所需脂肪酸的缺失？让我们先来看看，它们是如何

在自然界中产生的。

阳光脂肪——欧米伽-3脂肪酸

当阳光遍照在雨林、草原和海洋上时，一个对所有地球生命来说至关重要的过程正在进行。所有绿色植物细胞，以及漂浮在海洋里的浮游生物和藻类生物，都具有一种称为叶绿体的构造。叶绿体相当于植物中的细胞能量工厂（对人体而言是线粒体）。然而，它们可以说是地球上最重要的一种构造，其功能是获取阳光中的能量，并将其转化为化学能量。这种能量被用来生成更加复杂的脂肪、蛋白质和碳水化合物，让植物和浮游生物得以存活生长。叶绿体制造的宝贵能量为地球上其他所有生物的食物供给提供了基础，从直接以之为食的牛和鱼，到大型肉食动物——还包括我们人类。

地球上的一切生物能量都源于叶绿体。但它们同时还制造了另外一些对我们来说十分重要的东西。叶绿体制造了欧米伽-3脂肪酸。地球上存在大面积的雨林、草原，海洋中漂浮着大量浮游生物，因此欧米伽-3便成了世界上最常见的一类脂肪。你永远不会想到一份菠菜或莴苣竟含有那么多脂肪，对我们的健康如此重要。

欧米伽-3脂肪酸通过食物链传播，因此任何摄入了绿色植物的动物或鱼类，其细胞中都含有欧米伽-3。鱼类除了浮游生物之外没有太多其他食物选择，因此它们体内含有大量欧米伽-3脂肪酸。任何一种食草动物，如绵羊或母牛，体内同样含有大量欧米伽-3脂肪酸。肉食动物捕获的动物吃的是绿叶和青草，因此它们的身体组织同样能吸收到欧米伽-3脂肪酸。人类位于食物链的顶端，只要我们摄入含有欧米伽-3的蔬菜，或是吃了绿色植物的鱼或牛，人体也能摄取到大量欧米伽-3脂肪酸。

秋季脂肪——欧米伽-6脂肪酸

欧米伽-6是另一种人体必需的脂肪酸，它同样源自植物，但它存在于种子而非叶子中。和欧米伽-3一样，欧米伽-6也是通过食物链传播的，因此在以种子为食的动物——以及将其作为猎物的动物——体内大量存在。

那么问题来了，在肥胖危机开始时，食物种类方面的变化如何影响到人类饮食中这类必需脂肪酸的摄入量?

定论——欧米伽-6脂肪酸迅速升高

简要回顾一下，美国膳食指导意见要求我们降低饮食中饱和脂肪的摄入量，同时提高谷物摄入量。大部分饱和脂肪被植物油所取代；实际上，总体而言，脂肪摄入的总量提高了。取代饱和脂肪的植物油是从植物种子中提取制造的，因此含有大量欧米伽-6脂肪酸。

现如今，大豆油占到了美国植物油消费量的50%，其欧米伽-6脂肪酸含量达到54%；也就是一汤匙有120千卡热量。大豆油是如今最常用于加工食品中的油。

后文的条状图证实了，与欧米伽-3脂肪酸相比，植物油中的欧米伽-6脂肪酸含量相当可观。鱼肝油（源自以浮游生物为食的鱼类）和黄油是例外，它们主要富含传统天然饱和脂肪，以及少量多元不饱和脂肪。

美国膳食意见要求提高谷物（种子）的食用量，这也会让我们饮食中的欧米伽-6脂肪酸含量上升。那么加工食品又如何呢？我们知道，加工食品含有大量植物油和小麦这样的精制谷物，因此欧米伽-6脂肪酸含量仍旧很高。膳食指导意见非但没有导致欧米伽-6脂肪酸的缺乏，反而令其在我们体内的含量空前增长。对于那些仍旧坚持饮食—心脏假说，且对欧米伽-6脂肪酸降低血液中胆固醇含量的作用记忆犹新的人来说，这一饮食变化似乎是有益的。让我们来测试一下……

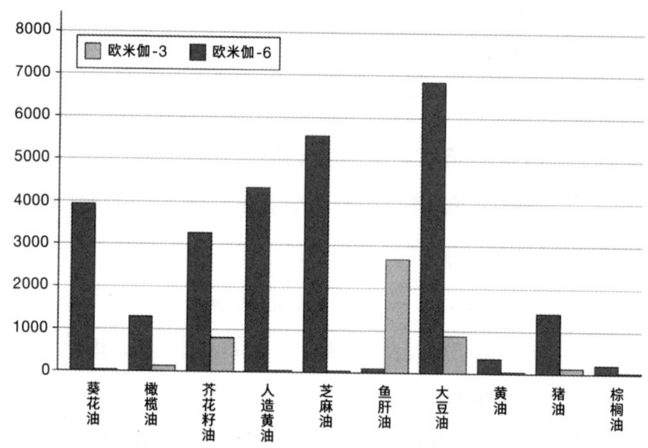

图9.7 欧米伽-3（浅灰）和欧米伽-6（深灰）脂肪酸以及常用食用油和涂抹油中这二者的含量，单位：毫克/汤匙（14克）

资料来源：由美国农业部国家营养数据库标准参考（USDA National Nutrient Database for Standard Reference）提供：Nutrition Data; https://nutritiondata.self.com.

2013年发表在权威期刊《英国医学杂志》(*British Medical Journal*)上的一项研究，观察了用欧米伽-6脂肪替代饱和脂肪对人体健康造成的影响。该研究的理论出发点是，即便未经严格的实验论证，饮食变革仍在西方世界广受推崇。研究对比了两组受试者，每组约有220人，每个人近期都有心脏问题。一组受试者保持含有饱和脂肪的正常饮食，另一组则用亚油酸(linoleic acid)——葵花籽(种籽)油和人造黄油(欧米伽-6)——替代饱和脂肪。测试结果如何呢?“在膳食中用亚油酸替代饱和脂肪，提高了所有疾病的死亡率，包括心脏病。”尽管这项研究(以及类似的许多研究)给出了明确结论，人们得到的膳食建议仍一成不变。英国国家医疗服务体系(NHS)依旧鼓吹用欧米伽-6植物油来替代饱和脂肪。膳食指导意见的核心基础依然是饮食—心脏假说，面对有力的反面证据(详见书后有关胆固醇的附录1)，依旧显得牢不可破。

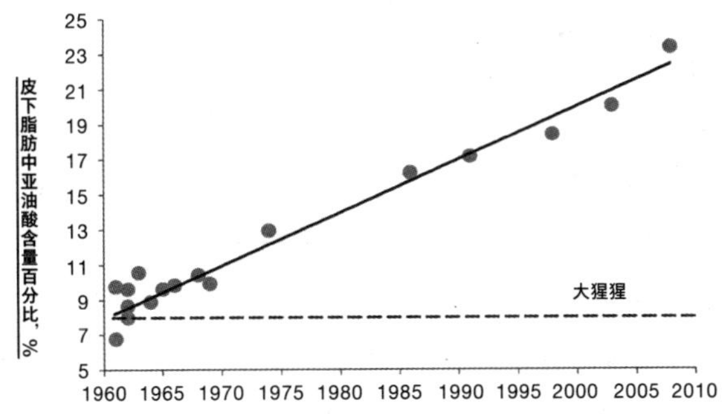

图9.8 美国国民身体脂肪中不断升高的亚油酸(欧米伽-6)含量，1961—2008

资料来源：S. Guyenet(2011), Seed oils and body fatness – A problematic revisit. Whole Health Source, 21 August.

随着我们饮食中欧米伽-6脂肪酸含量的猛增，不出所料的是，人体组织中的欧米伽-6含量也随之增高。《饥饿的大脑》（*The Hungry Brain*）的作者斯蒂芬·居耶内特博士（Dr Stephan Guyenet）用图表说明了这一现象。随着植物油和谷物摄入不断增加，人体中欧米伽-6的含量从1961年的8%——对应于其他灵长类（大猩猩）——缓慢增长到2008年的23%。

欧米伽-3脂肪酸与西式饮食

看上去在20世纪80年代之后，我们饮食中的欧米伽-6含量十分丰富，那么膳食变化对欧米伽-3脂肪酸造成了何种影响？膳食指导意见要求降低饱和脂肪的摄入。如果人们出于降低胆固醇摄入的目的，减少对食草动物和乳制品的消费，那他们同时也切断了欧米伽-3的重要来源。我们知道，任何一种以草为食的动物，其身体组织和乳液中都含有大量欧米伽-3脂肪酸。就此而言，减少对红肉和乳制品的消费量，就等于减少了欧米伽-3脂肪酸的摄入量。

给牲畜喂食廉价谷物

然而，并不是只有食肉量降低会对欧米伽-3摄入造成影响，肉本身的质量也会。集约化的养殖方式意味着现在的牛吃的是谷物，以使其快速成长（如我们在第二章所见）。与同样重量的草相比，种籽（谷物）也含有更多能量，可以储存更长时间（因为它们并不含有很多欧米伽-3脂肪酸）；对于大农场来说，拿谷物来喂牛更方便也更经济。

吃谷物的牛欧米伽-6含量高而欧米伽-3含量低

吃谷物的牛从中摄入了大量欧米伽-6脂肪酸，却损失了原本能从草中获取的欧米伽-3。它们饮食中的这一变化，反映在了牛肉的营养价值上（更少欧米伽-3，更多欧米伽-6）。鱼类也无法免于这种营养价值的变化。如今能在超市里买到的大多数鱼类都来自养殖场；就像牛（还有人类）一样，如果给它们喂食谷物而非天然食物（浮游生物），它们就会长得更大。处在食物链顶端的人类食用的是价格合理的谷饲牛肉或鱼肉——人体组织中主要欧米伽脂肪酸含量从欧米伽-3转换成了欧米伽-6。

有保质期的食品不含欧米伽-3脂肪酸

我们食用的植物油和加工食品又是什么情况——它们会如何影响人体的欧米伽-3摄入？还记得被人弃置不顾的食物颜色会变深吗？即前文提到的含有欧米伽-3脂肪酸的会氧化的食物。

工厂（而非农场）制造的加工食品必须有很长的保质期。但我们也记得，任何拥有合理保质期的食物，会流失掉大部分欧米伽-3脂肪酸。新鲜食物富含欧米伽-3，所以一旦拿到冰箱外面，它们就会迅速变质。同样的道理也适用于植物油（但不包括橄榄油）：它们需要移除欧米伽-3，否则很快就会腐坏。因此，植物油要经过化学和热处理来去掉欧米伽-3脂肪酸。就像之前说过的，氢化过程能够消除不饱和脂肪的氧化隐患，同时产生具有心毒性（cardio-toxic）的反式脂肪——这些都是为了让食品吃上去更新鲜一点，最终目的则是为食品公司赚取更多利润。

于是，原本应该帮助我们降低饮食中饱和脂肪含量的膳食变革，实际上令两种人体所必需的脂肪酸的比例发生了巨大转变。欧米伽-6脂肪酸含量骤增，而欧米伽-3脂肪酸含量则迅速下降。

欧米伽-3和欧米伽-6的比例变化

理想状态中，同时也是贯穿人类先前历史的情况是，人体内欧米伽-3和欧米伽-6脂肪酸的比例在1 ∶ 1到1 ∶ 4（即欧米伽-6脂肪酸4倍于欧米伽-3脂肪酸）之间。如果我们回到狩猎—采集时代，当时所有食物都是新鲜的，饮食也不以谷物或植物油为主，我们看到的就是这一比例关系。如今生活在遥远地方，以自产的天然食物为食的人，体内的比例也是如此。但如果你吃的是西式饮食，如我们所见，食物经过加工或工业化生产，移除了大量欧米伽-3脂肪酸，添加了大量欧米伽-6脂肪酸。于是在某些西方化都市中，两者的比例升高到了惊人的1∶50。

表9.2从华盛顿特区遗传、营养与健康中心（Center for Genetics, Nutrition and Health）2004年的一项研究中，总结出了欧米伽-3与欧米伽-6脂肪酸比例的历时变化，以及不同地区的差异。

比例变化如何影响人体?

于是乎，我们发现了一种直到最近才为人所知的新的现代缺乏症。食品加工的增加和新鲜食物的匮乏加剧了这种必需脂肪酸缺乏症，其与维生素B_1和维生素C的缺乏症的相似性也开始显现。但是，就像我们发现缺乏维生素是脚气病和坏血病的病因，新发现的缺乏症有助于我们理解肥胖这种现代疾病吗?

表9.2 不同人群中欧米伽-6与欧米伽-3脂肪酸比例

人群	ω6 ： ω3
旧石器时代	0.79
1960年之前的希腊	1.00—2.00
当代日本	4.00
当代印度，农村	5—6.1
当代英国和北欧	15.00
当代美国	16.74
当代印度，城市	38—54

资料来源：A. P. Simopoulos(2004). Omega-6/omega-3 essential fatty acid ratio and chronic diseases. *Food Reviews International*, 20(1), 77-90.

欧米伽兄弟的故事

我们知道欧米伽脂肪酸源自植物的不同部分：欧米伽-3源自绿叶，欧米伽-6源自种子。如果我们观察欧米伽脂肪酸在人体内的功能，也会发现它们起着许多相反的作用。它们就像个性完全不同的同胞兄弟。欧米伽-3移动迅速、灵活多变，具备复原的属性，但结构脆弱。不易弯曲的欧米伽-6更加坚固稳定，但移动得更慢，并且它出现在哪就会把麻烦带到哪。就像很多兄弟那样，欧米伽兄弟之间也有矛盾。它们不断争夺着自己最喜欢的地方：想坐到同一堵墙壁上。这堵墙壁就是我们的细胞壁，对我们的健康至关重要。

让我们设想，小个的、友好的、迅速的、灵活的弟弟（欧米伽-3）穿着绿色衣服（因为它来自绿叶），大个的、沉稳的、易怒的哥哥（欧米伽-6）穿着棕色衣服（因为它来自种籽）。现在想象有一大群欧米伽兄弟坐在你的花园围墙上守卫着它。在正常情况下，绿衣弟弟和棕衣哥哥的数量是相等的（1 ∶ 1的比例）。如果你想要越过围墙，递东西到隔壁花园，就会有一大群友好的、灵活的绿衣弟弟帮忙传递。如果某天出现了许多棕衣哥哥，却只有寥寥无几的三两个绿衣弟弟，围墙就会被不易弯曲的、闷闷不乐的棕衣哥哥把持。很难取得它们的同意，把东西越过围墙递到隔壁，除此之外，如果你胆敢靠得太近，它们会把你踢开，或是更糟，你会受到伏击并受伤。

现在，想象一下这些欧米伽兄弟缩小了，它们在护卫着你的细胞壁，帮着控制进出细胞的物质，同时防止细胞遭受危害。这是欧米伽兄弟的功能：在细胞壁的运作中发挥关键作用，把守着细胞入口，保卫着细胞的安全。

我们说过，欧米伽兄弟相互间不断争夺着想要坐到细胞壁上去：空间有限，不是人人都能找到位子。如果循环中欧米伽-3占据多数，细胞壁上就会有更多欧米伽-3，对欧米伽-6来说也是如此。人体细胞壁中欧米伽-3和欧米伽-6的比例反映了我们饮食中两者的比例。

我们吃的食物完全反映在了细胞壁中

我们知道，过去的40年中，我们饮食中的欧米伽-3含量急剧下降，而欧米伽-6含量则上升得愈加厉害。这一饮食中欧米伽脂肪酸比例的变化，也反映我们每一处细胞壁（总共30万亿）中欧米伽兄弟的类似比例变化中。忽然之间，我们细胞壁中的比例变作约20个顽固且不友善的欧米伽-6哥哥对应于1个迅速、友善且灵活的欧米伽-3弟弟。让我们来猜一猜，这对健康会造成怎样的影响。

欧米伽脂肪酸的功能

欧米伽兄弟的（不同）功能涵盖了三个主要领域：

1.防护（炎症反应）；

2.细胞壁渗透性（胰岛素敏感性）；

3.信息传递（情绪及食欲）。

防护

在应对感染和受伤所引起的炎症反应中，欧米伽-3和欧米伽-6脂肪酸的作用正相反。

欧米伽-6脂肪酸在细胞膜内分解，释放出的物质能够促进：

- 增强炎症反应；
- 增强血液凝固（凝块）。

欧米伽-3脂肪酸在细胞膜内分解之后，其作用与此相反。它们会减弱炎症反应和血液凝固。因此，细胞壁中欧米伽-6相对于欧米伽-3的激增，会提高任何刺激条件下的炎症数量：它会让我们的免疫系统变得更加敏感。如果欧米伽-6和欧米伽-3的比例上升得过于剧烈，会让免疫系统陷入超敏（hypersensitive）。

超敏的免疫系统会导致自身免疫性疾病（免疫系统出现混乱，攻击自身细胞）。这些疾病包括：关节炎、过敏、哮喘和炎症性肠病。过度活跃的免疫系统会引起身体内的轻度炎症，从而增加患癌的风险。如果伴随着血液凝固趋势的提高，轻度炎症也会增加心脏病的风险。

因此，血液中欧米伽-6和欧米伽-3的比例变化，会增高所有现代疾病的风险——这些疾病在加工食品和植物油实际成为我们身体一部分之前非常罕见。

最终，体内的轻度炎症会使α肿瘤坏死因子（TNF-alpha，第五章提到过的炎症分子）增多。我们知道，α肿瘤坏死因子将会阻碍瘦体素的行动。瘦体素抗性导致更高的体重定点——你猜对了，就是肥胖。

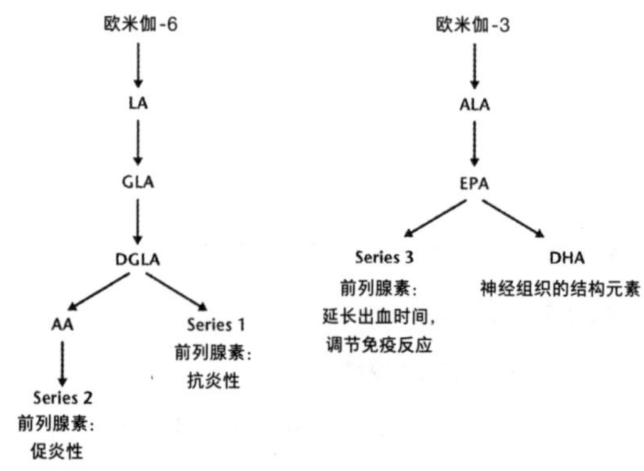

图9.9 欧米伽-6和欧米伽-3中的炎症化学物质

关键词： LA——亚油酸；GLA——γ-亚麻酸；DGLA——二十碳三烯酸；AA——二十碳四烯酸；ALA——α-亚麻酸；EPA——二十碳五烯酸；DHA——二十碳六烯酸。

资料来源： 修改自W.E. Lands (1992). Biochemistry and physiology of n-3 fatty acids. *FASEB J*. 6 (8), May, 2530-36。

细胞壁渗透性

灵活多变、移动迅速的欧米伽-3脂肪酸尾巴提升了细胞壁的灵活性，令其具备更高的流动性和适应性。当有更多的欧米伽-3脂肪酸存在时，元素（例如钙）通过细胞壁的传送速度更快。代谢的适应性和适应能力得到了提升。细胞壁对于外界的激素信息也更加敏感。当顽固的欧米伽-6在细胞壁中的比例更高时，情况则正相反。细胞壁的适应性和渗透性都会减弱。新陈代谢会变得迟钝。细胞膜对激素信息的敏感度降低。

细胞壁中欧米伽-6与欧米伽-3比例上的悬殊变化十分关键，它会降低细胞壁对于肌肉中胰岛素和大脑中瘦体素的敏感性。高胰岛素水平和瘦体素抗性提高了体重定点，增加了肥胖的风险。

信息传递（情绪及食欲）

欧米伽-6脂肪酸是内源性大麻素（endocannabinoids）的前体，后者则是刺激大脑中大麻素受体的信号分子。没错，你或许已经猜到了，同样的受体在人们吸烟或吸食大麻时也会被激活！吸烟时大麻素受体受到刺激，产生愉悦兴奋的情绪。如果剂量足够大，也能令人感受到极度的愉悦。我们也知道了烟草刺激大麻素受体过后1小时左右，会发生什么：一下子来了食欲，开始寻找食物。当最终吃到食物的时候，愉悦感会更强烈，甜味也会得到增强。

当现代的西式饮食大幅提升了欧米伽-6和欧米伽-3之间的比例时，我们体内的内源性大麻素系统会发生什么变化？额外的欧米伽-6脂肪酸产生出了额外的内源性大麻素信息，令整个系统长期处于过度刺激的状态。这并不是说，欧米伽-6对欧米伽-3比例高的人全都会兴高采烈地走来走去，看着像是喝高了一样——而是说，内源性大麻素系统在很长一段时间里都会受到刺激，处在一个较低的水平。

让我们来看看已经得到证实的，当欧米伽-6对欧米伽-3比例很高时，会对内源性大麻素系统的功能，以及我们的行为和健康，产生何种影响。

- **激活大麻素受体1（CB1），导致食欲提高，热量摄入增多。**
- **内源性大麻素系统介入能量平衡，系统过度刺激从而导致肥胖。**
- **内源性大麻素系统被激活后，甜味得到增强，同时增强了大脑中快感和奖赏（多巴胺）化学物质的释放。食物吃起来更香了，也带来了更多的愉悦感。**

这里传递出的信息是，欧米伽-6脂肪酸（即那些顽固且不友善的围墙守卫）对大麻有隐秘的偏好。细胞壁中的欧米伽-6脂肪酸越多，胃口越大，体重协调系统也会逐渐令体重增加。而体重增加会带来愉悦的感受，因为欧米伽-6脂肪酸会激发出更可口的味道和更高的食物反馈感。我们都熟悉的对肯德基全家桶的渴望，并非无中生有：这种渴望来自之前吃肯德基的体验，其中的欧米伽-6脂肪酸仍堵在你的细胞里，并制造出大麻素。

欧米伽脂肪酸的比例变化对人们健康产生的另一个重要影

响，体现在大脑功能上。本书的讨论无法涉及其中细节，但我们应该知道以下几点：

- 高欧米伽-3脂肪酸含量（25%）在大脑细胞膜中很常见；
- 饮食中欧米伽-6与欧米伽-3的摄入量变化也会改变大脑中两者的比例关系；
- 欧米伽-3脂肪酸的严重缺乏会导致麻痹、虚弱和视力模糊；
- 大脑中欧米伽-3脂肪酸含量偏低多见于多发性硬化症、黄斑变性以及亨廷顿舞蹈症；
- 欧米伽-6与欧米伽-3比例增高涉及：阿尔兹海默病、痴呆症、焦虑情绪障碍以及自杀。

在西方世界，以上这些身心机能的失调症状越来越常见。

牛津大学生理学荣休教授约翰·斯坦因（John Stein）针对欧米伽-6与欧米伽-3脂肪酸比例的升高提出："人类大脑正在发生的变化，其严重程度不亚于气候变化带来的威胁。"

欧米伽-6脂肪酸抑制欧米伽-3脂肪酸

最后，仿佛嫌麻烦还不够大似的，高含量的欧米伽-6脂肪酸还会阻碍身体将我们从植物中获取的欧米伽-3脂肪酸转化为我们能从鱼和动物中获取的更为活跃的欧米伽-3脂肪酸。换句话说，如果饮食中的欧米伽-6脂肪酸含量已经很高，无论你吃多少蔬菜，它们都无法转化成有益的欧米伽-3脂肪酸。因此，我们得出了一个有说服力的观点，缺乏必需的膳食营养（即欧米伽-3脂肪酸）是导致肥胖的原因。这也符合：

- 流行病学证据——欧米伽-6与欧米伽-3脂肪酸比例低的人群不受肥胖症困扰（例如日本人和未被西化的农村地区），而在比例高的人群中肥胖率也很高。
- 脂类（脂肪）细胞膜的研究——已经发现欧米伽-6与欧米伽-3比例高，对新陈代谢产生了多重影响，从而导致体重定点升高。
- 病人的口述——欧米伽-6与欧米伽-3的比例需要数月时间才会发生变化，节食对此不会产生影响。这也解释了节食结束后的体重回升。如果病人去了另一个国家，他们的体重定点会根据新的食物环境进行调整。（在本书第三部分，我们会讨论如何在不出国门的情况下实现这一点。）

新的缺乏症

就像膳食中缺乏维生素C会导致坏血病，引发极端疲劳、性格变化和对食物的渴望，西式饮食中欧米伽脂肪酸的比例变化也会导致体重定点的升高。此时身体会出现饥饿和疲劳的症状，引起体重增加，最终变成肥胖症。

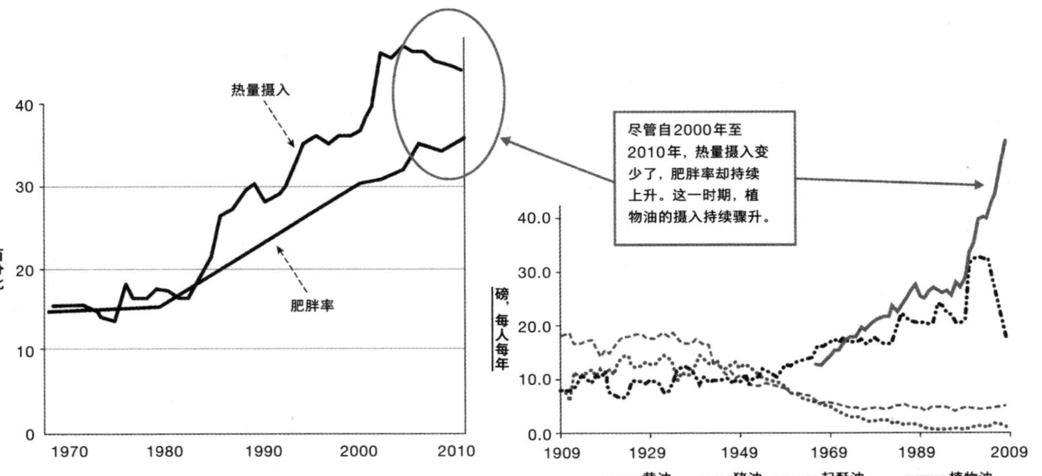

图9.10 在美国，植物油摄入与肥胖率之间的关联，1970—2010

资料来源：关于热量摄入，参见USDA Economic Research Service, loss-adjusted food disapearance；关于肥胖率，参见C. L. Ogden and M. D. Carroll (2008). Prevalence of Overweight, Obesity, and Extreme Obesity among Adults: United States, Trends 1960-1962 through 2007-2008. *National Health and Nutrition Examination Survey (NHANES)*, June. National Center for Health Statistics；关于额外脂肪，见美国农业部经济研究服务局数据。

凛冬将至——进化适应

我们的体重定点是对来自我们基因和表观基因的信息，以及我们过去和现在所处的环境，所作出的程式化反应。人体会利用这一数据来选择合适尺寸的“油箱”（或者说能量储备），帮助我们在未来可能的环境灾难（如饥荒）中生存下来。如果我们这么来看的话，那么欧米伽脂肪酸就像信使，作为自然的代言人，它们提示我们关于未来的环境状况。

自然界中的一些例子为我们提供了线索，有助于我们理解自身的欧米伽信息服务是如何演化的，以及为何这些信息能够改变人体的体重和免疫系统。要记住，欧米伽-3脂肪酸来自叶子，而欧米伽-6脂肪酸来自种子和坚果。在远离热带的温带气候条件下，食物中的欧米伽-3和欧米伽-6脂肪酸含量会随着季节更替而改变。在春季，植物开始发芽，饮食中欧米伽-3脂肪酸占据主导。到了秋季，落叶萧萧，种子和坚果变得更丰富——因此欧米伽-6脂肪酸便取得了优势。过了数周和数月之后，动物体内的细胞壁便随着环境同步变化。欧米伽-6与欧米伽-3的比例在春夏季偏低，在秋冬季走高。

这种季节性的细胞变化会对一些动物造成什么影响？它们的行为和生理都会产生变化，以应对冬天的到来。随着太阳的强度在秋季不断减弱，环境中的食物能量也逐渐减少。各种动物不得不开始适应冬季环境下食物能量的减少，为了生存它们需要更多的热量。环境信号预示着能量摄入的减少和能量消耗的增加，给这些动物的代谢平衡带来了压力。鸟类的应对方式十分合理：如果能量等式不再适合它们，它们就会飞到南方地区，那里有更丰富的源自太阳的食物能量。那么那些限制在陆地上，无法长途迁徙的动物该怎么办呢?

我们知道随着冬季临近，棕熊会食欲大增，并且额外增重30%——全部都是脂肪——以供在漫长冬眠的几个月里缓慢消耗。据推测，食物中（因而也是冬眠动物细胞膜中）欧米伽-6和欧米伽-3脂肪酸的含量，是动物冬眠或蛰伏状态的诱因——在它们为没有食物的冬季月份做准备时，更多欧米伽-6脂肪酸导致它们体重定点升高。尽管在夏末和秋季仍旧能够获取食物能量，棕熊还是会狼吞虎咽，直到体内的“油箱”按照体重定点计算出的过冬最佳值，加到了最满。当严寒来袭时，棕熊还有另外一招生存策略——它能在冬眠时降低体温，从而降低代谢率。在整个寒冬月份中，棕熊会缓慢消耗自身能量储备，直至春季到来，体温信号将其唤醒。

另一个根据环境信号改变行为方式的例子是金花鼠。随着秋天的到来，食物供应也随之变化（浆果少了，坚果变多了）。金花鼠细胞壁中欧米伽脂肪酸比例的变化，被认为是激发食欲和增重的信号之一。此外，它还展现出了囤积行为（你或许留意过），将坚果带回洞穴中贮藏，帮助它度过冬季。欧米伽-6与欧米伽-3的比例还标志着动物何时应该进入蛰伏状态（一种能量消耗和代谢率极低，但动物本身仍保持意识的状态）。

黄腹旱獭是一种栖居在加拿大寒地的地松鼠，它们一年中有8个月的时间用于冬眠，主要以多叶植物、草、坚果、蛋和昆虫为食。如果在实验室中，将它们的欧米伽-3脂肪酸含量人为增高，它们便接收不到冬眠的信号。这意味着在野外环境中，欧米伽-3与欧米伽-6脂肪酸比例的变化触发了冬眠。

冬季食物与动物生理

以上这些例子中的冬眠动物，其欧米伽脂肪酸的状况已经得到了研究。我们知道还有其他环境诱因，能够开启野生动物的冬眠反应，包括体温变化、环境光照度和维生素D。但我认为有令人信服的例证表明，季节性食物的变化同样导致了动物在行为和生理方面的改变，其中也包括人类在内。根据这一理论，我们看到的高欧米伽-6与欧米伽-3脂肪酸比例所引起的对应变化，实际上是应对未来恶劣环境的原始预防反应。这似乎说得通。随着冬季来临，欧米伽脂肪酸发出信号：我们需要更强的食欲；我们需要加快觅食，更多地享受和品味这些食物。我们需要细胞膜更少渗透性，更具代谢稳定性，以防止代谢损耗。我们发展出了更强大的免疫系统，让它在冬天帮助对抗感染，愈合身体组织。一些科学家推断，欧米伽-6与欧米伽-3脂肪酸比例升高时相伴随的胰岛素抗性（导致血糖水平升高），是遗传自古代生物的用以御寒的生存特性（在水中加入糖分可以降低其冰点）。确实有某些极端的冬眠动物，例如黄尾蟾（yellow-tailed frog，实际上能将自己身体的某些部位冷冻住），仍旧在沿用这种策略。

所有这些生理反应，或许都是古老的进化包袱，如果确实如此，它们便是设计来帮助我们生存的。那么在这种情况下，肥胖的主导因素就不是意志力的缺陷或懒惰，而是应对环境变化的恰当的保护性增重反应。不幸的是，我们当前食物环境的极端变化，并非源自季节，而是西式饮食的后果。自然界的秋季无法让人体内的脂肪酸如此大幅度地从欧米伽-3偏向欧米伽-6，也无法在时间上如此无限期地延长。

虽然这一理论尚未得到证实，但它确实合乎情理——它符合我们所有关于肥胖的所见所闻。它也解释了先前所有的误解，并澄清了为何有些治疗手段效果有限，或干脆没有任何效果。它与体重定点的理论相契合，并明确解释了为何我的某些病人试图减重却连连失败。不过它也解释了为何——非常偶然地——有些人取得了成功。我们可以理解为什么有些人的体重定点会随着他们移居的国家和新环境中食物的欧米伽脂肪酸比例而上下浮动。

但这一理论也没能解释所有的肥胖病例。另外有一些环境因素也会让体重定点上升，其中包括我们吃零食的习惯和食物中的GI（血糖生成）指数，两者都会导致慢性胰岛素升高和肥胖。我们将在下一章详细讨论。同样，我们在第三章里了解到，经常性的低热量饮食也会让体重定点升高，以预防未来可能的食物短缺。还有我们在第五章里描绘过的一小组病人，他们极度肥胖，到了失控的地步：这部分人产生了瘦体素抗性，即便在环境和饮食发生积极变化的情况下，其体重也会进一步增加。我们将把所有这些因素结合起来，在本书第三部分讨论如何对我们的体重定点进行优化。

身为科学家和医生，我们有时却不能从过去的错误中汲取教训。历史应该已经教会我们，往后50年、100年或200年，未来的同行将会感到我们这一代人中对最大的健康危机所持的流行信念和误解十分可笑。就像我们看待脚气病和坏血病的过往那样——答案近在眼前。只待我们自己去看。

小结

在本章中我们了解到，我们所食用的脂肪的类型，对于健康和体重来说为何如此重要。我们发现有两种特殊的脂肪——欧米伽-3和欧米伽-6——是人体无法合成的，因此它们和维生素一样，在我们的饮食中不可或缺（这也是为何它们被称为必需脂肪酸）。这两种脂肪互相竞争，争夺我们每一个细胞中的细胞壁空间。我们摄入的两种欧米伽脂肪酸数量反映了细胞壁中的脂肪酸含量。而我们细胞壁中两种脂肪酸的含量（或比例）会对新陈代谢、体重和人体炎症程度产生巨大影响。

从20世纪80年代至今，科学家（和政府）建议我们改变脂肪的消费习惯，从天然的饱和脂肪转向多元不饱和植物油。植物油中的欧米伽-6脂肪酸含量极高，令其结构稳定，不易氧化（或者“变质”），因此适合添加到需要长期保存的食物中。在三十多年里，种子油（葵花籽、油菜籽、大豆）的消费量翻了3倍。由此导致的西式饮食中额外的欧米伽-6脂肪酸摄入量直接转换成了细胞壁脂肪的组成部分。人口食物供给中欧米伽-6与欧米伽-3脂肪酸的比例，同样反映在他们的细胞壁中。西式饮食中脂肪消费的种类和数量变化，导致欧米伽-6与欧米伽-3脂肪酸比例的升高，从自然水平下的4个欧米伽-6脂肪酸比1个欧米伽-3脂肪酸，升高至当前水平下50个欧米伽-6脂肪酸比1个欧米伽-3脂肪酸。

细胞中欧米伽-6脂肪酸含量增高导致人体炎症（引发一系列西方疾病）增加。炎症的增加[通过α肿瘤坏死因子

(TNF-alpha)]导致胰岛素功能降低，以及瘦体素(脂肪细胞制造的使我们保持苗条的激素)效果减弱。胰岛素功能降低意味着血液中需要更多的胰岛素。高胰岛素水平同样导致瘦体素信号减弱。所有这些后果导致了体重定点的升高，以及随之而来无法避免的……体重增加。

有证据表明，冬眠动物在冬季到来之前吃下的食物，引起体重的迅速增加。秋冬季节的食物供应从嫩芽和叶子(富含欧米伽-3脂肪酸)转换成坚果和谷物(富含欧米伽-6脂肪酸)，由此发出了信号——影响了动物身体细胞中欧米伽-6与欧米伽-3脂肪酸的比例，并引起体重增加。本章末尾，我们推测了人类是否对“秋季”食物有类似的进化反应。事实上，相比于春秋季节的食物变化，西式饮食对人体自身欧米伽-6与欧米伽-3脂肪酸比例的影响要大得多。除此之外，无论季节变换，西式饮食基本保持不变。这可能会产生永久性的增重信号——并对一些人变胖造成巨大的促进作用。

如同过去的营养缺乏症一样——脚气病和坏血病——欧米伽-3脂肪酸相对于欧米伽-6脂肪酸的不足，会不会是今日健康流行病“肥胖”的关键诱因?

第十章

糖分过山车

葡萄糖、胰岛素与我们的体重定点

你有没有疑惑过，为什么某个运动员要服用药物？或许他们不顾年岁增长，仍想变得更好更强壮：他们似乎一直保持领先，看上去总是状态极佳——完全健康，并且他们的肌肉似乎能抗拒疲劳。他们的秘诀是什么？只是因为出色的基因、良好的饮食和不懈的训练吗？还是说他们够聪明，服用了某种药物，而这种药物在运动员必须接受的药物测试中几乎无法被检测出来？

许多健身人员——据近期的一项报告称多达10%——如今都在服用这种药物。它被用于促进将葡萄糖从血液吸收进肌肉中。这意味着肌肉能够储存更多能量，工作得更持久。据说它还能用于防止肌肉损伤。如果你想在肌肉中比对手储存更多能量，这就是你需要的药物。只有一个问题：如果滥用的话，不出几分钟，它就能要你的命。

至今只有一位主流运动员承认服用这种药物。但检测人员从来没能抓住过她的把柄——我们谈论的这种药物只需几分钟，就会在身体里消失得无影无踪。上面提到的这位运动员马里昂·琼斯（Marion Jones），是世界上跑得最快的女性，也是美国运动员的代言人。她承认服用了胰岛素制剂，以及其他药物，来增强自己的表现。

胰岛素能使血糖储存在细胞中，以供后续使用。一般情况下，它是胰腺应对血液中高葡萄糖含量而产生的。然而，运动员可以通过在几小时内摄入额外的胰岛素以及额外的糖分来强行推进[这一过程称为高胰岛素钳夹（hyper-insulinaemic clamp）]。这令他们的肌肉中充满葡萄糖——并且使其耐力和表现比不使用该技术手段的运动员更具优势。不利的一面是，如果他们不明白必须在摄入胰岛素的同时摄入糖分——如果他们不看附加说明——那么胰岛素就会耗尽所有的血糖，它们会消失在细胞中，不给运动员的大脑留下一点供给。运动员很快就会陷入昏迷中死去。尽管存在这一风险，我仍怀疑有一些非常知名的运动员会在指导下服用这种药物，因为他们知道自己永远不会被抓出来，而这种药物能让他们比竞争对手更具优势。

如果你是一名运动员，胰岛素就是一种很好的药物，可以为肌肉细胞注入葡萄糖。但如果你并不经常运动，胰岛素的作用就会大为不同。它不会让你的肌肉看上去饱满且富线条感，而是会强行让葡萄糖进入脂肪细胞——要不了多久，你的肚子而不是肌肉，看上去就会十分饱满，更有可能极富油水而非线条。

我最近接待了一个病人，他多年来一直在与糖尿病和肥胖作斗争。他只有25岁，但从10岁起就患上了糖尿病。当他采取胰岛素疗法来治疗糖尿病时，发现自己胖了很多。他的体重徘徊在100千克（使用胰岛素，糖尿病得到很好的控制）到80千克（暂停胰岛素，糖尿病不受控制）之间。当他感到自己过于肥胖时，便停止了糖尿病的治疗，暂停使用胰岛素，体重便就此回落。然而，他的减肥手段并没有给身体带来益处：他已经患上了视网膜病变（即视网膜受损），这是未能有效控制糖尿病引起的并发症，最终可能导致失明。

体重增加是使用胰岛素治疗糖尿病的众所周知的副作用。胰岛素会迫使血液将其能量储备转入脂肪细胞中。当我们的血液中存在胰岛素时，能量的大门只向一个方向敞开——通向脂肪细胞，而不会让任何能量外流。脂肪便被锁住了。

如果血液中的胰岛素含量很高，我们可以预期体重定点会被提高。这便是糖尿病人的遭遇。如果停止使用胰岛素——就像我那位与肥胖抗争的病人一样——体重就会随之降低。许多科学研究都证实了，改变体内胰岛素含量会引起体重变化。增加胰岛素就增加了体重；降低胰岛素就降低了体重。胰岛素改变了体重定点——上升或是下降——体重便会随之变化。

高胰岛素水平=更高的体重定点

低胰岛素水平=更低的体重定点

加利福尼亚州圣地亚哥市的一项有趣的研究证实了胰岛素对体重定点产生的作用。在为期6个月的时间里，研究人员对14名糖尿病人的体重进行监测，同时逐渐增加胰岛素治疗的剂量，直至他们的血糖得到控制。研究证实，受试者的体重增加了超过8千克。然而，当研究人员分析受试者在接受胰岛素治疗期间的饮食量时，他们感到非常惊讶：尽管体重有所增加，但与治疗前相比，受试者似乎每天少吃了300千卡食物。我们在第三章里了解到，胰岛素会使得主导控制我们体重的瘦体素（脂肪生成的激素）失去作用。这引发了瘦体素抗性以及更高的体重定点。瘦体素抗性（在此例中由高胰岛素水平引起）带来的新陈代谢后果，与一场疾病或饥荒（或节食）后体重减轻引起的瘦体素水平降低相同：低代谢率。尽管受试者吃得更少，他们的新陈代谢却变慢了，导致体重增加——这完美诠释了胰岛素如何驱使体重定点上升和新陈代谢降低。于是，胰岛素一边直接作用于细胞，促进能量储存和体重增加，一边通过引发瘦体素抗性，间接促使体重增加。

胰岛素→瘦体素抗性→低代谢率→更高的体重定点

如果我们给病人吃降低胰岛素水平的药物，会发生什么呢？这会给他们的体重带来益处吗？田纳西州的罗伯特·卢斯蒂格（Robert Lustig）的研究团队观察了降低肥胖志愿者体内胰岛素水平造成的影响。志愿者接受了一系列奥曲肽（octreotide）注射，降低了体内胰腺的胰岛素分泌。疗程结束后，这组受试者的体重减轻了（平均减去3.5千克）。此外，他们的胰岛素敏感性（胰岛素的有效性）提高了。受试者报告说自己的食欲由于接受治疗而下降了。

降低胰岛素水平→降低体重

影响胰岛素水平的欧米伽脂肪酸食物

我们在第九章里看到，某些因素会对胰岛素功能的优劣造成影响。其中之一便是欧米伽-3与欧米伽-6脂肪酸比例。如果细胞膜中不友好的欧米伽-6脂肪酸含量过高（由于饮食中包含额外的植物油和谷物），胰岛素就无法正常发出信号。为了取得原有效果，身体必须制造出更多的胰岛素。欧米伽-6脂肪酸还会诱发炎症，并制造α肿瘤坏死因子（TNF-alpha）。我们在第五章里看到，这同样会单独发挥作用，减弱细胞膜中胰岛素的效果（同时引发瘦体素抗性）。因此，西式饮食中的脂肪酸——被用于食用油和起酥油，包括所谓对心脏有益的植物油——导致我们对胰岛素有更多需求，也由此提高了我们的体重定点。饮食中的高欧米伽-6脂肪酸含量，及其引起的α肿瘤坏死因子炎症，会间接作用于细胞，降低其对胰岛素的接受性（细胞无法感知到胰岛素）——这意味着需要更多的胰岛素。

西式饮食→高欧米伽-6与欧米伽-3脂肪酸比例→胰岛素抗性→更多胰岛素→更高的体重定点

高欧米伽-6与欧米伽-3脂肪酸比例→炎症→胰岛素抗性→更高的体重定点

一茶勺糖

我们的大脑需要糖分——它需要血液中的葡萄糖来保持运作。我们要让这种珍贵的大脑燃料在血液中保持最佳水平：过少的话，我们会陷入昏迷，过多的话，葡萄糖会引发炎症性失调。但其实血液中携带的糖分出人意料地少。

大部分人体内流动着5升血液。其中含有多少糖分呢？想象一下，在一个5升的水桶里注满水。我们需要在桶里添加多少糖，才能让水和我们的血液一样甜？答案或许会惊到你——我们只需在水里混入一茶勺糖，就能达到80毫克/分升的最佳血液水平。在我们的肌肉和肝脏里储存着大量糖分，但全部5升血液中只有一茶勺糖。负责输送葡萄糖的激素十分重要，尤其是胰岛素，它们维持着血液中的葡萄糖水平，使人体保持健康活力。

葡萄糖是一切碳水化合物的最终产物

在我们吃下任何含有碳水化合物的食物后，葡萄糖就开始大量进入血液。胰腺感知到这一变化，便开始分泌胰岛素。胰岛素的工作是引导血糖进入细胞（大多数情况下是我们的脂肪细胞）。当胰岛素水平较高时，身体就切换到了贮藏模式：胰岛素迫使葡萄糖从血液中进入脂肪细胞，在那里转化为甘油三酯。只要血糖恢复到一茶勺的水平，胰岛素就会消失——已经不需要它了。

胰腺分泌的胰岛素量与进入血液循环的葡萄糖量成正比。而葡萄糖进入血液的数量与速度，取决于我们吃下的食物。因此，胰岛素水平受到我们进食的食物种类的直接影响。含糖量高的食物或饮品（想想可乐）会使得胰岛素激增。含有复杂糖（多个糖分子组成的碳水化合物）的食物（试想一根芹菜）在肠道中需要更多时间来分解，其包含的葡萄糖更缓慢地进入身体，因此使胰岛素分泌的时间更长，浓度却更低——细水长流。

举例来说，一茶勺糖约有4.2克糖分——相当于1/8罐可乐或4根芹菜的糖量。我们喝下一口可乐后，糖分会在几分钟内进入血液，导致血糖激增（达到2倍）；因此就需要大量胰岛素来处理这一局面。而在我们吃下4根芹菜后，肠道需要1到2个小时才能把芹菜中的复杂糖链分解成单糖。因此这时的血糖水平会非常缓慢地上升。胰岛素也会缓慢上升来应对糖的问题。为处理可乐糖分而产生的胰岛素，在总量上与处理芹菜糖分产生的胰岛素完全相同。请记住，长时间内胰岛素分泌的总量构成了计算体重定点公式的一部分：胰岛素越多，体重定点越高。结合碳水化合物来看，计算胰岛素和体重定点时发挥作用的就不是食物的种类，而是糖分的总量。

上上下下的过山车

稍微展开一点来说，无论是可乐还是芹菜，糖终归是糖。然而，如果吃下去的食物（或饮料）过快地释放出糖分，并且其本身又含有大量糖分，这便会导致胰岛素的井喷式分泌。进入血液的葡萄糖激增，随之而来的是胰岛素的激增。胰岛素会打开脂肪细胞的大门，让糖分大量涌入，但是……诡异的情况发生了：由于胰岛素激增，血液中失去了过多葡萄糖，导致血糖水平下降。这在依赖葡萄糖发挥功能的那部分大脑区域中拉响了警报。这一警报会令我们感到焦虑，并急切渴望任何含有糖分的食物。大脑进入了生死攸关模式——“找到糖分，越快越好!”这是大脑发出的信息。我们无法忽略这些警告信息;我们必须照此行动，于是便开始四处找寻糖分。幸运的是，在西式饮食环境下，糖分包围着我们。不幸的是，糖分浸淫了我们的大部分食物。大脑只需要不到一勺糖分，或许是半勺;它得到的或许却是一份低脂蓝莓松饼(含有9勺糖分)。糖分又一次大量涌入血液中，胰岛素也又一次被紧急召唤——大量的胰岛素——如此周而复始。

这是典型的糖分过山车。吃下一顿高度精制的含糖早餐(谷物和/或吐司+橙汁)，过不了多久你就会遭遇糖分急速上升。到了早中午，你的血糖水平会垂直下降，这是因为胰岛素起了反应并大量激增，迫使糖分离开血液进入脂肪细胞。正是在此时——早中午的时刻——你开始急切渴望更多的糖分。咖啡馆在召唤你——享受蓝莓松饼的时刻到了!哇喔，过山车又一次攀升，感觉超棒。然后，到了午餐前:担惊又受怕，肾上腺素下降;糖分又一次降低。去超市逛一圈吃顿饭吧:三明治、炸薯片(你需要这些内源性大麻素)、可乐。就这样!起起落落，周而复始——一整天……

这便是糖分过山车带来的刺激感。但这是个新项目。在1977年美国政府发布饮食指导意见(麦戈文报告)之前，许多人都会吃一顿丰盛的早餐，包含煎蛋和培根或是香肠——全套英式早餐。通常，这能让人度过一上午，午餐也不用吃很多——不存在心惊肉跳的高糖分摄入，也不存在相伴随的低糖分下落。但我们之后被告知，英式早餐包含的饱和脂肪会要了我们的命，于是便不再这么吃。取而代之的是，我们吃起了低脂（高度精制的碳水化合物）早餐，一大早就坐进了糖分过山车。

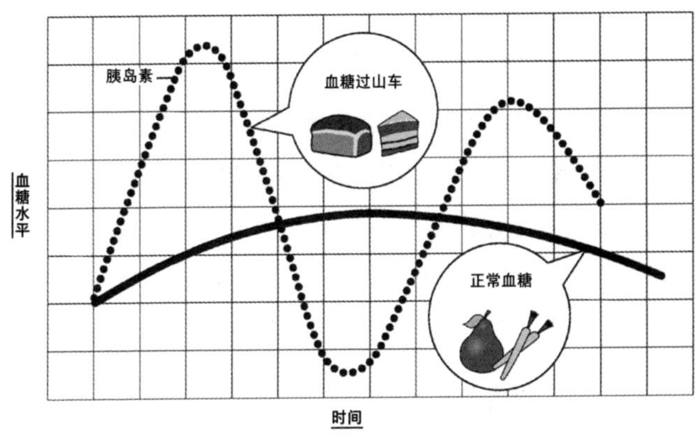

图10.1 血糖过山车

资料来源：J. Brand-Miller et al. (2009). Glycaemic index, postprandial glycaemia, and the shape of the curve in healthy subjects: analysis of a database of more than 1,000 foods. *Am J Clin Nutr*, 89(1), January, 97-105.

“正餐之间吃了不会影响食欲的点心”

1977年的饮食指导意见发布后，食品工业找到了新的机遇。人们现在吃的是新式的低脂高糖“健康”早餐，到了早中午就饿了。他们很想在早中午的时候吃些点心，但在两顿正餐间吃点心并不是通常的饮食习惯。仁慈的食品工业伸出了援手。

食品工业嗅探到人们想要在早中午和中下午补充糖分的新需求，同时也嗅探到了赚钱的商机，便着手改变我们的饮食习惯。它已经开始改变我们所吃的食物——而这种新型食物本身要求我们同时改变饮食习惯。每天吃三顿正餐，并在两餐之间保持常态的饥饿感（以刺激健康的食欲），这样的习惯要改变，以适应我们现在吃的新型高糖食物。

慢慢地，广告商开始倡导，让孩子在两餐之间吃些点心是有益的，有助于他们在学校学习时集中注意力，同时也不会影响到食欲。厂商开发出了新式的轻巧松脆的巧克力零食，我们也确信它是“正餐之间吃了不会影响食欲的点心”。年复一年，我们的饮食习惯慢慢发生了不可逆转的变化，直至人们在正餐之间吃点心变得稀松平常——在20世纪70年代之前这会显得很怪异。最终，吃零食成了常态——即便是在公共场所吃也被看作正常的行为。我们的行为被改变了，同时，价值数百万英镑的零食工业已然诞生。

糖分过山车的集聚效应便是，我们摄入了更多的葡萄糖和糖分，比我们在健康的平衡饮食中的一般需求多得多。吃下如此之多的高度加工过的食物，伴随着白天吃零食满足自己的新的饮食文化，我们正在提高体内胰岛素的总量，使其与汹涌摄入的葡萄糖相匹配。如我们所知，身体利用的胰岛素总量反映在我们的体重定点上。几周内，胰岛素水平高于平均值会提高体重定点，体重便会随之增加。而几周内胰岛素水平低于平均值，则会降低体重定点，无须费力，体重也会随之减轻。

因此，我们不停地吃零食所摄入的卡路里总量是无关紧要的——如果这些卡路里也被算入能量摄入/消耗的等式，我们很快便会暴重到200千克，不要忘记，吃下含糖零食后大幅上升的卡路里，会在逐步加速的新陈代谢后燃器中被燃烧掉。这便是人体应对过度饮食（第一章和第三章中讨论过）通常会采取的代谢适应。（使人变胖的）关键点在于胰岛素对体重定点的作用。胰岛素减弱了瘦体素信号，同时身体接收到了储存额外能量的信息。随着胰岛素水平的上升，出现了瘦体素抗性。如果我们体重的总控制器（瘦体素）失效了，体重定点便会上升，体重也会增加。

一旦降低了胰岛素的一般水平，我们的体重定点和体重都将回落。在本书第三部分，我们会看到如何通过改善饮食方式来做到这一点。在饮食心理学专家的帮助下，我们还将了解到如何让自己戒掉对糖分的依赖。

酒精如何影响体重定点？

酒精是由糖分生成的。媒体提醒我们中间那些惯常饮酒的人，要留意晚上喝的葡萄酒中含有多少卡路里。我们被告知，每1克酒精含有7千卡能量——远多于1克碳水化合物或蛋白质包含的能量（4千卡），接近1克脂肪的能量（9千卡）。一大杯葡萄酒或1品脱（约568毫升）啤酒含有超过200千卡的能量，相当于一大块比萨饼。喝上几杯葡萄酒，你的热量摄入便达到了每日建议值的20%。如果你在一家不错的餐厅里吃饭庆祝，喝了杯餐前酒，之后又喝了几杯葡萄酒，那么这些酒精中包含的热量（600千卡）或许比食物中的还要多。

我们知道，酒精会导致许多严重的疾病，从肝硬化到心脏病和癌症，那么喝酒会对肥胖造成多大的影响呢？如果我们只看卡路里数字，结果是不容乐观的。就成年人来说，在英国，每周通过酒精摄入的卡路里均值超过1800千卡——足以让你考虑戒酒。但我们这本书都在说不要去计算卡路里数字，而是要追问不同的因素如何影响我们的新陈代谢。所以，现在让我们抛开酒精让我们摄入多少卡路里的马后炮想法，转念思考一下它是怎么影响我们的体重定点的。

饮酒者的节食法

20世纪60年代，曾短暂时兴过一种有趣的节食方法。罗伯特·卡梅隆（Robert Cameron）在1962年自费出版了《饮酒者的节食法》（*The Drinking Man's Diet*）一书，他认为如果我们把从蔗糖和淀粉中摄入的热量替换为从酒精中摄入的热量，就能减去一些额外体重。这种节食方法建立在如下观察基础之上，即许多酗酒者即便从酒精中摄入了大量热量，但体重并不会增加。重度饮酒者是如何代谢或者燃烧掉这些额外热量的？这个问题多年来一直困扰着营养学家。

1991年，纽约西奈山医院的研究人员解开了这个谜题。他们的研究对象是一组体重稳定，每日摄入2500千卡食物的饮酒者。当他们在此基础上增加2000千卡的酒精热量，发现体重并没有增加。这些酗酒者以某种方式燃烧掉了酒精中包含的额外卡路里，保持了体重。研究人员将酒精替换为2000千卡的巧克力，受试者的体重便增加了。研究发现，重度饮酒者的肝脏中存在一种细胞机制，似乎的确能够燃烧酒精中的卡路里，从而增加热能（与第三章描述过的生热作用相似）。后续研究表明，在将酒精中的热量转换为热能的同时，重度饮酒者还能通过刺激交感神经系统（就像第一章中的过度饮食实验那样）来提高代谢率，从而使心跳加速、血压升高——这些都能消耗能量。

大多数医生都留意到，在给近期有过豪饮的病人做检查时，病人的皮肤摸着发热。不是发烧或体温上升——仅仅是皮肤发热。上述研究解释了这一现象。在重度饮酒者体内，酒精被分解转化，不是变作供身体使用或存储的化学能，而是变作通过皮肤扩散的热能。这便解释了重度饮酒者在豪饮时不会感觉到冷，即便是在零下的温度条件中。

如果像我们看到的那样，酒精中大部分的热量都作为热能燃烧掉了，并没有储存在酗酒者体内，那么对于适度饮酒者或偶尔小酌一杯的人来说，情况又如何呢？我们大多数人体内的酒精能量会经历怎样的过程呢？酒精能量本身无法像脂肪或者碳水化合物那样储存在身体里。身体将酒精视为毒物，首先会将其分解为一种称为乙醛的化学物质（会导致宿醉），随后转化为醋酸酯（醋的必要构成物），最终转化为二氧化碳和水。酒精在分解过程中，会释放出烟酰胺腺嘌呤二核苷酸（nicotinamide adenine dinucleotide，NADH）微粒。这些微粒携带的能量能为我们肝脏细胞内的三磷酸腺苷微型电池（第七章讨论过）充电。因此，酒精分解过程中会产生一些能量，但这些能量无法直接储存，必须即刻使用。肝脏细胞内的三磷酸腺苷电池很快便充满了，满载着能量。在酒精降解的这段时间里（平均每小时2个单位），肝脏能够利用这些无限供应的能量。这意味着它不必再使用通常的能量来源：脂肪。因此，脂肪开始在肝脏细胞中积聚，导致我们称为脂肪肝的疾病。

所以我们现在知道了，酒精代谢的副作用会带来脂肪肝的风险，那么在体重和腰围方面又会发生什么变化呢？大量有关酒精对体重影响的研究似乎并没有形成定论。一些研究表明酒精导致体重增加，另一些则表明不会有任何影响。还有一项研究发现如果女性开始饮酒，能够减轻体重。

如果酒精能够让体重显著增加，那么我们会认为人均饮酒量最高的国家也会在我们的肥胖排行榜上名列前茅。波罗的海国家、俄罗斯和东欧国家在我们的饮酒排行榜上占据了前10名位置；法国和韩国似乎更靠后。与此同时，肥胖排行榜则由太平洋岛国以及禁酒的中东国家（科威特、阿联酋、卡塔尔、巴林和沙特阿拉伯）霸榜。饮酒排名前20的国家一个都没有出现在肥胖榜的前列，而禁酒国家霸占了肥胖榜。就此而言，酒精和体重之间似乎没有明显的关联。

啤酒肚

这一发现与我们平常每天观察到的情况不符，我们看到，那些整日待在酒吧的人（尤其是男性）会有“啤酒肚”——腰部积聚了额外的脂肪。对此的一种解释是，酒精会对类固醇激素皮质醇造成影响。我们现在知道，酒精会导致皮质醇水平升高。皮质醇通常是在长期压力的情况下产生的。体内持续产生额外皮质醇的库欣综合征患者，以及长期服用类固醇药物治疗关节炎或其他炎症的患者，其身体脂肪的分布会发生变化，包括腹部脂肪增多［在库欣综合征相关的教科书中称为悬垂腹（pot belly）］、圆脸（满月脸）以及四肢干瘦。随着重度饮酒者体内皮质醇水平升高，他们最终同样会发展出与库欣综合征患者相同的体征——一个巨硕的啤酒肚。

酒精、胰岛素与食欲

有趣的是，酒精能够改善胰岛素功能，使其变得更有效。但它也有副作用，当我们饮酒时，血糖水平会降低。大脑感知到这一变化，便会告诉我们要去吃点东西——这便产生了酒后深夜对烤串的渴望，或是凌晨对炸物的需求。

由于酒精会对血糖水平（以及皮质醇）产生影响，便会让我们吃得更多。酒精本身含有的热量在人体中的利用率极低，但酒精增强了我们的食欲，让我们去吃高热量的食物。如果我们额外吃下的食物富含糖分、小麦或植物油（亦即西式食物），那么这些食物（经常摄入的话）便会提高体重定点。

酒精与我们的体重

如果饮酒导致我们吃得更多，那为什么酒精消费最多的国家没有出现在肥胖排行榜上？答案在于这些国家的人吃的食物种类和品质。波罗的海国家、东欧国家、俄罗斯、法国和韩国的人还没有完全接受高度加工过的西式食物，所以尽管他们摄入大量酒精，甚至还过度进食，但并不会提高体重定点。因此，体重对他们来说不成为问题。

如果酒精中的热量不会储存在人体内，那我们如何解释通常观察到的现象，即人们不喝酒之后体重便会减轻？这些人在戒酒之前是非常重度的酗酒者。一旦他们停止喝酒，食欲就会恢复正常，饮食习惯也会得到改善。这些因素，外加皮质醇水平的回落，导致体重定点降低，随后体重也会减轻。

戒酒有助于减肥吗?

我们现在知道，葡萄酒或伏特加汤力酒中的热量在人体内的利用率极低。尽管酒精的热量为7千卡/克，提供的能量却远少于热量为4千卡/克的碳水化合物——因此才有了所谓饮酒者节食法的短暂流行。酒精中的能量被释放掉了，因为我们的身体试图降解这种毒性物质。即便对于适度饮酒者而言，酒精能量也通过生热作用和散热流失掉了。酒精分解时产生的其余能量可以为肝脏提供动力。这便产生了适度的节能效果，并减少了对脂肪的正常使用。

对于适度或重度饮酒者而言，由于饮酒导致的体重上升或许是酒精引起的食欲增强的次要原因，从而导致食物选择受限。一旦饮食品质降低，同时摄入更多西式食物，体重定点就会上升。除此之外，这些饮酒者的皮质醇水平会升高，致使脂肪在腹部囤积。如果这些变化影响到了你的体重，那么通过大幅减少酒精摄入或是彻底戒酒，你的体重定点和体重就会回落。如果你只是偶尔喝一杯的轻度饮酒者，并且在酒精催你进食后能做出正确的食物选择，那么酒精似乎就不会对你的体重定点产生显著影响。

小结

在本章中，我们考察了胰岛素对体重的影响。我们了解到，用胰岛素来治疗糖尿病，便会引起体重的增加。一旦停止服用，体重就会减轻。

当我们血液中的糖分（或是精制小麦提供的碳水化合物）过多时，胰腺就会分泌胰岛素。激增的血糖水平导致胰岛素做出强势回应。高胰岛素水平会令细胞从血液中过度摄入糖分，从而使血糖水平偏低，随后引发身体对糖分的极度渴望。这列“糖分过山车”——一天内血糖水平起伏不定——提高了人们日常的胰岛素均值。正如将胰岛素作为治疗药物一样，糖分过山车也会导致体重增加。

美国政府发布的饮食指导意见，建议人们在日常饮食中减少饱和脂肪的摄入，这导致众多食品企业在其配料表中增加糖分的使用量，以保持食物美味可口。结果便是，自1980年起，一般人群的糖分消费量增长了20%。此外，正如先前章节中讨论过的那样，饮食建议带来的变化导致植物油消费量骤增，引起人体细胞中欧米伽-6脂肪酸含量的上升。造成的后果便是胰岛素作用下降，这意味着人体需要更多胰岛素的介入。

近期饮食和零食文化的变化同样引起了胰岛素均值的升高——从而使大部分人的体重定点升高。可以通过改变饮食偏好来改善个人的胰岛素状况。通过饮食变化降低胰岛素水平，可以令体重减轻。本书第三部分将给出具体建议。

第十一章 法国悖论

饱和脂肪、营养建议与饮食文化

过去40年中，关于脂肪，营养科学家告诉了我们两件事：

1.脂肪使人发胖。

2.饱和脂肪导致心脏疾病。

现在有确凿的证据表明，饮食建议的这两根支柱实际上立基不稳（参见附录1）。正如法国人、马赛部落和因纽特人向我们展现的那样，脂肪并不会使你发胖。

关于脂肪存在两点认识。首先是脂肪的能量效率。的确，按重量来看，脂肪相比其他种类的食物（与碳水化合物和蛋白质相比）含有更多热量。因此人们认为，如果食物富含脂肪，就会摄入更多热量；人们认为饱腹感，即能令我们停止进食的饱胀的感觉，取决于进食量。然而，这种观点已经过时了——除非你碰巧在参加美国电视综艺《挑战美食堂》（*Man v. Food*）的进食挑战。实际上，我们现在知道，相比于碳水化合物，脂肪引起的饱腹反应远为迅速、明显。在我们摄入脂肪后，它会触发饱腹激素的强烈释放［第四章中讨论过的酪酪肽（peptide-YY）和胰高血糖素样肽-1（GLP-1）］；这些激素随后便作用于我们的体重控制中心（位于下丘脑），阻止我们继续进食。这一研究解释了如下实验观察：给老鼠喂食高热量密度的食物，它们不会立马开始摄入更多热量；取而代之的是，它们会根据热量而非食物量来控制进食量。第二个有关脂肪的认识是其不吉利的名称——FAT。这个名称如果是某个营销人员起的，他一定很早就失业了。如果我们根据食物对身体产生的影响来命名它们，那么蔗糖应该取名为“肥胖”（fat），而脂肪或许可以叫作“力量”（strength）或“精力”（vitality）。

妖魔化了饱和脂肪的营养科学是一个相对较新的专业。不幸的是，营养师给我们的建议往往弊大于利。大多数研究都缺乏数据支持（饮食回顾式问卷出了名的不精确），并且接受了食品工业的资助（其中的利害关系可想而知）。

法国悖论

在今天的西欧国家，有很庞大的一群人，他们的体重定点似乎并不像其近邻上升得那么多、那么快。法国人比周边国家的人摄入更多饱和脂肪（以及葡萄酒），但他们通过某种方式避免了心脏病流行和肥胖危机的糟糕局面。这怎么可能呢？食物科学家和营养学家无法给出答案。他们称之为法国悖论，因为他们无法解释这一现象。但这或许是因为他们思考肥胖和饱和脂肪的方式本身就有问题。

法国人对自己国家的饮食文化引以为傲。虽然受到其他西式食物的侵蚀，但法国人试图捍卫自己的饮食。尽管能吃到“西方化”的食物，但法国人吃的主要是新鲜食材。他们自己烹饪；他们并不刻意回避饱和脂肪，因为这是法国传统饮食的一部分，但他们并没有吃零食的文化。法国人对自己的烹饪方式很自豪。当你享用着丰盛的早餐、午餐和晚餐时——有令你感到饱足的肥肉，螃蟹也只只饱满——你不会觉得有吃零食的必要。这便是为何法国人比欧洲其他国家和美国的人更苗条的原因——吃天然的、未经加工的食物（欧米伽脂肪酸比例更均衡），摄入更少碳水化合物和更多脂肪（胰岛素水平更健康），没有零食文化（同样能够改善胰岛素水平）。多年前，法国政府规定了每周工作上限为35小时；同时还规定雇员拥有“断联权”（right to disconnect），在一天的某个时间后不再接收工作邮件。此外，或许法国人更喜欢与亲人早早休息，或是在露台和小酒馆闲聊（改善了他们的皮质醇和褪黑素水平），而不是长途通勤回家后疯狂刷剧。最终的结果是什么呢？体重定点远比我们低，并且生活质量也由此得到了改善。只要你饮食得当、避免零食、生活压力低，就没有必要数着卡路里过日子——你的体重定点自然会处在合理范围，新陈代谢也会令其保持健康水平。

法国人无视美国人提出的减少饮食中胆固醇的营养建议。他们继续享受着奶酪、牛排和奶油，而其余的西方国家则转向了植物油、精制小麦和蔗糖——随后变胖了。还有其他一些文化传统或许也没有把美式饮食建议放在心上：例如，肯尼亚的马赛部落只吃肉、血和奶，却仍能在脂肪含量极高的饮食条件下保持健康和苗条。还有格陵兰的因纽特人，他们仍旧大量食用海豹和鲸鱼的肉和脂肪，这些几乎是纯脂肪，但他们同样免于肥胖和心脏病的风险。

地球上的食物

饮食文化对于人群健康而言至关重要。从日本的生鱼片和米饭到印度尼西亚的蔬菜和面条，从意大利南部的色拉、意面和橄榄油到法国的牛排和红酒，从坦桑尼亚哈扎族部落的野生动物肉和块茎植物到印度的辣味咖喱和豆糊——饮食文化五花八门，不仅体现在各个国家的人吃什么，也体现在他们怎么吃（筷子、徒手、勺子或是刀叉）。但所有饮食文化拥有两点重要的共性，而这两个方面在西方世界逐渐遭人遗忘。

首先，饮食文化需要经过许多代人的发展，它们无法与地方传统截然区分开来，还有最重要的是，饮食文化促进了社会交往（通过一起备食、烹饪和享用食物）。西方世界迎来营养科学后，便抛弃了历代积累下来的饮食智慧。对于健康而言，饮食文化远比食物的独立构成要素来得重要。对于更加积极快乐充实的生活而言，它也是必需的——所有这些因素都被食物还原主义者所忽视，他们一心关注单一营养物质（即碳水化合物或脂肪或维生素）的益处或危害，以便随后能够为经过精制和添加的高度加工食物背书。

各种饮食文化的第二个相似点是，烹制的都得是新鲜的本地食材。本地饮食文化，顾名思义，就是采摘、制备并烹饪本地生长的食物——而非从遥远地方进口（因而是未经保存的）食物。新鲜生长的食物具有季节性优势。无论春夏秋冬，能够得到的食物种类都取决于时令。季节性食物保证了食物的多样性。一旦我们厌倦了夏天的绿叶菜，温暖的冬季豆汤将会格外诱人。季节性食物也与我们的季节性习俗紧密相连：万圣节（南瓜）、圣诞节（欧防风、抱子甘蓝和瑞典甘蓝）、排灯节或感恩节（秋季和冬季筵席）。一年四季，饮食文化为我们提供了多种多样的本地健康食物。新鲜的本地作物，经由传统手法和满满爱意烹制，与家人朋友共享——这才是真正的饮食文化，这也是我们有了工厂生产的工业—市场化食物以及营养学意识形态之后，慢慢开始忽视的东西。你的曾祖母不会知道什么是“超级食品”，但她会教你做牛肉腰子派——就像她的母亲曾经教过她的那样。

第十二章

神奇食谱

为何你应该停止节食

减重手术门诊部，伦敦，2015年

“慧俪轻体，瘦身世界，阿特金斯节食法，南部海滩节食法，轻盈生活，罗丝玛丽·康利节食法，杜肯节食法，红绿日节食法，卷心菜汤节食法……”我的笔尖飞快扫过纸页，试图记下汤普森夫人尝试过的一长串节食法。“还有其余那些，我记不住所有的名字。”她说完了。我抬起头。“你想知道为什么它们没作用吗？”

新式神奇节食法

炮制一本节食减肥的书是一条生财之道。你只需要找到限制热量摄入的新角度——之前没有人尝试过的东西，让人们感到能够真正解决其困扰的东西。再加上一些成功节食者的证言；可能的话，再讲讲节食如何改变了他们的人生。三线艺人的背书也有备无患。下一步是在小报上刊出新书片段，随后安排一档日间电视节目来解释这一神奇的发现。

以下是初期的媒体造势过后，如何营销一本“神奇节食书”的步骤：

第一阶段：节食书激发读者尝试新式的“零失败”节食法。读者照着做，限制自己的热量摄入。你

瞧，他们减轻了体重，前几周通常能减掉3~7千克！秘密就在于：减去3~7千克体重，在工作场合是会被人注意到的。公司里的朋友有目共睹，节食书读者就会提到那本最终拯救了他们的神奇节食书。

第二阶段：10个公司同事去买了那本书，随后减轻了体重。他们告诉了自己的朋友、亲戚和邻居。

第三阶段：人们的兴趣就像危险的庞氏骗局那样四下散布，直至社交媒体上沸沸扬扬地讨论起那本书（这一阶段能够形成病毒式传播！），几百本书又卖掉了。

第四阶段：书在上市几个月后会陷入沉寂。书的销量还会持续一阵子，但节食法引起的讨论和兴趣则开始消退。每个人，我是说每一个人，都开始恢复先前的体重。所幸的是，没有一个恢复了体重的人会对此抱有怨言。没有一个人会怪这本书，因为他们会埋怨自己缺乏毅力。

第五阶段：在这一阶段，大多数读者的体重会比他们买这本书之前更重。但这并不会阻止他们去寻找下一本神奇节食书（每过6到12个月就会冒出来一本）。毕竟，节食法发挥了效果——只是持续时间不长。这是短期的神奇节食法。

第六阶段：你可以想象到，节食书的作者从他们新购置的加勒比海海滨别墅（用的是卖书受益）搬

> **回阴冷的英格兰。他们注意到新一批热销神奇节食书放在本地书店生活方式区的显眼位置……而他们自己的书被藏匿到了书架底部……现在贴着买一送一的标签。**

卖书收入每增加1英镑，就会让读者在恢复体重的时候至少多增加1磅——随后是更多。然而，这是一场完美犯罪，因为可怜的读者会认为额外增加的体重完全是咎由自取。他们意识不到这是节食引起的正常代谢后果：低热量节食减肥过后，体重定点长久地升高了。

节食书籍之所以层出不穷，是因为它们都没有关注到我们的体重总管：体重定点。这也解释了为何这些节食书都没有长期效果，以及为何书店的生活方式区总是堆满那么多无效的神奇节食书。你的体重总是会恢复到一个预设的定点。

我问自己的病人，哪种节食法能够减掉最多的体重，大多数情况下都是"轻盈生活"（Lighter Life）胜出。这种超低热量的食物替代节食法产生了显著的短期减重效果——然而，所有病人（无一例外）都告诉我，节食过去数月之后，他们就会恢复"全部体重甚至更多"。这便证实了本书之前的结论：节食得越厉害，新陈代谢和食欲的反应也会越厉害——体重定点总是赢家。

这些发现与调节体重的体重定点理论相符。任何时候，只要食物变得稀缺，我们的觅食行为信号和高热量食物带来的愉悦感就会逐步升高并维持稳定。节食基本都是短期的——"我最近正在节食。"由于恪守能量摄入/消耗的简单等式，我们便认为自己能够在数周内保持能量负平衡，减轻体重，并在达到理想体重后完成节食。这是所有节食和锻炼计划的基本前提——它们是短期的，快速起效减轻体重。由于这些低热量节食法带有令人不适的副作用，它们无法长期持续。我们往往有这样的想法，一旦完成节食，我们就能试着改掉先前的一些饮食陋习——比如能少吃点快餐——或许我们还能立下誓愿，续费健身房的会员。我们认为做到这些，就能保持体重。

节食者的身体区别于不节食的人

我们没有搞明白的是，节食的本质特征改变了我们的身体。当我们通过节食减去了5、10或20千克体重，从生物学上讲，我们变成了另一个人。我们已经适应了新的低热量饮食环境，产生了低新陈代谢。并且要记住，我们的身体无法区分自愿节食和食物短缺或饥荒。

我们通过低热量节食强行减去的体重越多，我们的新陈代谢就变得越慢，我们的食欲激素就会越发强烈地提醒我们不要错过星巴克。代谢效率极高，同时极度饥饿的新身体也无法照着原有计划维持减重。戒断快餐，一周去两次健身房，这些现在已经不再有用了。为了维持减重，我们面对能量摄入/消耗等式时需要更加激进一些：愈加减少热量摄入，愈加努力地在健身房里鞭挞可怜的肉身。我们为了保持减重奋斗得越久，身体就会越强烈地阻止我们——因为我们是在和体重定点作对。

人体的体重控制过程是潜意识的——就像呼吸一样。我们无须提醒自己呼吸，我们也不必有意识地操心自己的体重，因为我们的身体与周遭环境相处融洽。正如同我们可以通过憋气，在短时间内操控潜意识呼吸一样，我们也可以通过节食，暂时操控身体的体重定点——然而一旦身体感知到我们偏离了理想条件，它就会出面干预，改变我们的行为方式。憋气时间越长越不舒服。最终，身体尖叫着要释放；你知道撑不住了。你会再次呼吸，不适感也就消失了。

相同的防护机制在我们节食时也会发挥作用。当你最终走回星巴克，闻到令人舒心的咖啡香气——点一杯摩卡配糖衣甜甜圈当“点心”（710千卡）——你又能顺畅呼吸了：体重定点又一次战胜了你的意志力。

为何不能跳过节食，直接进入体重维持阶段?

一开始你计划根据神奇节食法来减轻体重，随后，一旦你减掉了体重，就会对饮食习惯和健身频率多留一份心。那么，如果跳过节食，直接改变生活习惯，会发生什么呢？或许你之前很懒，一周还会不做饭去吃两次快餐。又或许你累到根本不想进健身房。

好的，现在你决定不节食了，转而自己做高质量的食物，并且一周去运动好几次。你会注意到，这些变化不涉及热量计算。你只是养成了一些良好的生活习惯。结果就是——不会有显著的减重效果；体重可能数周或数月都不会下降（事实上如果你做的是负重运动，随着肌肉增长你可能还会变重）。然而，如果你保持良好的饮食和锻炼习惯，几个月之后，信号最终会传递向体重定点。体重定点会下降，并且再过几个月，你就会轻4.5千克。1年之后，你的体重可能会轻10千克。但是，和节食减肥不同的是，你的身体会欣然接纳这次减重。你的实际体重与体重定点相符，于是便不会出现汹涌的饥饿感或是低效的新陈代谢。实际上，由于你更健康了，你的代谢率会升高，随着时间流逝，一切都会变得更加轻而易举。你的身体在这一体重下会感到怡然自得。

这便是通过降低体重定点来减肥的一个例子。经由改变习惯和环境（例如步行上班、上体育课或是一周健身数次），进而改变发送给体重控制中心的信号，这是唯一一种持续有效的减肥手段。如果你与一个减轻了体重的人聊过，并且关键是，他们能够长时间地保持体重，那么你会注意到，他们是通过改变日常习惯从而降低体重定点来做到的。我们会在本书第三部分讨论降低体重定点的实际办法。

新式节食法还是新生活?

如果我们对比两个减重10千克的人——一个是通过低热量节食，另一个是通过改变生活方式从而降低体重定点——我们可以看到两类不同的人。

低热量节食者比生活方式改变者更快地达成减肥目标，但他们的体重定点没有发生变化；事实上，它还可能因节食而稍稍变高。久而久之，节食者想要维持减重会变得越来越难。与此相对的是，生活方式改变者将会拥有一个与体重相匹配的体重定点。减重过程需要花去很长一段时间，但其效果是可以持续的——实际上，随着身体更健康，新陈代谢效率更高，减重会越来越容易。

减重10千克

表12.1 对比两个减重10千克的人——一个通过节食，另一个通过调节体重定点

	通过节食	通过体重定点
代谢率	降低	升高
食欲	升高	正常
饱腹感	降低	正常
疲劳感	有	无
生活质量	低	高
长期后果	重获高于节食前的体重	保持减重

常见的节食法怎么样？它们会对我们的体重定点造成什么影响？

低热量节食

“轻盈生活”、剑桥体重计划（Cambridge Weight Plan）和“瘦得快”（SlimFast）都是超低热量节食法（600~1200千卡/天）。这类节食法通常会使用代餐奶昔、汤羹和低热量能量棒（都需要从商家购买），因此如果你追求良好的生活质量（即能够好好吃东西），那么它们从根本上来说是无法长期持续的。我们已经讨论过低热量节食后新陈代谢会如何变化。长远来看，它们会提高你的体重定点，这意味着一旦完成节食，你的体重就会完全恢复，随后继续升高，直至达到新的体重定点为止。

低脂节食

“瘦身世界”（Slimming World）的方案建立在低脂节食的

基础上。它并不会限制你的饮食量，但是建议你用低脂管饱的食物（filling food）替代高脂食物。其基础是脂肪令人发胖的错误假设（参见第十一章）。他们将食物分为三类：畅食类，健康补充类和计分类（Syns）。顾名思义，畅食类的食物可以随意吃，没有数量限制，包括蔬菜、瘦肉和水果。但他们也将意大利面和米饭形式的碳水化合物囊括了进来。对于健康补充类食物，他们的建议是有限摄入，包括乳制品、谷物和面包。计分类食物是“招待”食物，如饼干和巧克力。每天可以吃5到15分的计分类食物。

就体重定点而言，瘦身世界节食法的优点在于鼓励居家烹饪和摄取更多天然食物。其缺点是，人们可能会转而食用含有更多碳水化合物的食物，从而对自身胰岛素水平造成危害。总而言之，成功进行了瘦身世界节食法的人或许能减少摄入过度精制的碳水化合物（包含在计分类食物中），这就有助于略微降低他们的体重定点。

低碳水节食

阿特金斯（Atkins）节食法、原始人（Paleo）节食法、杜肯（Dukan）节食法都基于低碳水饮食。而一旦每天摄入的碳水化合物低于20克，就会产生所谓的生酮作用（ketogenesis）。

许多名人都鼓吹生酮节食法，比如勒布朗·詹姆斯、金·卡戴珊以及哈莉·贝瑞。我认为这一节食法十分有效，但也存在缺陷：令人极度不适的副作用，从剧烈头痛到极度虚弱，从便秘、恶心、呕吐（至少你没有挨饿）到类似流感的症状。

生酮节食法的目标是让你的身体缺乏碳水化合物，从而让它耗尽自身储备。避免摄入任何会分解成葡萄糖的食物，如此一来，你便逼着自己的身体开始利用肝脏中的能量储备。

到目前为止，我们都在关注脂肪，将它视作人体内主要的能量储备。在第一章里我们提到过，肝脏同样也能发挥贮存能量的作用。碰到饥荒（或是节食），或者仅仅是当我们的能量入不敷出（例如跑马拉松），身体首先会从肝脏中寻找简便易得的能量补充。人体肝脏中储备了2~3天的能量。如前所述，储存在肝脏中的葡萄糖被水分包围，因此与脂肪相比是一种十分笨重的能量来源。任何限制热量的节食，最开始减去的都是这部分肝脏中的葡萄糖储备。随着这些能量被消耗殆尽，肝脏中用以维持能量的水分也一同随之流逝。结果是什么呢？起初能减去大量体重——但其中没有一点脂肪。

当我们试着理解这两种能量来源（脂肪与肝脏）时，可以将人体想象成一辆混合动力汽车。在大部分时间里，混合动力车都依靠电池（在人体中即是肝脏）来运行，但当电力偏低时，它就会切换到使用油箱中的能源。与此相似，在身体日复一日的工作中，我们依靠肝脏提供主要的能量来源。一旦肝脏的能量储备偏低，我们便不得不转向其他能量来源，即脂肪（油箱）。生酮节食法的鼓吹者靠着空空如也的肝脏（废电池）运行他们的混合能量身体。当肝脏是“空的”时，整个引擎（人体）的运行效率便会降低，因此油箱更易耗尽（体重减轻）。

尽管如此，生酮节食法还存在另一大缺陷——为了维持体重，你不得不终生遵循这一节食法。考虑到它带来的极端副作用，这可能会很困难，另外要在街上找到几乎不含碳水化合物又富有营养的食物也存在实际困难。一旦生酮节食者的电池（肝脏葡萄糖）耗尽，并且开始“燃烧”脂肪，他们就会有所感知，因为大脑被迫从一种被称作“酮体”（ketone bodies）的“燃料”中获取能量。许多生酮节食法的拥趸声称，大脑的这种替代燃料让他们感到更警醒，有助于保持头脑清晰。对于我们的祖先来说，在他们发现自己身处食物匮乏的环境中时，思维的清晰活跃或许是进化上的生存优势。

鉴于其副作用以及吃对食物所面临的困难，生酮节食法过于极端，其拥护者必须非常坚定。想必他们已经习惯了空腹生活，并且爱上了由此带来的沉醉感。就我个人而言，并不建议任何人尝试生酮节食法。正如我们在本书中见识过的大多数节食法那样，如果你通过生酮节食法减去了很多体重，随后又恢复了正常的饮食，你会重获所有的体重……并变得更胖。

间歇性断食

间歇性断食的流行范例是5：2节食法和16/8节食法。5：2节食法要求一周中有5天正常进食，间歇不连续的2天将热量摄入限制在500或600千卡。16/8节食法的倡导者只在白天8小时的窗口期进食，其余16小时内只饮用茶、咖啡和水。做到这点并不难，省去早餐或夜宵就行了。这两种节食法都建议摄入健康食物，避开加工食品或快餐。

不同于其他类型的节食法，间歇性断食（和低碳水节食一样）仍旧很流行——这意味着它对某些人或许是有效的。老派的常规想法会认为，通过长时间的断食或是拒餐，摄入的热量就会减少，因此套用能量摄入/能量消耗等式，体重就减轻了。然而我们现在知道，单单限制热量摄入并不能持续减重。那么间歇性断食是怎么见效的呢？通过减少进食机会，同时要求节食者避免摄入加工食品和垃圾食品，间歇性断食能够改善人体胰岛素水平和欧米伽脂肪酸比例，由此调整节食者的体重定点。

素食者与纯素食者的节食

倡导素食和纯素食饮食的人无疑是出于对环境和动物福祉的考虑，但这会是可靠的减重方式吗？本书探讨了导致体重定点升高（因而体重增加）的两个主要因素，分别是不自然的高胰岛素水平，以及食物中人体必需脂肪酸欧米伽-3相对于欧米伽-6的匮乏。我们知道有些游牧部落（例如马赛部落）吃的是生肉、鲜血和生乳——完全是肉食性饮食。这些部落的人在饮食上避开了蔗糖、碳水化合物和人造油，因此也避免了体重增加和肥胖。肉食性饮食的对立面情况又如何？戒绝动物性食物会造成什么影响？

大多数素食者和纯素食者会拒绝许多种类的加工食物，因为其中含有动物制品。这对于无论是糖分还是欧米伽-6脂肪酸的摄入量来说，都会带来积极的作用。然而，大多数人不会意识到，用植物油来煎炸食物，以及食用坚果和种子（都富含欧米伽-6），都会对体内的欧米伽脂肪酸含量产生不良影响，特别是素食者的饮食中排除了鱼类这一欧米伽-3脂肪酸的宝贵来源。这里有一个陷阱，尤其是对纯素食者（他们也不食用任何乳制品）而言，即靠多吃面包、面食和米饭来满足每日的能量摄入需求。这会对人体的胰岛素水平产生不良影响，并且最终影响到体重。

根据我的经验，大多数素食者和纯素食者都更在意食物的品质，且更倾向于自己烹制食物。此外，他们更可能避开加工食物和快餐。如果他们能够不摄入过多糖分或精制碳水化合物（小麦），那么他们的体重定点以及体重都会降下来。

第十三章

丰腴大地

生活事件，激素，

地理环境和你的体重

我有许多并非从小就胖的病人会特别提到生命中开始发胖的那一段时期。在此之前，他们甚至都无须考虑调节体重——事情自然会发生。随后，有一些事让他们的生活发生了变化，导致体重急剧增加。引起体重增加的生活事件通常包括：

1. 离家
2. 上大学
3. 结婚
4. 值夜班
5. 换工作
6. 移民

一旦他们留意到自身多出来的体重，便试着做些什么。他们采纳了医生或是营养师的建议，开始进行低热量节食（可能还会购买新出的“神奇节食书”）。最终（短暂减重之后），他们的体重定点升得更高了。这才刚刚是麻烦的开始。或许10年、20年之后，经历了重复不断的节食，以及体重定点的持续升高，他们的身体会产生瘦体素抗性（如同我们在第五章里所说的那样），导致肥胖覆水难收。这是我的许多病人都走过的，一条通向减重门诊的众人之路。

在本书第三章和第十二章里，我们了解了为何节食会让体重定点升高：我们正在告知身体要为未来的饥荒做好准备。那么为什么病人描述的其他一些生活事件也会导致体重定点升高呢？

让我们转向这些寻常的生活事件，看看环境发生了什么变化，引起体重定点的骤变，以及体重的增加。只要我们搞清楚是什么触发了体重定点的升高，便能够在控制它的过程中迈进一步。

新的地平线

首先，让我们来看看离家上大学。在这一处境中，我们为什么会需要更大的“油箱”？想象一下从古到今的那些年轻人，离开家族部落/家庭，展开未知的冒险——进入荒野，在这里，获取食物的确定性降低了。在这段充满不确定性的时期，身体十分自然地想要有一个更大的油箱。在这种情况下，体重定点的升高很可能是由应激激素皮质醇引起的。今天的青少年在离开家庭进入陌生的大学世界时，也会产生同一种应激激素。在用皮质醇药物治疗炎症时，会产生食欲激增和觅食行为（还会让人感到略微兴奋，这能解释很多新生的行为）的副作用。增加的食欲导致了体重的增加。更高的皮质醇水平由此导致体重定点的升高，这解释了大一新生经常会增重5.5千克的现象。

压力→更高的皮质醇水平→更高的体重定点

我宣布你……饿了

结婚又是什么情况？和未婚的人相比，为什么在婚后头两年，男女双方的体重都会显著增加？同样是因为压力吗？

尽管恋爱和婚姻会给男女两人都带来压力，但婚后体重骤增并不是因为这个原因。实际上有研究表明，婚姻美满的夫妻的应激激素皮质醇水平远低于单身人士。

然而，婚姻往往是组建家庭的第一步，并且相较于同居恋人，新婚夫妇在婚后几年之内更有可能要小孩。因此对于许多夫妻来说，无论有意无意，婚姻是共筑家庭爱巢的先导。今时今日，一对夫妻会制定自己的生活规划和财务规划。他们可能会选择宽敞一点的住家，以备孩子的降临。他们还要为这种可能性进行经济储备——很多夫妇会推迟婚礼，直到万事俱备。他们还会准备好房屋保险和人寿保险，以防意外发生。

然而，我们并非一直拥有庇护所和食物供给的保障——这些都是现代生活变化带来的享受，人体的基因对此并不理解。在人类的漫长历史中，我们的游牧祖先只有一份保险——用来对抗饥荒的身体“保险”。从进化的角度来看，在新生儿即将临世时提高夫妻双方的体重定点，完全合乎情理。一旦女方怀孕，父母两人都会需要更多的能量储备。从生物学的角度来看，这是为了让女性即便在食物短缺的情况下也能安全度过孕期，而男性也有能力保护和养活这个新家庭。

对女性而言，额外的能量储备——以脂肪的形式——将确保未来怀孕时不会出现食物短缺。额外的体重还能提高女性的生育能力。从男性角度来看，由一个女性伴侣来抚养孩子也会带来一些新的挑战，这些挑战是大多数哺乳动物都要面对的，尤其是黑猩猩和其他与我们相似的灵长类动物。你必须花时间保卫领地，可能还要阻止其他雄性靠近你的伴侣，这可能意味着在你执行守卫的职责时，会有一段食物短缺的时期。对此，唯一合理的保障措施是预防性地增加体重——为了保护和供养新建立的家庭，你会需要一个更大的“油箱”。引发体重定点上升的具体机制仍不明了；然而，我们确实知道婚后男性的睾酮水平会下降，而女性的雌激素水平会上升。男性睾酮水平下降有助于家庭的安全稳定，但同时会导致体重增加；而女性雌激素水平上升提高了她们的生育能力，但同时标志着脂肪储备的增加，尤其是在臀部和胸部。

结婚后，夫妻各自的体重定点会上升（为家庭做准备），这驱动了他们的行为，同时导致食欲增加、觅食和囤食，以及减缓新陈代谢来帮助增加体重。那种将婚后增重归因于夫妻两人“幸福快乐”“彻底放飞”的解释，很可能是错误的：他们是经由生物编程才增加了体重。

结婚→降低睾酮水平（男性）→更高的体重定点

结婚→提高雌激素水平（女性）→更高的体重定点

夜班护士

我做实习医生时，会在夜里花很多时间巡查病房。凌晨3点的静谧医院给我留下了许多美好的回忆——与友善的夜班护士笑语交谈。有一件事令我记忆犹新，选择上夜班的护士体型都很胖。平均而言，她们大约比日班护士重14千克。作为实习生的我当时以为，她们选择夜班护士的安静生活或许是因为自身的超重或肥胖。只有在与诊所的肥胖病人交谈过后我才意识到，实际上是夜班工作导致了体重的增加。

现在已经证实，上夜班的人患心脏病、糖尿病和肥胖症的风险都会增高。最近的一项研究让志愿者身处夜班人员所经历的睡眠扰乱（sleep disruption）状态，并分析了他们身上出现的生物变化。结果表明他们体内的瘦体素激素（即体重的总控制器）水平降低了。一般来说，节食阶段人体的瘦体素水平会下降；这便导致食欲增加、新陈代谢放缓，以帮助身体应对体重的进一步流失。然而，在那些睡眠模式经历了夜班变化的受试者那里，并没有先期限制热量摄入或体重减轻而导致低瘦体素水平的情况。瘦体素水平下降完全是由于睡眠模式出现扰乱。因此，更低的瘦体素水平并非作用于重获流失的体重——而是通过提高体重定点来刺激体重增加。此外科学家还发现，夜班实验同时提高了胰岛素以及皮质醇水平。让大学新生体重增加的应激激素皮质醇，在夜班工作者体内的含量高得惊人。

夜班工作→更低瘦体素水平→更高胰岛素水平（瘦体素抗性）+更高皮质醇水平→更高的体重定点

我的一些病人在跨国公司担任高级职务。这些职务给他们的生活带来了压力，但同样重要的是，工作需要他们定期长途飞行，由此不断对他们的睡眠模式造成扰乱。就和夜班护士一样，他们体重定点升高的时期正好对应于刚开始高层工作的时期。

《第三只眼》

是什么造成了与睡眠扰乱相关的深刻的新陈代谢变化？为

什么夜班工作者和坐飞机的企业高管的体重定点会升高？人们早就知道，褪黑素——一种因应弱光或黑暗环境分泌的激素——负责人体的昼夜循环，它也是动物夜晚休憩、白昼活动的原因。近来愈发清楚的是，褪黑素不仅与我们的清醒和睡眠相关，也与新陈代谢相关。

褪黑素由位于我们眼睛后面的松果体（因其类似一个5毫米的微型松果而得名）产生。松果体可以说是一个感光器官，通过神经脉冲与眼部相连。当腺体感测到缺乏环境光时，便会释放出褪黑素。褪黑素是我们的睡眠激素，我们的"第三只眼"，它在光线变暗时有所感知，并让人体做好睡眠准备。由此，松果体使光（或光的缺失）成为重要的神经生物学手段。

越来越多的证据表明，褪黑素不仅能够促进睡眠，而且还具有重要的新陈代谢作用，包括提高瘦体素敏感性以及降低皮质醇水平。如果我们对瘦体素敏感，体重定点应该是趋于稳定的。然而，在夜晚工作白天（缺乏黑暗）睡觉导致的松果体刺激减弱的情境中，褪黑素水平会降低，引起瘦体素敏感性降低以及——你猜对了——更高的体重定点。

褪黑素水平降低→产生瘦体素抗性+更高的皮质醇水平→更高的体重定点

松果体的作用以及褪黑素对瘦体素、皮质醇和新陈代谢的影响尚处于研究之中。一些科学家猜测霓虹闪亮的都市没有给黑暗留下空间，这会对生活在其中的居民产生深远的代谢影响——缺乏褪黑素会引起糖尿病和肥胖症。

通向新体重的护照

排在最后却愈发普遍的引发体重骤增的生活事件是移民（我在之前没有体重困扰的病人身上看到了这样的情况）。如今人类拥有了“飞行”的本事，人们通常会移居到远离家乡的地方生活。然而，与鸟类的迁徙取决于季节不同，人类的移民往往基于经济或家庭状况。鸟会飞向有利于未来健康的环境——它们总是飞往夏季地区。

移居到另一个国家显然影响了环境因素，大脑会据此计算出未来阶段安全性最高的能量储备量。你是否移居到了一个饥荒或食物短缺更为普遍的环境之中？有无迹象表明漫长的冬季正在临近？

我见到过很多从亚洲或是非洲移民到英国之后开始发胖的病人。他们中的一些人立马就会胖出来，其他一些人要过数月或数年才会发胖。体重变化往往发生在他们从原先的传统饮食转向更为西式的饮食时。同样，许多从英国出发去美国旅行的病人也会发胖：通常，他们的体重会上升并停留在新的“美国体重”上。有意思的是，那些从美国回到英国的病人，他们的体重会回落到之前的“英国体重”。移居到迪拜的美国人体重会减轻，但去迪拜工作的英国人体重会增加。而且即便在一国之内，体重也会突然变化：之前生活在乡村环境中的印度人，去城市里工作之后，便会抱怨自己胖了。

在大多数情况下，移居到西式饮食国家的人冒着体重定点升高的风险。有趣的是，在这些西式饮食地区之间也存在等级差异（或许取决于该国食物中欧米伽脂肪酸的含量）。美国排在第一：移居到美国的人体重会增加，离开美国的人体重定点会下降。排在后面的是阿拉伯联合酋长国，之后是北欧国家，接着是南欧国家，再后面是发展中国家里的大都市，例如孟买或德里。

在本书第九章中我们了解到，大部分栖身西式饮食环境中的人群都会显著缺失人体必需的欧米伽-3脂肪酸，并超量摄入欧米伽-6。这在很大程度上是因为快餐和所有的加工食品所含有的欧米伽-3含量都很低，而欧米伽-6却很高。摄入此类食物的人群，其细胞膜会产生变化，反映出食物中脂肪酸含量的比例。对于那些基因易感（genetically susceptible）人群（拉布拉多犬，而非灵缇）来说，这些变化将会提升体重定点，从而导致肥胖。而对其他人来说，西式饮食引起的细胞膜变化可能不会让体重增加，却会引发其他一些现代疾病，像是关节炎和心脏病。

一国人群细胞膜中欧米伽-3与欧米伽-6脂肪酸的比例反映了该国食物中所含两种脂肪酸的比例，这一看法与病例观察相符。肥胖病人认为，他们移居到别国时，自己的体重定点会根据接触到的西式饮食而发生变化。尽管欧洲、美国和阿联酋国家的人们都摄入“西式饮食”，但食物的构成是不同的：举例来说，在美国，热量摄入的70%来源于加工食品。任何一个去美国旅行的人都知道，要吃得健康有多困难。在英国，50%的食物是加工过的。如果你去其他一些欧洲国家旅行，加工食品的比例更低一些：德国是46%，奥地利是35%，斯洛伐克是20%，希腊和意大利都是13%。

随着这些移民将移居国食物中的欧米伽脂肪酸吸收进身体，他们体内细胞膜中欧米伽-3与欧米伽-6脂肪酸的比例就会和食物中的比例趋同。如果移居国食物中欧米伽-6与欧米伽-3脂肪酸比例更高（即与出生国相比有更多的加工食品和快餐），那么移民者的体重定点就会上升。如果移居国食物中欧米伽-6与欧米伽-3脂肪酸的比例比出生国低（更少的加工食品），那么移民者的体重定点就会下降。根据病人的描述，他们的体重是上升还是下降，取决于新环境中西式饮食的品质。这通常要花费数个月的时间，以使饮食变化能够深刻影响细胞的代谢过程。

大量摄入加工食品＝食物中欧米伽-6与欧米伽-3脂肪酸比例过高→细胞膜中欧米伽-6与欧米伽-3脂肪酸比例过高→更高的胰岛素抗性＋更大的瘦体素抗性→更高的体重定点

微生物组与减重

如果外部环境能够对我们的体重定点造成如此大的影响，那么内部环境又会如何？最近，人们对微生物组的兴趣大增。它们是生活在我们肠道中的数十亿细菌（还有真菌和病毒）。这些会对人体易于增重或减重造成影响吗？

自2014年始，科学期刊上发表了大量论文，将肠道细菌组成的变化与肥胖相关联。然而，有关微生物组的研究是非常新的，我们需要十分谨慎地对待这一新科学，并保持开放的心智。我们能够确定肠道细菌对人体健康有极大影响，这在我们经受肠胃炎折磨时再清楚不过了。单一细菌（例如大肠杆菌）与肠胃炎症状之间的关系是明显的。但是如果我们决意研究人体肠道中1000种不同细菌的相互关联，并将其与肥胖联系起来，会怎么样呢？我们一下子就拥有了大量的细菌数据，以及一个非二元（不存在肠胃炎情境中的明确答案）的度量结果（人体体重）。加之许多研究由于污染而无法取信，情况就变得更加迷惑了。

除此之外，肠道细菌还会受到摄入食物的影响。如果我们吃的是典型的西式饮食，缺乏纤维素，那么肠道中的微生物组就会缺乏多样性。因此，要得出肠道细菌变化引起肥胖的结论，你就要设法区分开两项事实，西式饮食引起肥胖，以及西式饮食引起肠道细菌变化。这是至关重要的工作！

那么，为什么科学界和媒体会对微生物组与肥胖之间的可能关联如此感兴趣？去一趟健康食品商店或许就能找到答案。店内很大一片区域现在都专注于销售益生菌——含有细菌的胶囊，科学家告诉我们这些细菌是有益的。2016年，益生菌产业的估值达到了40亿美元。直至2022年，微生物组市场（包含研究与产品开发，外加用于治疗的益生菌、益生素和医疗食品）的预计估值为69亿美元。这一新兴产业在自主研究基金和媒体好奇心的推波助澜之下，每年的增长率超过了9%。

我确信在未来，微生物组对于我们理解许多疾病都会发挥重要作用，但目前没有可靠证据表明它对人体的体重定点有直接影响。

减重的唯一方法：降低体重定点

希望我现在已经清楚说明了，只有通过终生对饮食和生活方式进行调整——这些变化能够降低你的体重定点并提高你的生活质量——减重才能持续。

现在，既然你已经理解了有关体重定点的基本原理（它如何依照饮食和环境信号上下波动），我们便可以开始定制你的个人变身计划了。

在本书的最后一部分，我们将会更细致地探究如何降低你的体重定点，通过改变：

1.你的周遭环境和心理健康；

2.你的食物和饮食习惯；

3.你的活动和生活方式。

在本书中，我们讨论了糖分和精制碳水化合物（如面包和面食）如何给了我们良好的感觉。我们天生就喜欢吃糖，这会给我们带来一种类似于吸毒者的欣快感觉。这不是我们的过错，只是进化的结果。正是出于这个原因，许多人对含糖和小麦的食物带给我们的快乐和愉悦感到上瘾。食物成瘾很难克服，因此我在书中加入了减重心理学家提供的心理技巧，希望能够帮到你。

第三部分　健康体重方案

持久减重的秘诀

第十四章

准备好亲身上阵

家庭准备和心智准备

我最大的梦魇和生活中最感沮丧的事情之一，便是DIY。尽管身为外科医生的我善于运用自己的双手，但哪怕是最简单的DIY工作，对我来说也是困难重重。周末去一趟宜家家居，能把我紧张出一身冷汗。店里的家具看上去都是北欧风格，简约时尚，但只要我头脑发热买一点什么——并把包装盒里的东西倾倒出来（上百种各式各样的钉子、螺丝和垫圈；一大堆形状和尺寸各异的木料）——我便回想起自己为什么不会经常来宜家购物（除了他们家餐厅的肉丸）。跪在地上几个小时，摆出各种扭曲的姿势试着将螺丝拧入异常艰难的位置，我才意识到自己没有好好读说明书——又要从头再来……当我最终把橱柜拼好时才发现，剩下了几颗可疑的螺丝，原本应该用上的。几年之后，当柜门松动时，这些螺丝的作用就一目了然了……而正当我试着修好它时……一条柜腿又掉下来了。

然而，回想这些DIY灾难时我意识到自己一直在犯一些简单的错误：没有好好读说明书，没有花时间准备，过于匆忙，以及最重要的，没有调整好现实期待（即认为可以轻松搞定一个复杂的橱柜）。

准备好重置

在本章中，我们将要讨论改变体重定点的一些必要准备。

就像对待复杂的DIY任务一样，除非你提前做好了准备工作，否则最终很可能会失败或感到失望。我们的目标是对你的生活环境，以及你的生活方式和习惯，稍微做出一些改变。这些变化会被你的体重控制中枢以及体重定点所感知，随后体重便会下降。

你需要的是：

1. 现实的期待；
2. 理解如何解决问题；
3. 准备好居家环境；
4. 时间。

现实的期待

要准备减轻并长期维持体重，关键在于抱有现实的期待。减肥的努力成功与否，就取决于你对自己所能达到的合理目标有多诚实。

如果你在成年之后重了很多，那么很有可能即便你做出了积极的生活改变，也无法恢复到18岁时的体重，因为你的身体在生物意义上已经完全不同了。如果你有很强的肥胖基因，或者来自一个“庞大的”家族，那么你仍旧可能无法变瘦。更加切实可行的期待是减去一些体重，让自己健康快乐一些。

正如我们所知，在特定环境中，每个人增重的倾向都是不同的。而在我们培养习惯并改变环境来降低我们的体重定点时，同样如此。改变自己的生活方式时，你应该持有的主要期待，当然包括会瘦下来，但同样重要的是变得更健康，生活得更快乐长寿，这是减重会带来的效果。展望未来的生活时，你要试着像关注腰围那样关注自己的健康和幸福。即便没有达成减重目标也不要泄气。这或许是因为目标本身定得不现实。也可能是因为你没有给身体足够的时间适应这些变化。

与短期节食不同，随着时间的推进，我们的计划将会取得势头并愈见成效，而你也将拥有适合自身的生活方式，让身体远离外界的诸多危险。

然而，还是有一些病人带着不切实际的期待来找我咨询减重手术。他们可能有120千克那么重，却说自己只有减到60千克才会心满意足——他们想变得苗条，即使已经人到中年并且一生中未曾稍许瘦过。我告诉他们，手术之后，体重会重置到80~85千克——而非60千克。如果他们前期抱着不切实际的期待，那么即便手术取得成功，即便体重如预期那样减到了80千克，他们仍然会感到失望，将其视为一次失败。因此，开放式的现实期待是减重成功的关键所在。

理解如何解决问题

如果你严肃对待减重，那么最好不要直接跳到本书的这一部分立马实施计划。你先要理解体重如何受到控制，以及身体的运作如何与环境互动。关键是要理解体重定点的概念——这对减重成功而言至关重要。就像搭建复杂的家具之前先要学习理解操作手册一样——否则可能以失败告终——你也需要在开始减重计划之前，先理解体重定点这个调节体重的新概念。如果你觉得掌握得还不够透彻，可以回到本书第一部分和第二部分，复习一下问题及其解决方案。

准备好居家环境

我们知道，那些从一个国家移居到另一个国家的人，身体里会留下食物的烙印。即使我们尝试相对健康的饮食，移居国的食物和饮食文化也会占据上风。本书的主要目的是让你通过降低体重定点来维持减重。只有改变你接收到的环境信号，才能做到这一点。没有人会想让自己的身体经历全副西式饮食（以及压力），因为毒害身体，导致代谢紊乱、超重和肥胖的，正是西式饮食。

如果你想要维持减重，就不能依赖“工业化”或是加工食品——它们含有过多糖分、小麦和植物油。要确保吃的食物是有益健康的，最好的办法就是购买新鲜食材，自己烹饪。这点十分重要。只有当你知道该吃什么食物时，成功才会到来。也只有当食物十分美味，让你想要去吃的时候——烹饪是达成这一点的最佳方式——减重才能够维持下去。

请记住：你就是主厨

就算在此之前你从来没有尝试过烹饪，现在开始学也不迟。烹饪能够丰富你的生活——带来没有煎熬，只有美食的减重。如果你厨艺不佳，可以考虑报班学习，或是向亲朋好友请教。你还可以选择学习网络上的免费课程——杰米·奥利弗（Jamie Oliver）时刻在线，带着一大堆新鲜有益的食材亲身教学。提高烹饪技术的另一个选择是Gousto或者HelloFresh

这样的食物配送公司。它们会把一整箱新鲜食材送到你家门口，附赠简单的说明书，教你如何烹饪食物——最终你会得到一餐既能填饱肚子又富含营养的餐厅级饭菜。如果你跟家人住在一起，烹饪也能变成社交活动：你们可以轮流选择菜品来烹制。

烹饪应该是令人愉悦的体验——要记住，最初正是烹制食物让我们成为人。等你掌握了各种烹饪方法，就会发现做饭是一天中的高光时刻之一——烹饪的步骤以及烹饪时的专注，自然而然会让你放松下来。要不了多久，烹饪就会成为你生活中值得珍视的一部分，甚至厨艺还可以传承给下一代。

为了获得良好的烹饪体验，除了常规的锅碗瓢盆之外，我还建议你购买一套新刀具、一个老式磨刀器、一块厚重的砧板以及一台食物搅拌器。或许你还需要清空冰箱，然后用新鲜事物再次将它（和冰柜）填满。把广播或者无线播放器调试妥当，然后开始享受完全放松的烹饪体验——你的头脑将会专注于食物（还有音乐），所有的烦恼都抛到云外；同样，你还可以在家人朋友面前秀一下你的新技能。

远离煎锅

开始减重计划之前的另一项准备工作是针对居家环境的——尤其是客厅和卧室。我们计划的一部分将会鼓励你增加睡眠，为此你需要在睡前一小时左右降低家里的光照度。看看你能否把家里的灯泡换低瓦数，购置床头灯，或是安装调光开关。你甚至可能想要挑一本书，来帮助你度过睡前的放松时刻。

对了，最后一项居家环境的改变——请扔掉体重秤！减重会有成效，健康也会到来；不要为此造成困扰，背负压力，也不要试图揠苗助长。

减缓家庭和工作压力

我们已经知道，环境会对体重定点造成影响。生活中的外部压力和焦虑情绪同样也会影响我们体内的皮质醇水平，从而左右身体对体重的要求——需要多大的“油箱”。如果你承受的压力过大，身体的新陈代谢就会如同受伤动物的代谢那样运作——皮质醇会传递出让你不要轻易流失能量储备的信息。

生活中或许有一些因素很难掌控，然而正是这些因素给你带来了过多的压力，从而影响到你体内的皮质醇水平和你的体重（皮质醇→体重定点升高）。在开始减重计划之前，你先要评估并考虑这些因素会是什么。你的工作压力特别大吗？有没有家庭或是恋爱问题带来的压力？上班的通勤时间太长了吗？你一直在担心钱吗？这些因素和你的饮食一样重要。除非你解决了这些问题，否则你会发现想要降低体重定点更是困难重重。请记住，就算其他手段都不起作用，睡眠、锻炼、音乐、按摩、跳舞和欢笑都能够帮助你降低皮质醇水平。

开始的时间

差不多万事俱备了。你已经有了现实的期待，想要变得更加健康苗条；你也阅读了本书，理解了如何调节体重；你还改造了厨房和居家环境。最后或许也是最重要的一项，就是你的时间。想要改变生活方式，你需要找出时间去商店购买新鲜食材，随后还要有时间进行烹饪，同样还需要找出运动和休息的额外时间。

如果你能抽出时间照顾自己，那么一切都将迎刃而解。要记住，你是在建立一个新的身体和一种新的生活；为了圆满完成任务，你必须投入时间。如果你工作繁忙，或是家庭（或其他）负担沉重，那么就需要退一步审视一下自己的生活。看看如何才能找出一点宝贵的时间来。或许，你最近的休息时间无意中都用在了看网剧和刷社交软件。好好思考一下自己的生活方式，从日常作息中找出实施减重计划的时间——这件事只有你能做到。我估计这会需要你每天减少或缩短非生产性活动，挤出一两个小时来。

乐在其中才会见效

接下来的两章将会概述食物和生活方式的变化，这是降低体重定点的关键所在。如果这些变化改善了你的生活，让你快乐加倍，那么你才会愿意继续下去——额外奖励是你的体重会重新设定，并一直保持下去。这和短期节食的方法大相径庭，后者为了达到减重目标所要求的改变会让你感觉空虚、难过、饥饿——因而也是不可持续的。

做好思想准备

为了降低体重定点，你必须做出的必要改变之一便是让体内的胰岛素水平恢复正常：这意味着糖分不再激增。我们会在下一章中详述这部分内容。但你要对这一饮食习惯上的变化做好思想准备。正如我们所知，糖分和精制碳水化合物（如面粉）会直接刺激大脑中的奖赏中枢，由此导致大脑中的多巴胺激素激增，让我们感觉良好。多巴胺会在我们摄入含糖食物或是做爱之后自然释放。然而，它占据的大脑通路与酒精、尼古丁、可卡因甚至海洛因这些麻醉药物相同。由于得到的奖赏过于强烈，我们会沉迷其中，并对触发这种感觉的物质上瘾——无论是药物、性行为……还是糖分。你可能有一点或者完全嗜糖。无论是哪种情况，在你限制糖分的摄入时，会发现自己陷入了“冷火鸡”（cold turkey）状态。你可能会头痛脑涨、肌肉酸疼、疲乏无力、睡眠不良——直到你能够满足自己对糖分的极度渴望，停止戒断症状，获得新的多巴胺激素。

你必须对饮食变化引起的这些短期副作用有思想准备。就像你在居家环境中做出的改变那样，你需要为即将发生的变化做好思想上的准备。你需要采取更为健康的饮食方式——但由于糖分带来的多巴胺激增，以及奖赏感觉本身的成瘾性，你可能会需要额外的帮助。

任何一个减重手术的团队里，都需要有一名临床心理学家坐镇。大部分身患严重肥胖症的患者已经对糖分和甜食上瘾，由此导致他们患上瘦体素缺乏症，其大脑会持续接收到饥饿信号（我们在第五章中描述过）。这便是为何大部分病人会不由自主地（由激素驱使）大吃大喝、过度饮食，通常还是偷摸着吃，同时伴随着失控感和事后的负罪感。他们面临的问题还会进一步加剧，因为考虑到暴饮暴食的本质，以及尽可能多地摄入富含能量的食物的强迫性行为，他们极有可能还会对糖分上瘾。减重手术过后，糖分突然从食谱中消失，心理学家能够帮助肥胖症患者度过这段心理上的重新适应期，发挥不可或缺的作用。

正念及正念饮食指南

我的好友兼同事杰姬·杜瓦勒（Jackie Doyle）是伦敦大学学院附属医院（UCLH）我所在科室的首席临床心理学家。他针对如何做好饮食变化的心理准备，以及这些变化会对你造成的影响，提供了一些有用的建议——并提出了实用性的应对策略。

第一部分：正念冥想

我所知道的压力管理的最佳方式是正念冥想。大量研究表明，练习正念有助于改善情绪健康和生活品质。还有越来越多的证据显示，正念可以对皮质醇这类应激激素产生直接的生物影响。

正念让我们完全关注当下，觉察到我们是谁，在做什么，以及自身的感受和念想。正念与按部就班的生活状态（我们都很熟悉）截然相反。今天早晨我坐在书桌前，意识到屋外的路面钻孔作业停止了。突如其来的安静就像是一种解脱，这令我感到诧异，因为我从来没有意识到这一噪声对我的注意力水平产生的影响。对我们所有人来说，在日常生活中，感觉、情绪和思维过程可以在背景层面发生，不需要我们的切实注意。例如，你有没有过突然对什么东西感到气愤，过后却觉得自己反应过度的经历？又一次，这种“猝不及防”的反应之所以经常发生，是因为我们没有觉察到“背景故事”，即我们经验背景中发生的一整套叙事、身体感知和情绪。依靠正念，我们能够更好地觉察到这些背景性经验，并通过这一觉察，学着用更有技巧的方式应对困难，而不是靠惯性行动。

不要紧张：学习冥想并不是说要去往西藏的圣山，事实上，你甚至不需要引导自己一心向佛（除非出于自愿）。学习正念的方式多种多样，从线下、线上的课程，到书籍和应用软件。最近退休的牛津大学临床心理学教授马克·威廉姆斯（Mark Williams）开发了一系列正念冥想的资源，冠之以“在纷乱世界中寻求宁静”（Finding Peace in a Frantic World）的标题。更多信息可以参见franticworld.com。

第二部分：正念饮食

围绕着食物和体重调节，存在着众多神话和误解。我经常遇到一些人，对怎么吃和吃什么失去了自信。研究表明，如果婴儿能够获取到各种未经加工的食物，经过一周左右的时间，他们就能取得饮食均衡。然而，出于各种原因，我们似乎失去了对于饮食的这种自然直觉。

吃东西已经成为我们的一种无意识行为。在书桌或是电视机前囫囵一餐似乎成了西方文化的特征。以至于许多人会说，如果独自一人吃饭的时候不做点什么其他事情（例如查看手机或者阅读)，就会感到不自在。由此产生的一个负面后果是我们错失了关于自身饮食习惯的宝贵信息。

在临床工作中，我开办了正念饮食的小组和讨论会。在某一阶段，我会分发一小块巧克力给大家做尝试。这常常会伴随着笑声、惊讶和恐慌。人们经常会诧异于我竟然鼓励他们吃巧克力，但接着就会沉浸于这项练习中“有趣的”部分。然而，有些人会拒绝巧克力，因为他们害怕这会打开暴饮暴食的闸门。

下面是你可以自己进行尝试的一项简短练习。在家里练习时，我鼓励大家选择自己喜欢的、以前吃过并且经常会吃的巧克力。不过，如果感觉其他食物更安全，也没什么不妥。重要的是亲身实践这个练习，而不是读过了事。

正念饮食练习	先让我们坐下来，最好是在你不会受到打扰的地方，坐五分钟。剥开巧克力的包装纸，放在面前。首先，你要像从未见过巧克力那样，认真地注视着它。你注意到了什么？它是你想象中那样吗？现在，留心你身体里的变化。或许你会觉察到，心跳正在加快，嘴里分泌出了唾液。 拿起巧克力闻一闻。现在你注意到了什么？它闻起来跟你想象中一样吗？用两个不同的鼻孔闻会有什么区别吗？再一次留心你身体里的变化，还有你此时拥有的任何想法。问问你自己，1到10分（10=我非常非常非常想吃）的话，我有多想吃这块巧克力。现在，咬一小口并让它停留舌尖，不要咀嚼，同时把剩下的巧克力先放回去。慢慢开始咀嚼，在吞咽之前留意嘴里、胃里和身体其余部位的一切感知。咽下去的

时候，看看能不能留意到巧克力顺着喉咙进入胃里的感觉。吃完之后，留意身体其余部位的变化，以及你产生的任何想法。1到10分（10=极端满足）的话，这一口巧克力令你有多满足？你有多想要再尝一口巧克力？

现在重复这一系列动作。咬一小口巧克力并让它停留舌尖，不要咀嚼，同时把剩下的巧克力先放回去。慢慢开始咀嚼，在吞咽之前留意嘴里的一切感知。咽下去的时候，看看能不能留意到巧克力顺着喉咙进入胃里的感觉。吃完之后，留意身体其余部位的变化，以及你产生的任何想法。1到10分（10=极端满足）的话，这一口巧克力令你有多满足？你有多想要再尝一口巧克力？

最后一次重复这一系列动作。再一次咬一小口巧克力并让它停留舌尖，不要咀嚼，同时把剩下的巧克力放回去。慢慢开始咀嚼，在吞咽之前留意嘴里的一切感知。咽下去的时候，看看能不能留意到巧克力顺着喉咙进入胃里的感觉。吃完之后，留意身体其余部位的变化，以及你产生的任何想法。1到10分（10=极端满足）的话，这一口巧克力令你有多满足？你有多想要再尝一口巧克力？

完成这个练习之后，回想一下你留意到的事情。这些发现将如何帮助你照管好自己？

这个练习总是能切实打开人们的眼界。有些人发现自己其实并不像自认为的那样喜欢吃巧克力。巧克力闻起来很奇怪，或者吃起来太甜，又或者他们不喜欢喉咙深处的感觉。另外一些人说细嚼慢咽让他们从三小口巧克力里吃出了一整块的满足感。这听上去有点离谱，但确实值得一试。还有一些人说这个练习勾起了他们想吃更多巧克力的欲望，碰到这种情况我会鼓励他们去吃，但也要以这种缓慢的正念方式来吃，同时看看自己能有何发现。大多数人会发现，自己只需要远低于平日分量的巧克力，就能得到满足。

如果本书读者开启了这趟新的冒险，却错过了食物能够带来的乐趣，或者没有认识到自己曾经以为令人愉悦的那些食物其实并非如此，那么我会感到很遗憾。用美国儿科医师、正念专家珍·裘森·贝斯（Jan Chozen Bays）的话来说，“正念是最佳的佐料”。更多有关正念饮食的信息，参见“正念饮食，清醒生活”（mindful eating, conscious living, http://me-cl.com）。

第三部分：掌控渴望

很多人报告说，只要自己吃得有营养，对食物的渴望就会减少。然而，吃东西并不仅仅是对身体饥饿做出的反应，或是体内激素变化导致的结果。有些时候，某些特定的食物会召唤我们！买给孩子或孙辈的零食饼干似乎在橱柜里叫嚷着“过来吃我”。冰箱里的巧克力则传递出“咬一口没关系”“辛苦一天，犒劳下自己吧”的信息。

不要低估了渴望的强度，这一点非常重要。我经常让人们把处于极度渴望中的身体感觉描述出来。他们说自己会感到烦躁、焦虑、坐立不安；有些人说这有点像浑身痒痒。更重要的是，大家都觉得身处这种状态很难保持理性，无法让召唤自己的巧克力或零食饼干闭嘴。实际上，这是身体充满能量蓄势待发，而思考能力下降时，自主应激反应的典型例子，在面对危险时，这是十分重要的生理反应，但用这个系统来应对食物就不那么有用了。如果你经常会面临这种状况，那么在渴望来袭之前，预先制订好计划就很关键，可以防患于未然。想要掌控渴望，我提供了下面这些建议。

- 动起来——如上所述，对食物的渴望伴随着各种身体躁动。让自己动起来能够有效“燃尽”这些额外能量。我的一些病人会选择大声听音乐、跳舞、原地踏步或是其他激烈运动。你不只是要分散注意力，还要有效引导这些额外能量。
- 驾驭冲动——凡兴起的，必将回落！人们总是认为冲动或渴望只会一味增强。然而，如果我们真正去观察渴望涌现时发生了什么，便会经常注意到，渴望的强度逐渐增加 ，然后发生些什么事情，这种冲动便消退下去（直至循环可能会一再重复）。我时常会让病人写下自我鞭策的箴言，即那些能让自己信服的句子，那些在渴望来袭时他们愿意向自己复述的句子，比如“不用慌，会过去的”，并在自己感到要受迫进食从而破坏减肥计划的总体目标时，用上这些箴言。在此，重要的是提前准备好箴言，因为事到临头，我们“清醒思

考”的能力多少会靠不住。

●同时……呼吸！渴望源自能量高涨的状态，我们只需调整呼吸，便能让其回落。我在下面附加了一个分三步的喘气练习，长期践行这一练习，能够帮助我们更有技巧地应对各种困境和不适的体验。

正念呼吸如何奏效？

喘气练习为我们提供了一种方法，走出身体的自动反应模式，与当下重新建立起联系。我们的目标不必非得是放松下来；或许你会发现，练习开始或结束时，自己并不是很松弛。然而，让自己喘一口气能够帮助你更好地决定，要如何应对周遭的困境和不适。以下是三个步骤：

1.觉知

首先，找个舒服的地方坐下来，双脚着地，可能的话，闭上眼睛。开始时，留意椅子带来的承托感，还有身体和椅子接触点上的压力。接着，问问你自己，“我现在体验到了什么？我头脑里冒出了什么想法（停顿）？我内心升起了什么情绪和感受（停顿）？我的身体感知到了什么（停顿）？”你不用做什么改变，只要记住自己当下的感受，哪怕你并不喜欢这种感受。

2.聚神

将你的注意力转移到你觉得呼吸最活跃的身体部位。试着把你所有的注意力都集中到每一次吸气、每一次呼气，随着它们循环往复。像这样关注呼吸，能够把你带入当下，帮助你把自己调整到一种觉知和平静的状态。（你可以对呼吸计数，每一次吸气和呼气算一下。）

3.舒张

现在，把你的注意力从呼吸上移开，转向对全身的觉知。看看是否有可能留心并保持对整个身体的感觉，从脚底一直到头顶，包括对手臂和手掌、躯干、脑袋、脖子还有脸的感觉。

有一个可以用于喘气练习的三分钟音频，可以从franticworld.com下载。

当然，养成新习惯需要时间。起初，尝试这些技巧感觉就像是用非惯用手写字，或是忽略而非搔痒。然而随着时间流逝，这些技巧就会奏效，并且非常值得一试！

雅克利娜·杜瓦勒（Jacqueline Doyle）医生是伦敦大学学院附属医院体重管理、新陈代谢与内分泌手术中心，以及伦敦大学学院附属医院国家医疗服务体系信托基金的首席临床心理学家，同时还是好生活心理学有限公司（Living Well Psychology Ltd.）的董事。

第十五章

多吃多休息

降低胰岛素和皮质醇水平

吃得多动得少能减肥，听上去有点反直觉。的确如此，那这会导致体重增加吗？这是能量摄入VS能量消耗等式会告诉我们的答案。

但正如我们已经知道的，能量摄入VS能量消耗（你吃下的食物量和你消耗掉的能量）并不受到我们有意识的长期控制。

从节食者那里我们了解到，少吃（通过节食）多动（通过逼迫自己去健身房）确实可以在短期内减轻体重。然而，紧随而来的是身体的代谢适应（代谢速度放缓，饥饿激素增多），以及往往是比节食前更重的体重。你的身体吓出了更高的体重定点。

所以让我们做点不一样的尝试。我们不要节食，而是要改变身体接收到的环境信号。这些信号会将你的体重定点重置到更低的水平，随后，激素信号和代谢信号则会把你的体重降下来（以趋近降低的体重定点）。其效果是，你会留意到自己的胃口自然而然变小了，新陈代谢则加快了——让你感到能量充沛，活力满满。

我即将谈到的减重计划包含了循序渐进的指导，来帮助你降低体重定点。其中的每一步都有助于你逐渐降低体重定点。我们的计划有点类似越野赛跑：启程时步履轻盈，中段行程令人愉悦，但最后一段路程则充满艰辛。每个人的体重调节目标都各不相同——一些人想减掉5千克，另一些人可能想减掉20千克。同样，每个人的遗传基因也各不相同，这也就是说，对某些人而言减重会更辛苦一点。

如果你在教程结束前已经达成了自己的减重目标（例如一两步后就做到了），那么你可以按自己的意愿中止——无须跑完全程。不过，这其实是一项终生计划。这些步骤理应融入你的日常生活，化为寻常的生活方式。想要减轻体重后一直保持下去，这是唯一的方法。

第一步——多吃

第一步关注的是降低你的日均胰岛素水平——但与此同时你还是可以吃得很好。正如我们在第十章所见，胰岛素水平关系到体重定点的高低。我们同样知道，摄入的食物种类决定了胰岛素水平的高低。目前，西式饮食中导致胰岛素激增的主要因素是糖、小麦和玉米。我们要用较少破坏代谢的更天然的食物来替代它们。

在计划的这一部分，让我们先用营养美味的食物来填饱自己。这将不仅为我们提供大量额外的维生素（尤其是能优化新陈代谢的维生素B），同时还能降低体内的皮质醇水平。我们并不打算用任何限制热量的手段令身体陷入惊恐。

计划的这一部分旨在帮助你摆脱对含糖食物的依赖，同时鼓励你烹饪美味可口的食物。我们希望在进入教程的其余部分之前，这会成为你的新习惯。

这一步的简要说明如下：

1. 一日三餐；

2.吃一顿高脂肪高蛋白、低碳水化合物的早餐；

3.亲自备餐/烹饪；

4.别吃糖、小麦、玉米和果汁；

5.饿了吃些点心。

清空食品柜

本阶段最后的准备工作是要确保你已经从食品柜和冰箱里清空了要避免摄入的食物——包括含糖的零食——然后用更富有营养的食物再次填满它们。家里不应该再出现面包，你或许可以把面包箱拿走，因为再也用不上它了。空出来的位置可以添置一台搅拌器（用来做汤）。

一切含有小麦的食物都要舍弃——其中包括饼干、蛋糕、薄脆饼和许多种类的加工食品。还要远离含糖的零食和糖果、巧克力。可以用新鲜可见的水果碗来替换糖果盒。包装果汁和水果干也别吃，它们会让糖分飙升。

冰箱里放一些健康的小食：肉、奶酪、煮鸡蛋、酸奶和全脂牛奶。素食的选择有鹰嘴豆泥或是墨西哥莎莎酱；切好的蔬菜、牛油果、年糕、烤蔬菜片、椰子干甚至黑（无糖）巧克力。新鲜水果可以吃，但每天尽量控制在两个以内。手边要备好菜谱和烹饪笔记。要记住，你将烹饪各式各样的食物，所以要确保佐料齐全，也可以在窗台上种一些香草植物。对厨房进行这些改造十分重要。如果家里有不健康的“糖兴奋”（sugar-rush）食物，你很可能会忍不住去吃。

如果你有小孩，那么你应该让他们适应新的食物环境。在外面，你没办法强迫他们吃家里做的饭菜，但如果他们看到你快乐、健康、苗条，也会慢慢转变饮食习惯。

全套英式早餐

在这个阶段，我们先要平衡你血液中的血糖波动（glucose fluctuation）——因此一清早就开始这个过程很重要。我们知道如果早餐的碳水化合物含量很高，到了早中午血糖水平就会降低，驱使我们去寻找更多的糖分和碳水。高碳水低脂肪的早餐会让你坐进“糖分过山车”，导致胰岛素水平一整天都处于高位，从而升高你的体重定点。我们要反其道而行之。

减重计划的第一步，我想让你远离那种低脂早餐；过去30年中，营养专家告诫我们说这是健康早餐。远离吐司面包、含糖的麦片粥、小麦或玉米、富含糖分的酸奶（如果贴着“低脂”的标签，就意味着“高糖”），还要远离橙汁（或者说任何果汁）。传统的全套英式早餐，甚至牛油果、三文鱼和鸡蛋也都行，只要你时间充足。有一件事要记住，不要在鸡蛋、培根、香肠和番茄里加入面包。开启新饮食的第一天早上就吃全套的英式早餐似乎有点怪。但你会看到这次的情况稍有不同（在身体适应更低的胰岛素水平并达到更低的体重定点之前，你的体重甚至会有些许增加）。

其他低碳水高脂肪高蛋白的早餐包括单独的鸡蛋（白煮蛋、煎蛋、水煮蛋或炒蛋），包含肉类、奶酪、酸奶和橄榄油的欧陆式冷早餐，各种鱼类或全脂牛奶，燕麦粥（加盐或者少量蜂蜜调味）。早餐最好不要吃新鲜水果，因为其中含有天然的糖分——留到稍后当作点心来吃。也要喝点水、牛奶、茶或者咖啡（全脂拿铁也没问题）。

你将会看到，吃过这些早餐之后，自己已经为一天做好了准备。你不会渴望早中午的碳水零食，也不会在午餐前饥肠辘辘。

为食物荒漠做准备

午餐的选择会很困难，尤其是如果你在城镇或城市里上班。要知道，尽管城市的商店里摆满了食物，但我们其实仍旧生活在“真正的食物”的荒漠中。很难找到没有添加糖或小麦的食物；很多食物的标签上写着“低脂”（高糖）或“无糖”（大量果糖）。如果你不是自己烹饪或准备午餐，可能就会被这类食物甚至是快餐吸引。正因为如此，计划的这一部分试图让你养成自己准备午餐带出去吃的习惯。

最方便的是提前一天准备午餐。可以做家常汤羹、鹰嘴豆或通心粉色拉、花椰菜蛋炒饭、蘑菇、肉类、鱼类等。可选项不胜枚举，只需要一些思考和想象力：试着逐渐养成用新鲜蔬菜、乳制品、鱼和肉来准备一顿美味营养午餐的习惯吧。如果你喜欢吃肉，那么定期烤点牛羊肉也能当作午餐和点心吃很多顿。

晚餐

你将把新发现的时间花在悉心烹饪晚餐上。你可以使用任何食材，只要其中不含额外的小麦、糖或玉米。计划的这一部分并非旨在让你断绝碳水或陷入饿到宕机的模式——土豆和米饭都可以吃。如果在开始减重计划之前，你经常会在饭后吃甜点，那不妨用自制汤羹这类开胃菜来替代它。

如果你与家人同住，试着让大家一起围绕餐桌，分享食物。最好把所有的菜都放在桌子中间，这样大家都能吃到，并且想吃多少就吃多少。细细品味你的食物。尽量让晚餐时间名副其实，让它回归传统：成为你生活中不可或缺的欢聚时刻。

第二步——多睡

这一步听上去轻而易举就能做到。“完全没问题”，我仿佛听到你对自己这么说……但你需要的是提高睡眠质量，这可能就没听上去那么容易了。

我们都会在闲暇时间养成一些无意识的习惯。最常见的是坐到电视机前——把电视打开，把自己关掉。经历了紧张忙碌的一天之后，我在这方面跟其他人一样充满了负罪感。据说在英国，日均观看电视的时间是3小时12分钟。“视听”屏幕总时间大约是5小时，而随着Netflix和YouTube等点播渠道的出现，我们晚上花在屏幕上的时间可能会更多。

问题在于，休闲性质的屏幕时间会侵占我们的睡眠时间。除此之外，好不容易关掉闪亮的屏幕准备上床，一时半会儿想要入睡也并非易事。正如我们在第十三章中所见，我们的“第三只眼”松果体能够感知到光线变弱，并刺激睡眠激素褪黑素的分泌。夜班工人的体重增加可以用体内缺乏褪黑素来解释。

这也会造成高皮质醇水平和瘦体素抗性的整体影响——导致体重定点升高。

缺乏睡眠同样会引起胃饥饿素（食欲激素）的升高。这不仅会产生瘦体素抗性，放缓新陈代谢，同时也会让你食欲大增，极力寻求高能量食物。研究对比了每天睡4.5小时和睡8.5小时的两组人群，发现缺觉的人比睡饱的人每天多摄入300千卡的能量。类似的实验也表明，缺乏睡眠会导致血糖均值升高，引起糖尿病前期状态。

从进化的角度来看，睡眠不足可能是很久以前，人们在不同狩猎区域之间迁徙时的一个进化因素。在狩猎期，它能让身体的新陈代谢更有效率，驱使人们增进觅食行为。它能帮助人们度过这段时期。不幸的是，我们至今仍然保留着睡眠不足的代谢反应，而这会让体重定点升高。进化过后，我们的身体仍然会做出机械性的反应，无论是沉迷电视时的自愿缺觉，还是长途跋涉中的被迫缺觉——也就是说，身体会增加食欲、增高血糖、增强胰岛素抗性……最后便是增重。

在第二步中，我们将要试着逆转这些身体变化，同时用上我们对身体如何运行的知识来巧妙地减重。我们会试着增加睡眠，从而降低体重定点……和体重。

首先，我们要改变晚上的消遣方式和睡眠习惯。但要记住，只有当这些改变让你觉得更加轻松愉悦时，你才有可能保持下去。变困的关键要素之一是刺激褪黑素的分泌——最好的办法是随着夜幕降临，降低居家环境中的照明灯光亮度。

众所周知，在世界上那些没有电力照明的地方，褪黑素在日落之后就开始发挥作用了，两小时之后，人们就会进入梦乡（在非洲的农村地区，入眠时间是晚上9点，起床时间是早上5点，此时第一缕阳光逐渐升起）。为了改善睡眠，你需要尝试培养新的习惯——就像你生活在更靠近大自然的地方一样，你的松果体会自动感知到夜幕的降临——同时睡前两小时开始调暗灯光（避免使用屏幕）。

这一步的准备工作包括安装瓦数更低的灯泡，购置床头灯甚或调光开光。你还可以做得更古朴一些——因而可能会更有效果——使用无香蜡烛来照明。（千万注意安全！）身处弱光环境一两个小时之后，你就会感到睡意来临了。

有时，要比之前早睡一会儿并不容易做到。洗个放松的热水澡，听些轻柔的音乐，泡点茶喝，这些都会有所助益。如果你失去了（或从未有过）睡前阅读的习惯，可以重拾起来。书会把你带往另一个世界，阅读本身也经常具有催眠效果。

即使你没能够即刻入睡，也不用担心，只需要放松身体，想一些快乐的事情或愉快的回忆。睡眠终会到来，让你神清气爽，更好地迎接清醒后的白天。

这些新习惯应该成为你日常生活的一部分。显然，你有时会外出直至深夜，但你可以试着回到正轨，寻回属于自己的夜晚。过一段时间，你的睡眠增加到每天8小时或更多，这将有助于你的情绪、健康和新陈代谢——体重定点也会下降。体重自然就会减轻。

第十六章

你的私人蓝色地带

改善细胞和肌肉的新陈代谢

第三步——细胞准备

在《蓝色地带》（*The Blue Zones*，2008）一书中，丹·比特纳（Dan Buettner）标示出了世界上的5个地区或者说地带，那里的人活得最长寿。他走访了这些地方，研究了当地人的生活方式和习俗，试着发现他们健康长寿的秘诀。他找出了每个地区共有的一些因素，并得出结论说，这些特征是住在那里

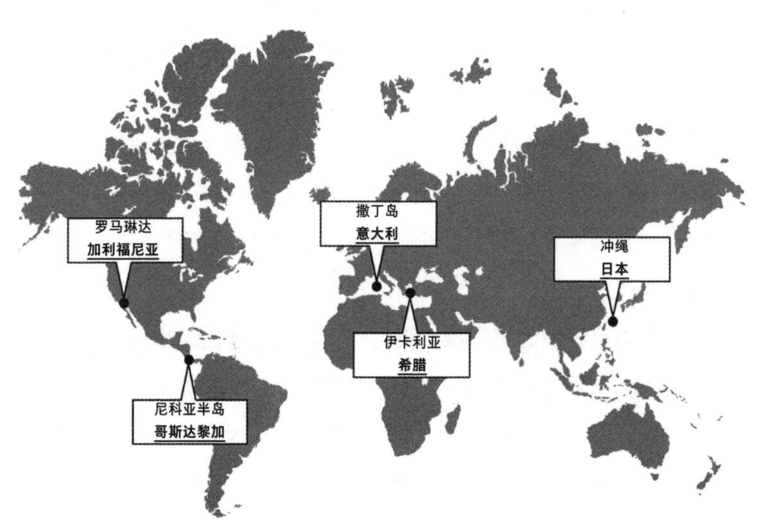

图16.1 五个原生蓝色地带

资料来源：改编自丹·比特纳《蓝色地带》（*The Blue Zones*，2008，National Geographic）一书中的说法。

的人出奇健康的原因。他发现的特征包括：素食为基础的饮食，适度而不过火的身体活动，较低的压力，具备良好社会互动性的家庭社区。

蓝色地带分别位于冲绳（日本）、尼科亚半岛（哥斯达黎加）、撒丁岛（意大利）、伊卡利亚（希腊）和罗马琳达（加利福尼亚）。如果你在地图上查看这些地方，会发现它们还有另外一些相似之处——它们都是沿海地区，并且当地人的饮食中包含大量的鱼。如果观察得再深入一点，还会发现这些健康的社群中不存在肥胖问题。我猜想，由于饮食中包含了大量鱼类和蔬菜，且不包含人造的多元不饱和植物油，当地人体内欧米伽-3与欧米伽-6脂肪酸的比例处于正常状态（1 ： 1到1 ： 4），令他们保持健康；与此相对，西式饮食中欧米伽-6脂肪酸含量已然增多。在这些地区人群的细胞壁（在当地住过一段时间的每一个居民体内的每一个细胞）中，他们培育、捕获和摄入的食物都会留下印记。拥有如此健康的脂肪酸比例，炎症类西方疾病的发病率就降到了最低，这解释了人群的长寿，同时也解释了肥胖的缺位。

在减重计划的第三步，我们将试着模仿蓝色地带的饮食环境，借此，我们将让身体细胞中欧米伽-3与欧米伽-6的比例重新恢复正常。这将会导致体重定点的降低，因为胰岛素工作得更有效了（因而你对它的需求也减少了），同时大脑也感知到了瘦体素信号，这意味着大脑中的体重控制中枢（下丘脑）最终接收到了你可能超重的信息。这将轻易加速新陈代谢，让食欲自然降低——让体重回落到新的体重定点。额外奖励是你会对一切西式炎症有显著的（或增强的）抵抗力。准备好变得健康苗条了吗?

如果你遵守了前两步，那么你已经舍弃了糖分和精制碳水（比如小麦），而且现在你每天能睡够8个小时。然而，你体内欧米伽-3与欧米伽-6脂肪酸的比例可能还是明显失调，并伴随着大量额外的欧米伽-6脂肪酸，会促发炎症，刺激肥胖。当下，你的这一脂肪酸比例可能在1∶15到1∶20的区间，甚至更多。在第三步中，通过摄入欧米伽脂肪酸比例更趋天然的食物，我们要试着达到比例均衡的身体状态。一旦我们这么做了，那么如前所述，我们的身体也会留下当前食物环境的印记。

“脂肪”维生素

提醒一下，自然界中有两种脂肪是人体无法生成的——因而它们被称为必需脂肪酸。这两种脂肪对于细胞壁而言，具有重要的新陈代谢和炎症影响。如果饮食中缺乏它们，我们就会生病。它们是脂肪形式的维生素。

在我们谈论体内的欧米伽-3与欧米伽-6脂肪酸比例时，需要记住，这两种脂肪酸，即灵活却易氧化的欧米伽-3，以及顽固却稳定的欧米伽-6，会在每一处人体细胞壁上争夺生存空间。关键在于：如果某一种欧米伽脂肪酸摄入过多，便会稀释另一种欧米伽脂肪酸，即便后者的摄入量看似充足——同时细胞壁的成分也会因此改变。

将你体内的细胞壁想象成房间里的墙壁，你需要对它们进行粉刷。你想把它们刷成天蓝色，好搭配刚拼装好的宜家衣柜。

为此，你需要购买蓝色和白色的乳胶漆，并且以准确的比例进行调配——最终的成色取决于两种漆的比例。如果蓝色乳胶漆过多，墙面就会偏暗，与你预想中的颜色不符。把欧米伽-3和欧米伽-6脂肪酸想象成细胞壁上两种不同的乳胶漆，任何一种过多，颜色都会出现偏差。此时此刻，你细胞壁中欧米伽-6脂肪酸的含量急速超标——盖过了欧米伽-3的“颜色”，顽固且易促发炎症的欧米伽-6脂肪酸已经从你吃过的食物中转移到了你的细胞壁上，把它们漆成了从最佳健康角度来看是错误的颜色。

这一部分饮食计划的目的是修正平衡。正如乳胶漆的类比所表明的，我们必须赋予身体合适的欧米伽脂肪酸含量。我们要摄入那些能让细胞散发出正确欧米伽脂肪酸色彩的食物，来促进新陈代谢，改善健康状况，进而降低体重定点。

阳光食物

要区分欧米伽-3含量高的食物和欧米伽-6含量更高的食物，相对而言是比较简单的。正如我们在第九章中所见，欧米伽-3可以在植物叶子（和水藻）的细胞引擎，即叶绿素中找到，叶绿素能将阳光转化为生物能量。这会向我们的身体传递出信息：夏天到了，食物取之不尽。因此，任何包含绿叶的食物都富含欧米伽-3脂肪酸。任何以叶子（或藻类）为食的动物（或鱼类）也都富含欧米伽-3脂肪酸。

富含欧米伽-6脂肪酸的食物——理应引起你的注意，尽量少吃——是秋天的食物，会让新陈代谢放缓，并为冬天的到来囤积体重。坚果和种子（包括了所有谷物）中含有欧米伽-6脂肪酸。

我们在第九章里看到，过量的人造欧米伽-6脂肪酸以植物油的形式进入了人们的食物供给。人造植物油的出现，与减少饱和脂肪摄入的政府倡议相伴相生——其源头是极易生长的种子作物，这些作物（葵花籽、油菜籽等）并非天然的人类食物。植物油必须经过与提炼原油相似的加工过程，以确保其安全性，然而它们仍旧由不牢靠的营养学研究背书，贴上了健康的标签，稳稳当当地在我们的食物供给中占据了一席之地。

不仅仅是你厨房中的大瓶食用油里含有大量欧米伽-6脂肪酸（它们很快会进入你的体内，破坏新陈代谢并引起炎症）。是的，大多数西式加工食品里也含有这类植物油——从人造奶油、油炸食品（薯条、甜甜圈）和烘焙食物，到各种零食（比如薯片）和植物起酥油。从食品工业的角度来看，欧米伽-6脂肪酸的好处在于其相对稳定的特性，因而可以添加到那些需要长途运输并在商店货架上摆放数月待售的食物中。另一方面，欧米伽-3脂肪酸则需要从这些食品中剔除，因为它们会让食物过快腐坏（损害到了食品公司的利益）。

因此，西方人群中欧米伽-3与欧米伽-6脂肪酸比例极度失衡的原因并不是含有欧米伽-3的食物（比如鱼类）突然紧缺。问题出在人们饮食中的欧米伽-6脂肪酸严重超标——以植物油和加工食品的形式。许多健康专家建议，为了应对比例失衡问题，我们应该摄入更多富含欧米伽-3的食物，但这里存在逻辑漏洞。如果我们摄入如此大量的欧米伽-6脂肪酸，那么稍许增加一点欧米伽-3的摄入量，起到的作用是微乎其微的——后者仍旧会被严重稀释。

一滴玉米油

为了了解植物油中欧米伽-6脂肪酸的含量，让我们来看看煎炸食物时玉米油的平均用量（2汤勺）；其中含有14000毫克（14克）的欧米伽-6脂肪酸，以及仅仅300毫克的欧米伽-3脂肪酸。如果我们吃一大块（150克）大西洋鲑鱼（欧米伽-3含量最高的食物之一），可以摄入3000毫克欧米伽-3脂肪酸和极少量的欧米伽-6脂肪酸。因此，每一次我们用玉米油煎炸食物，就需要吃下四大块富含欧米伽-3脂肪酸的大西洋鲑鱼，来匹配玉米油中的欧米伽-6脂肪酸。或者，我们可以从药剂师那里购买服用欧米伽-3胶囊（通常一颗含500毫克）——一次要吃28颗！现在你开始明白，为什么我们食用了含有植物油的食物之后，体内的欧米伽-3和欧米伽-6脂肪酸比例会这么离谱。

有一个简单的办法，可以平衡欧米伽-3与欧米伽-6脂肪酸的比例（远比强迫自己吃鱼或吞服鱼肝油胶囊要简单）。这便是替换掉植物油。天然牛油（饱和脂肪）或是初榨橄榄油（单不饱和脂肪）的欧米伽-6脂肪酸含量远少于植物油。因此，作为第一步，我会建议使用这些传统的替代品来煎炸或烘焙食物。

你或许会问："芥花籽油可以用吗？"芥花籽油的瓶身标签上说，这种油富含欧米伽-3脂肪酸。如果瞥一眼1汤勺芥花籽油中的欧米伽脂肪酸含量（1200毫克欧米伽-3和2600毫克欧米伽-6)，1 ∶ 2的比例还算过得去。其中确实含有相当数量的欧米伽-3脂肪酸。但当你开始用它来烹饪菜肴时，问题便出现了。在煎炸所要求的高温下，大部分欧米伽-3脂肪酸会被降解，变得毫无用处——因此瓶身上有关欧米伽-3脂肪酸的健康声明只是一种诱导你购买的营销手段。

规则1

用黄油或橄榄油代替植物油进行煎炸和烘焙。

- **把家里的植物油扔掉；**
- **购买黄油或橄榄油。**

植物油会藏身于各种常见的西式食物中，且含量颇多。请记住，富含欧米伽-6脂肪酸的食物中的大麻素，同样具有轻微的成瘾性。所以，你可能需要用到我们在第十四章中概述过的心理技巧，来帮助自己摆脱这些食物。

规则2

不要吃含有植物油，或是用植物油烹饪的食物：

- **快餐；**
- **薯片、油炸小吃、能量棒；**
- **现成的烹饪酱料；**
- **人造奶油和油性的涂抹酱。**

商业街上的快餐是用植物油烹制的，因此含有大量欧米伽-6脂肪酸。包括：

- **肯德基的鸡块（13500毫克）；**

- ●汉堡王的洋葱圈（10500毫克）；
- ●汉堡王的双层皇堡（10300毫克）；
- ●达美乐的比萨饼（一片约含3000毫克）；
- ●薯条（约4000毫克）；
- ●调味酱，比如麦当劳的沙拉酱［每半盎司（约14克）含10700毫克］。

你可能会期望赛百味的金枪鱼三明治中欧米伽-3脂肪酸多过欧米伽-6，因而是个合理的健康选择。但不幸的是，在所有富含欧米伽-6脂肪酸的快餐中，它排在第一位，每份含14000毫克（制作金枪鱼色拉里的蛋黄酱要用到植物油）。

而且，并非只有商业街上显眼的快餐店需要引起你的警惕。很多外卖和快餐餐馆（比如印度餐馆和中国餐馆）在食物和酱料中也会大量使用植物油。

零食中也会含有大量欧米伽-6脂肪酸，例如薯片（8900毫克）、玉米脆片（8800毫克）和燕麦棒（4600毫克）。微波炉爆米花（22000毫克）和油炸土豆制成的薯片（18000毫克）尤其有害。

超市里有很多现成的烹饪酱汁。它们使得制作美味佳肴变得十分容易——只需要把肉煎熟再加入酱汁，就做好了一餐。然而对此你同样要保持警惕，因为烹饪酱汁中含有大量植物油——因此意味着大量的欧米伽-6脂肪酸。这便是为何你最好能学会用健康的原材料来制作食物。你可以在家里用黄油、牛奶、橄榄油等制作酱汁。的确，自制的酱汁无法在橱柜里保存超过6个月，但这是因为它们是真材实料的新鲜健康食物。请记住，新鲜食物只能保存几天；而含有欧米伽-6脂肪酸的食物能保存好几个月。你能靠这个来区分它们。

规则3

避免食用欧米伽-6脂肪酸含量过高的食物：

肉类和肉类替代物

要留意另外一些欧米伽-6脂肪酸含量极高的食物，包括腌制的肉类和豆腐。例如：

- 鸡肉香肠（每根5900毫克）；
- 法兰克福香肠（2100毫克）；
- 意大利萨拉米香肠（3600毫克/100克）；
- 豆腐（油煎的话，10000毫克/100克）。

坚果

特别要提到的是坚果和烘干的种子，还有主要用坚果和种子制作的食物，冠以“健康”能量棒之名进行售卖。以下这些坚果每50克（相当于一小袋）的欧米伽-6脂肪酸含量为：

- 葵花籽（18000毫克）；
- 杏仁（6500毫克）；
- 腰果（4200毫克）；
- 花生（炒过的，8500毫克）。

媒体上提到核桃时，常常将其视为欧米伽-3脂肪酸的重要来源。核桃的确富含欧米伽-3脂肪酸——实际上50克核桃大约含有4500毫克健康的欧米伽-3脂肪酸（是一片鲑鱼肉中含量的2倍）。但这里有一个陷阱（通常会被养生类文章忽视）。核桃同时还含有19000毫克的巨量欧米伽-6脂肪酸（每50克中）。因此，核桃本身所含的大量欧米伽-3健康脂肪酸被欧米伽-6脂肪酸稀释到失去了作用。

规则4

选择欧米伽-3脂肪酸含量高的肉类和鱼类：

- **草饲牛肉（仔细查看产品标签）；**
- **羊肉（通常百分百都是草饲的）；**
- **捕捞的鱼类（养殖场的鱼吃的是谷物，欧米伽-6脂肪酸含量更高）；**
- **罐头鱼（腌渍的，不是油浸的：非常健康的欧米伽-3来源）；**
- **避免谷饲鸡肉。**

欧米伽-3脂肪酸源自绿叶植物（和海洋中的绿藻），以及以叶子、青草和海藻为食的各种动物和鱼类。要知道，有很多养殖场会以非天然的谷物为基础来喂养牲畜，其中含有欧米伽-6脂肪酸，这样能让它们长得更大更快（对动物和对人同样有效）。从这些养殖场出来的牲畜，肉质当中欧米伽-3的含量很低，而欧米伽-6的含量很高（跟人一样）。因此，如果有条件的话，也要避免吃这种养殖肉。糟糕的是，用谷物来饲养牲畜已经成了养殖场的常态，你将不得不十分谨慎地选取草饲动物的肉品。几乎所有的鸡肉和猪肉，以及大多数牛肉，都是谷饲的，所以你要试着避开这些肉品。大多数羊仍旧是在草地上放养，它们会是一个不错的选择。

鱼类养殖场现在也十分普遍。和陆地养殖的动物一样，喂食谷物的鲑鱼相比于海洋捕捞的鲑鱼，其欧米伽-3与欧米伽-6脂肪酸的比例堪忧。

规则5

新鲜蔬菜和乳制品放开吃。

蔬菜和乳制品的欧米伽脂肪酸含量很低，其比例也相对健康，所以可以照吃不误。

结论

为了优化体内欧米伽-3与欧米伽-6脂肪酸的比例，你要遵循一些简单的规则。多吃绿色蔬菜，同时多吃多吃了绿色蔬菜的动物的肉和鱼肉；还可以吃乳制品（没错，黄油也没问题）。禁食植物油、种子（包括谷物）和加工食品。鉴于健康食物的保鲜期非常短，你需要定期去购物，买回来自己烹饪。

在《为食物辩护》一书中，迈克尔·波伦提供了一些简单易记的购物法则。

- 不要买那些曾祖母会认为不是食物的食物；
- 不要买那些不会坏的食物；
- 不要买袋装食物——尤其是配料超过5种的，或是贴着健康标签的“低脂”“无糖”“低胆固醇”，要对这些健康声明提高警惕。

菜贩、肉贩和鱼贩的饮食

我个人的简便饮食法则是，所有的食物都尽量从菜贩（只卖水果和蔬菜的传统菜贩）、肉贩（新鲜肉类之外也同时售卖乳制品）和鱼贩那里买。如果你吃的大多数食物都是由新鲜蔬菜、肉类、鱼类和乳制品做的，并且是自家烹饪的（不用植物油），那么你就走上了改善细胞代谢健康的正轨。

第四步——锻炼肌肉

定期锻炼能够降低体重定点和体重吗?

那些死守能量摄入/能量消耗等式的人，将锻炼看得和热量摄入同等重要——他们认为计数就是一切。这就是健身产业规模如此巨大的原因。然而我们知道，代谢适应比任何健身房的会员卡更有效，每天掌控着好几百卡路里的热量，并且日复一日。如果你的身体不想改变体重，代谢适应会根据锻炼情况进入节能模式。除此之外，我们还知道，如果你锻炼过猛，身体就可能会通过增加食欲激素的分泌，引导你补充能量。因此，大多数健身房都配有果汁吧或零食吧。

猎人与办公室文员

一项著名的研究对比了坦桑尼亚狩猎—采集者部落（哈扎族人）与西方城市（纽约和伦敦）定居者的能量消耗；这项研

究用到了一种称为“双标水法”（doubly labelled water）的技术，能够最为准确地测量能量的消耗。我们知道，狩猎—采集者一天中的大部分时间都在活动——步行或奔跑；而普通城市居民则久坐不动——或许会从停车场或车站走一小段路到办公室。科学家比较了30天内两者消耗的总能量，发现没有区别！哈扎族猎人和城市居民消耗的能量是相同的，尽管前者一直在活动而后者久坐不动。研究人员得出结论，哈扎族部落成员在休息时代谢效率极高，在夜间消耗的能量远小于城市定居者。科学家未能解决的问题是，城市定居者可能一整个白天都在过度代谢，以对过度饮食做出补偿。我的假设是（已在第三章中做过说明），进一步的研究将会揭示出，城市定居者正处于过度代谢的状态——通过激活的交感神经系统（导致高血压）和适应性的生热作用（导致能量变作热能流失），燃烧掉多余的热量。

这项研究传递出的信息是，锻炼活动很容易得到补偿——身体会不遗余力地维持自身的体重定点，无论是通过让没有过度饮食的活跃人群具有更高效的新陈代谢，还是让过度饮食的久坐人群代谢效率不足：症结在于体重定点。

压力过大，“患高血压的”超重纽约人

上述研究证实了两类人群之间的一个预期差异——他们的体型。在对比苗条的哈扎族人和肥胖的纽约人时，并不是将摄入的总热量与运动消耗的总热量进行计算比较——这样就太过简化了。是的，纽约人身处其中的环境信号提高了他们的

体重定点。同样我们知道，纽约拥有世界顶尖的餐馆，但决定体重定点的是食物的品质而非摄入的总热量。纽约人能够接触到数量庞大的加工食品和快餐——导致细胞膜中欧米伽-3与欧米伽-6脂肪酸比例严重失调，同时引起对高胰岛素水平的长期需求。除此之外，城市生活的压力，或许再加上昼夜不分导致的褪黑素水平紊乱，凡此种种都会让你的体重定点节节攀升。

锻炼如何发挥作用?

于是，我们陷入了两难。四处活动的哈扎族部落并没有比久坐不动的纽约人消耗更多的能量。如果定期锻炼的效果会被代谢适应所抵消，如果这会让我们在休息时代谢效率更高因而并不能燃烧掉更多热量，那么锻炼是如何发挥作用的?

我认为我们可以放心地说，锻炼确实能减轻体重(否则健身房都要关门了)。只是，体重并不是像很多人想象的那样，按照能量摄入/能量消耗的简单等式减去的。体重减轻是因为锻炼本身降低了我们的体重定点。只有在这种情况下，身体才会允许能量流失(可能是在健身房里)，体重由此下降。

定期进行剧烈运动会导致两个重要变化，影响到我们的体重定点:

1. 降低皮质醇含量(应激激素);
2. 改善胰岛素敏感性(引起胰岛素水平降低)。

我们可以这样来总结:

锻炼→降低皮质醇→降低体重定点

锻炼→改善胰岛素敏感性→降低胰岛素→降低体重定点

随后，更低的体重定点引导身体减轻了体重。

因此，锻炼的重要性并不在于消耗的热量，而是关于运动如何通过降低皮质醇水平、改善胰岛素敏感性，从而改善了你的代谢健康。如果你能从日程表上挤出时间，像专业运动员那样训练自己，锻炼的确会对体重造成巨大的影响。假如你每天进行2小时的剧烈运动，每天消耗1000千卡，一周几乎天天运动，这样的话身体的新陈代谢对此是无法忽视的。但对大多数人来说，无法在日常生活中做出这样的安排。

锻炼的另一个主要益处是能够促进身体制造大量“有益胆固醇”——高密度脂蛋白（HDL）。这能将一切其他种类的有害胆固醇压下去，显著降低罹患心脏病的风险。

运动法则

- **选择一项你喜欢的运动；**
- **选择一项切合自身实际的运动；**
- **一周运动2~3次，每次至少20分钟；**
- **运动到出汗（这对运动见效十分重要）；**
- **不要做耐力运动。**

非常重要的一点是，你必须真心喜欢这项运动——而不是随大流地去健身。就我个人而言，看到那些在更衣室里光着身子晃来晃去，暗中嘲笑我（没多少肌肉）的肌肉男，是会有点心虚的，而且我相信很多人在那种环境里都会感到不舒服。要找到一种令你期待并享受其中的运动，它会丰富你的生活。比如说游泳、瑜伽、网球或是壁球？如果要考虑时间，你又喜欢骑车，那么可以经常骑车上下班。如果你喜欢团体运动，可以试试足球、无挡板篮球或是冰球。或许你只喜欢走路，那么在小斜坡上竞走也是令人愉悦的比较不错的户外运动；又或者你和我一样，倾向于慢跑（或者是边走边跑）。假如你并不擅长体育，那么可以参加一些课程或是俱乐部，学学新东西。你也可以买一台划船机或是跑步机放在家里，锻炼的同时看看电视听听歌。关键之处在于，这项运动对你来说一定要是愉快的；不然的话你可能会三分钟热度。同样要记住，锻炼不是要你计算卡路里的消耗——我们锻炼的目的是要改善自身的代谢健康，降低体内的胰岛素和皮质醇水平，同时提高肌肉张力。肌肉健康，正如我们接下来要了解的，对于调节体重而言不可或缺。

保持肌肉强健

除了改善代谢健康，锻炼也有助于肌肉的健康。在世界上有些地方，尤其是中东地区，人们（尤其是妇女）会长时间久坐不动——这是当地的文化规范。如果你不需要做任何家务，并且长距离行走不合“妇道”（除了去购物中心），那么长此以往，肌块就会萎缩，你会患上一种称为“肌肉减少症”（sarcopenia）的病（意味着肌肉变小萎缩）。正如我们在第三章里发现的，通过肌肉中的代谢适应，我们的确消耗了额外摄入的热量（这被称为生热作用）。因此，当肌块萎缩时，我们消耗额外热量的能力就会打折扣。如果把缩小的肌块和大量热量（例如吃甜食）联系到一起，紧随其后只会有一个结果：体重迅速且显著地增加。这便是为何现在中东妇女的肥胖率接近惊人的50%。

你要记住的关键信息是：保持肌肉力量和肌块。让你的基本肌肉器官维持在健康状态。如果你是个夜间电视迷也不要担心，只需要在睡觉前做一些简短的、剧烈的肌肉运动。如果你没有时间或是根本不想去健身，可以尝试下健身类的手机应用程序。这能保证你全身的肌肉健康——同时帮你省下点自己的时间。

第五步——降低胰岛素

现在我们来到了优化体重的最后一步。如果你之前几步都做到了，那么恭喜你！我希望你会喜欢这种崭新的、更加健康的生活。到现在为止，你已经舍弃了糖和精制碳水，改善了睡眠，优化了细胞健康，投入进了自己喜欢的运动。在减重计划的最后一部分，我们的目标是再减少一些碳水化合物的摄入，以此来降低你对胰岛素的需求——正如我们现在所知道的，这将会降低你的体重定点。

有各种各样的低碳水饮食，从极端的生酮节食法（在第十二章中讨论过）到更加温和的“低血糖生成指数饮食法”（low GI diet），我们要找到一种居中的办法——既能发挥作用，同时又能成为日常饮食习惯的一部分。

博尔特 vs 法拉赫

你或许对血糖生成指数（glycaemic index，GI）有所耳闻。

它被用来描述食物向血液中释放碳水能量的速度。食物的血糖生成指数越高，它释放糖分能量的速度就越快。可以用这一指数来鉴别我在第十章中提到过的那些令你胰岛素水平飙升的食物，它本身也是低血糖生成指数饮食法的基础。这一节食法的参与者被要求避免摄入血糖生成指数高的食物，只吃那些缓慢释放葡萄糖的食物。由于这种饮食法能平复血糖波动，所以它对服用胰岛素的糖尿病患者特别有用。在进行低血糖生成指数饮食法时，你可以吃的食物包括葡萄柚（血糖生成指数为25）、樱桃（22）、苹果（28）和甘薯（40）。

在进行低血糖生成指数饮食法时，你被告知要避免食用的食物包括土豆（85）、白面包（70）、西瓜（72）和胡萝卜（47）。

然而，血糖生成指数并没有描绘出你摄入食物的全景。

试想一下这个问题。博尔特和法拉赫赛跑，谁会胜出？你可以想象他们在伦敦奥林匹克体育场的泛光灯下并排站立。发令员随时准备扣响发令枪。很多人可能想都不想就会脱口而出："肯定是博尔特赢。"但他们假设了这是一场短跑比赛。他们回答的问题是："谁跑得最快？"但是如果在发令枪响过之后，博尔特闪电般一跃而出取得绝对领先，终点线却并没有出现……此时，耐力更好的赛跑者就有机会了。一旦博尔特的肌肉开始抽筋，你便能想象莫·法拉赫越过他身边——"莫式机器"（MoBot）赢了。

血糖负荷

不应该只看赛跑者的速度，同样道理，不应该只看食物的血糖生成指数。重要的并不只有食物向血液中释放葡萄糖的速度，释放出的葡萄糖总量也很重要。这便是为何我认为血糖负荷（glycaemic load，GL）——在预测总体胰岛素水平时——比血糖生成指数更加重要。

血糖负荷反映了一定分量的食物对血糖水平造成的全面影响（不只是速度）。1个单位的血糖负荷产生的效果与摄入1克葡萄糖（4千卡）相当。摄入的食物分量会影响到血糖负荷，因此食物分量加倍，血糖负荷也会加倍。举例来说，假如我们恪守低血糖生成指数节食法的指导原则，那么西瓜在我们看来就是一种快速释放葡萄糖的食物。葡萄糖以72的GI值冲刺进入你的血液，而低脂酸奶的GI值（33）远不及西瓜。然而，低脂酸奶这种“食物界法拉赫”本身储存着更多能量，其血糖负荷（GL）为16/罐；与此相比，一片西瓜的GL值为8，只有前者的一半。因此长远看来，与一小盅西瓜相比，一罐酸奶的血糖负荷翻了一倍，从而升高了胰岛素水平，尽管西瓜的血糖生成指数远高于酸奶。

以下是一些常见食物的血糖负荷：

表16.1　常见食物的血糖负荷

碳水主食	果蔬	肉类与乳制品
土豆29	橙子4	牛肉0
甘薯20	苹果5	鸡肉0
精米24	香蕉10	蛋0
糙米16	葡萄9	牛奶9
白面包16	青豆4	奶酪1

续表

碳水主食	果蔬	肉类与乳制品
黑面包10	番茄2	干豆类
意大利面21	菠菜2	干种子12
面条21	胡萝卜2	鹰嘴豆20

备注：分量大小：土豆（大颗），米、意大利面、面条（1份150克），面包（2片），水果（1颗），葡萄（1把），蔬菜（中等分量1碗），牛奶（250毫升），奶酪（半杯，切块），干豆（半罐，200克）。

资料来源：USDA National Nutrient Database for Standard Reference, April 2018.

关于不同食物的血糖负荷，见本书附录2中的扩充表格。你会看到，肉类、鱼类、鸡蛋和奶酪的GL值为0，大部分水果和蔬菜的GL值也很低。我们血液中的葡萄糖主要来自碳水主食（土豆、意大利面、米饭和面条）。我真的不建议你立马放弃吃这些主食，然后陷入对它们的渴望，甚至发展出生酮节食令人不适的副作用——不过我认为，如果你能够慢慢尝试每天减少血液摄入葡萄糖的总量，这对你的胰岛素水平因而也对体重定点（最终是你的体重）是有益的。通过减少血糖负荷，你就能做到这些。正如我在整本书里反复说明的，重要的不是身体摄入的总热量，重要的是食物的品质。当你削减了碳水主食的摄入量时，就应该通过低GL值的蔬菜和高蛋白高脂肪的食物来进行补充。

监测每日的血糖负荷

在降低血糖负荷之前，你首先要测量当前的血糖负荷水平。你可以使用智能手机上的应用程序（如MyFitnessPal）来计算每天摄入的碳水化合物数量。你可能需要购买一台厨房秤(如果你还没有的话)，对自己吃了多少食物有个概念。应用程序会计算出每种食物的GL值，随后算出一天的总量。

150，100，80或60克？

大多数不节食的人每天摄入的碳水化合物会超过300克：血糖负荷的总值会超过300。我认为合适的起始目标是把血糖负荷定在150克/天。这是很容易达成的，尤其是你已经在早餐中避免摄入大量碳水化合物。一旦你开始留心饮食中的高碳水食物，下一步就应该要把每日的GL值降到100。不要急于求成。最好是在数周而非数天之内按计划慢慢做出改变。

最终的目标是让GL值降到80，但这取决于你的身体如何适应变化以及你的实际感受，取决于你是否能够轻松应对这些变化，享受它们带来的健康益处。要记住，如果减重计划的任何一部分让你感到不适，它就很可能无法融入你的生活，也无法成为你的一部分。

不要尝试生酮节食法

我们的计划目标是通过减少碳水化合物的总摄入量，来降低你的胰岛素水平。但我们不想让碳水摄入量过低，以至于掏空肝脏的能量储备，让你处于生酮状态（ketogenic）。如果你在坚持运动的同时戒断每日的碳水摄入，有时就会发生这种情况。假如你感到极度虚弱，或者经历了头疼、反胃、呕吐等酮流感（keto flu）症状，那么很有可能，你已经耗尽了肝脏中的碳水化合物储备（你的“电池”没电了）。你要知道，锻炼会掏空肝脏中的碳水化合物，如果没有进行补充，你就会患上酮症（ketosis）。

现在好消息来了：运动时消耗掉的碳水化合物，需要你另行补充——你可以把它们加进每日的限额里。大部分适度的运动，例如慢跑、健身或是足球和网球，每半小时能够消耗250~350千卡能量。这些能量来自你的肝脏：300千卡能量相当于75克碳水化合物，差不多是一颗超大烤土豆、一份米饭和一根香蕉——全都逼近了每日GL目标值的上限。感觉也还行，或许值得为此努力……而且这总比只吃一根士力架巧克力（270千卡）就封顶要好。

终点线

我希望你能对减重计划的每一步都乐在其中，并且最终赢得这场饮食战争——一劳永逸。这些步骤对你身体的运行可能造成多种改变，也可能会持续数周甚至数月之久。但是如果你坚持书中的饮食和生活方式，这些改变很快就会融入身体。最终，你的身体就是你的生活方式。你的体重定点会永久性地降低，这意味着体重调节变得更容易、更持续，代谢健康也会得到长期改善。

尾声　我们为什么会吃太多？

我们的身体如何控制体重

企鹅出版社的得力编辑建议我将书名定为《我们为什么吃（太多）》[Why We Eat（Too Much）]，为此我不得不坐下来好好思索一番。更合适的书名或许是“为什么我们中的一些人储存了过多能量（其他人则没有）”，但这个名字显然过于冗长，无法吸引潜在读者的注意，也无法将书中的内容传播到公共领域（而这恰恰是写作本书的初衷）。

在拿起这本书之前，很多人试着给出回答：“因为我们贪婪”，或者“因为现在的食物太好吃了”。但通过本书我们知道，事情要复杂得多。

事实上，正如我们在第一章里看到的，大部分人现在都吃得太多了，远比30年前的人吃得多（500千卡/天）。我们已经能够适应过度饮食，并且毫不费力地消耗掉大部分的多余能量。因此，体重的增加并没有我们想象中那么夸张。还记得第一章里往壁炉里添柴的类比吗？添的柴越多，烧掉的柴也越多。同样，吃得越多，代谢得也越多。但这无法解释为什么我们中的许多人似乎会将这些额外添加的柴火储存起来，以备后用。

三座房屋

设想在郊区有三栋紧挨着的独立房屋。每座房屋都由炉火供暖，并且每座房屋的大门外都有一个存放木柴的储物棚。三座房屋每天都会收到充足的木柴供应，远远超出它们的取暖所需。

第一座房屋储物棚里的木柴最少，同时屋顶烟囱里不断冒出缕缕青烟，有些窗户还开着，好让热气散出去。

第二座房屋储物棚里的木柴快满了，烟囱里的烟没有第一座那么多，窗户也都紧闭着。房屋主人烧起木柴来想必很节省，他想要更多的木柴，好把储物棚填满。

第三座房屋的储物棚塌了。这是因为木柴塞得太多。不过在房屋边上，木柴堆得像座小山。即便如此，房屋的主人似乎还是将木柴供应增加了一倍。

这就是三座房屋的情况，然而是什么原因导致它们各自不同的木柴储备?

第一座房屋紧靠森林。房屋主人知道木柴取之不竭，没有必要储存太多，事实上，多余的木柴也会定期烧掉。

第二座房屋的主人更加谨慎。给他送货的人去年罢工不干了，留给他一堆越用越少的木柴和一所冰冷的房屋。除此之外，最近他又从广播里听到，寒冷的天气即将来临。因此他想让储物棚塞满木柴也就情有可原了。

在第三座房屋这里，当储物棚坍塌后，木材商派来的送货员贴心地清理了大部分木柴，并将它们堆放到房屋的一侧——堆放在了房屋主人的视野之外。主人对此一无所知，还在担心木柴要烧没了，于是下单了更多的额外木柴。不幸的是，大部分额外下单的木柴最终都堆到了视野之外的木柴小山上，越堆越多。

三座房屋的主人对外部世界的理解截然不同，因此储备木柴的理念也差异悬殊。但我们注意到，前两座房屋订购了相同数量的木柴。第一座房屋烧掉了这些木柴，第二座房屋更节省一些，为冷空气做了储备。只有第三座房屋订购了额外的木柴，而这只是因为房屋主人认为储物棚的木柴已经快要用完了。他没有意识到自己有大量木柴储备，因为它们在他视野之外。

记住这个类比有助于我们理解肥胖，当前这一遭到误解的病症正困扰着地球上1/4到1/3 的人口。只要把房屋替换成我们的下丘脑（人类大脑中的体重控制中枢），把送来的木柴替换成食物，再把储备的木柴替换成脂肪。把三座房屋换成人：第一座房屋是一个天生苗条的人，第二座房屋是一个超重的人，第三座房屋是一个患有瘦体素抗性（木柴已经超额，却没有被他看见），导致重度肥胖的人。

传统上对于肥胖的理解已经慢慢受到了挑战。许多科学家开始认识到，影响肥胖水平的并不是人口食物供给中热量的数量：天然食物并不会让人发胖。是的，导致肥胖的是食物的品质。把以谷物、植物油和糖为基础的饮食提供给任何一群生物，无论是一群奶牛，实验室里的小白鼠还是陆地上的人类，结果都是相同的：肥胖水平居高不下。

将肥胖视为一种生活方式的传统看法，对很多利润丰厚、势力强大的产业来说，具有十分重要的价值。节食产业、健身产业、食品工业、制药工业，所有这些产业都能从维护这一看法中获得既得利益。就像我们讲过的那样，食品工业制造的加工食品会引起肥胖。没有肥胖，健身和节食产业也就不存在了

（100年前它们就不存在）；同样，如果没有肥胖，制药工业销售的很多高利润药物也就没人要了。

如果主流的肥胖观念受到质疑，人们很快就会意识到，西式食品正在缓慢毒害他们。人们会转向天然的食物——不需要计算食物中的热量。但这种巨大的变化不太可能发生。很难想象不久后会出台加工食品税，其税款可以用于提升公众的健康饮食意识——而非现在这种半吊子的计算卡路里的宣传。现在需要的是专业媒体大规模地对民众进行心理攻势，鼓励人们选择天然食物而不是加工食品，自己烹饪食物并拥抱饮食文化。这才会产生效果——这才是解决方案——但现在还没有……

然而除了干等之外，你可以试着自己改变自己的生活，塑造自己的体重，只要照着本书的步骤按部就班：无法保证在10周之内减轻10千克体重，但或许能减轻20甚至30千克……在两三年内？并且保证能够改善长期的健康状况，让你满怀希望地幸福生活。同时，作为最终奖赏，从今往后你再也不用买什么神奇节食法的书来看了！

附录1

胆固醇争议

在本书的致谢页，我本该加一句："如果没有胆固醇，就不会有这本书。"但围绕胆固醇的争议太过重要，于是我决定单独辟出一章，为感兴趣的读者澄清一些科学上的观点。

如果没有20世纪60年代的饮食—心脏假说（将胆固醇和心脏病联系到一起，见第八章），如果科学家没有让政府采信他们的理论，并且如果政府没有劝说民众放弃饱和脂肪——那么我觉得我们就不需要这本书了。饮食—心脏假说据说阻止了心脏病的上升趋势，但它引起了一系列事件，最终导致另一场公共卫生危机——肥胖。

我们都受到过公共卫生宣传和媒体文章的影响，告诉我们饱和脂肪如何导致了心脏病——过去50年里，这种影响无处不在。一旦有相当数量的人（公认为人口的10%~25%）真心实意地相信一种观念，那么其余人也会接受这种观念。这便是饮食—心脏假说碰到的情况，这也是为什么我们现在会对肥胖感到恐惧。

大部分生活在西方的人（包括医生）会这么看待胆固醇和心脏病之间的关联：如果你吃的食物中含有饱和脂肪（比如红肉），会引起血液中的胆固醇颗粒含量增多，从而以某种方式堵塞血管并导致冠状动脉狭窄，让你的心脏面临风险。这幅图景在我们的社会心理中根深蒂固。这种想法在日常生活中，在有关健康的一般交流中，已经成为无法忽视的一部分。现在，每当你见到肥美的牛排或香肠（富含脂肪内脏），你就会召唤出这幅图景——食物中的油腻脂肪正在一点点堵塞你的血管。我们现在对牛排、鸡蛋、奶酪和全脂牛奶充满警惕（除非我们是法国人）。随着有关胆固醇的信息被不断强化（因为现在相信它的人如此之多），红肉和所有乳制品——数千年来一直在我们的饮食中占据相当大比例的天然食物——都被视作对我们的健康有害。

政府建议我们转向含有更少饱和脂肪的饮食，用谷物（植物种子）和植物油（植物种子）作为替代品，认为这将有助于我们的健康。食品企业紧随政府建议，但不得不添加更多的精制小麦和糖，以使低脂加工食品更加可口从而能在商业上立足。新的饮食富含精制碳水化合物，这意味着我们必须养成一种零食文化，帮助自己应对两顿正餐之间出现的血糖波动。

饮食中的这些变化——从植物油中附带获得的高含量欧米伽-6脂肪酸，以及糖和零食带来的胰岛素升高——引起了人体细胞中的代谢变化（胰岛素和瘦体素抗性），从而促使体重增加（见第九章和第十章）。如果没有饮食—心脏假说和对饱和脂肪的妖魔化，这些变化根本不会发生。

饱和脂肪引发心脏病的观念，现在就如同吸烟引发肺癌的观念一样根深蒂固。然而不同的是，吸烟与肺癌之间的关联在科学上无可辩驳，而饮食—心脏假说的基础证据后来遭到了质疑。安塞尔·基斯的原始研究将人群摄入的饱和脂肪与他们的心脏病发病率联系起来，但由于只选取了符合假设的国家（法国和德国被排除在外，这两国人口摄入大量脂肪却并没有很高的心脏病发病率)，研究结果存在偏差。混杂因素——例如我们知道饱和脂肪摄入量高的国家，糖分摄入量也很高——被忽略了。最近人们发现，制糖企业向科学家支付了大笔资金，要他们把心脏病的饮食追责从糖转嫁到脂肪上去。于是，这些拿了钱的科学家发表了影响广泛的评述，将自己研究发现的重点转向了饮食—心脏假说，使其被普遍接受为事实。

因此，饮食—心脏假说的可靠性开始受到了质疑。越来越多的证据表明，新鲜食物(比如红肉和乳制品)中的饱和脂肪与心脏病之间没有强势关联。糟糕的是，晚近研究得出的信息尚未传达给政策制定者。正如我们通过本书所了解到的，顶尖的研究人员和科学家，以及具有影响力的医生，都是利益相关者。如果他们鼓吹了很多年的重要的公共卫生信息被推翻，那么他们自己将会名誉扫地，实验室的经费也会泡汤。这便是为何改变公共卫生倡议阻力重重：太多人的名声和生计都与饮食—心脏假说绑定在了一起。

让我们来看看最新的研究证据，放弃饮食—心脏假说，认清现在我们身处何处。到底能不能吃饱和脂肪?

饮食—心脏假说获得关注时，提供的唯一相关的血液实验是检测总胆固醇水平。我们现在知道，计算心脏病风险时，重要的不是血液中的胆固醇总量，而是将胆固醇带入血液中的载体。胆固醇是一种脂肪，因此无法溶解在血液里(想一想意大利黑醋和橄榄油倒在一起——它们不会混合)。胆固醇在血液中旅行时，需要想办法搭乘一趟亲水的便车。这些便车称作LDL和HDL(即低密度脂蛋白和高密度脂蛋白)。LDL可以是A型（小而紧实的粒子），也可以是B型（大而松软）。

清晨通勤

把在血液中旅行的胆固醇分子想象成从家里出门去上班的人。我们可以假设，他们必须选择一种交通工具，在日常通勤中搭乘。一些人乘坐的是宽敞的红色大巴（由训练有素的巴士司机谨慎驾驶），而另一些人乘坐的是座位紧凑的迷你中巴（由兼职司机鲁莽驾驶）。让我们把心脏病的风险类比作交通事故的风险，你立马就会想到，如果每个人坐的都是安全的红色大巴，就几乎不会发生交通事故，而一旦越来越多的人乘坐迷你中巴，发生事故的概率就会上升。影响交通事故次数的并不是出行人数，而是他们选择的交通方式。心脏病的风险也是同理：重要的并不是在血液中旅行的胆固醇总量，而是其运输方式。如果胆固醇更多选择B型LDL来运输（红色大巴），心脏病风险并不会升高；但如果胆固醇使用A型LDL来运输（鲁莽的迷你中巴），心脏病风险就会升高了。只有在遗传了高胆固醇水平的人那里，血液中的胆固醇总量才会显得异常高。每500人中有1人会受此影响，在很年轻的时候（三四十岁）就患上心脏病。正是这一遗传疾病诱导研究者以为，每个人体内的胆固醇水平都是反映心脏病风险的重要指标。

现在，我想引入第三种运载工具。在我们的通勤道路上，警方的巡逻车穿插在大巴和迷你中巴的车流中。我们知道，只要警车一出现，即便是最鲁莽的司机也会暂时收敛。在我们的类比中，巡逻车代表了HDL对心脏病风险的影响。路上的警车越多，交通事故的发生概率就越小：血液中的HDL越多，心脏病的发病概率就越小。警方巡逻车是影响事故率的最重要的变量：当其数量减少时，事故就会骤增。同样，相比于其他因素，健康的HDL水平提供了更多针对心脏病的防护。

下一个问题便是：什么决定了胆固醇将采取哪种运输类型？如果最初的饮食—心脏假说成立——饱和脂肪导致心脏病——那么我们可以得出结论说，饱和脂肪摄入量的增加导致胆固醇使用LDL的A型胆固醇（迷你中巴）作为其首选的运输方式。但在最初提出这个假说时，尚不清楚胆固醇搭乘的运输工具是什么——人们只能检测到血液中的胆固醇总量。我们从这些早期研究中了解到，饮食中胆固醇摄入过高的确会让血液中的胆固醇总量略微升高（即类比中清晨通勤的人数），因此需要更多运载胆固醇的车辆。然而问题在于——相比于LDL的B型车辆（大巴），饱和脂肪引发的更加拥堵的胆固醇交通状况，并没有增多LDL的A型车辆（迷你中巴）的占比。LDL（大巴和迷你中巴相结合）的总数量升高了，然而有益的B型车辆（大巴）的占比增高了，有害的A型车辆（迷你中巴）实际上是减少的。吃下饱和脂肪之后，“有益的”HDL水平（警方的巡逻车）同样增高了，对心脏病形成预防。这一证据表明，摄入饱和脂肪不会导致心脏病——饮食—心脏假说是错误的。

还有哪些其他的因素能够改变我们血液中的胆固醇状况？让我们进一步拓展上述类比。我们假设通勤的人需要步行一段路去车站乘坐大巴，而拥挤的迷你中巴会开到他们的家门口。如果碰上倾盆大雨，通勤者不愿冒浑身被雨淋透的风险，因而迷你中巴的交通量增加，引发了更多事故。换回饮食的术语，暴雨是由另一类胆固醇脂肪引起的——我们称其为反式脂肪。我们知道（见第八章），反式脂肪出现在许多加工食品中，包括蛋糕、饼干和加工肉类，并且植物油加热到高温时也会产生反式脂肪。那些将饱和脂肪与心脏病联系到一起的早期研究，忽略了反式脂肪对胆固醇通勤状况产生的影响，固化了饱和脂肪有害的错误信念。

暴风雪的情况又如何？再一次，通勤者会乘坐更加便捷的迷你中巴，而不是冒险一路踉跄步行去大巴车站。路面暗藏危机，事故也将再次增多。对于我们的胆固醇粒子来说，当我们摄入（你猜对了）糖之后，饮食暴风雪就会袭来。

太阳出来后会怎样（如果你正在一个阳光明媚的国度里阅读本书，要记得在英国，晴天是十分罕见的）？通勤者想要享受步行去大巴车站的乐趣，避开那些闷热拥挤的迷你中巴。除此之外，街上的巡逻警车更多了（因为他们不太可能在晴天请病假），结果会怎样？出行安全，没有事故。我们可以在血液中复制这些完美的胆固醇通行条件，所需的东西完全免费——锻炼。

在此做个总结，存在各种不同的饮食和生活方式因素，能够影响到胆固醇的运输方式，并因此影响心脏病的患病风险。最危险的因素是加工食品中的糖和反式脂肪（上述类比中的暴风雨雪天气）。另一方面，近期研究显示，天然食物中的饱和脂肪并没有显著风险，而且正如我们所知，锻炼（即晴天）有助于保护心脏。

好警察……

过去10年中，越来越多的人认同，总胆固醇是引发心脏病的危险因素这一说法并不可靠，这创造出了新的日常词汇：好胆固醇和坏胆固醇。“好胆固醇”是HDL（警方的巡逻车），而“坏胆固醇”仍被用于同时描述两种LDL——A型和B型。这意味着危险的迷你中巴和安全的红色大巴被笼而统之地归为坏的一类。这混淆了对饮食风险（尤其是饱和脂肪）的分析，并搅浑了科学研究的清水；就好像一些科学家在透过浓雾寻找车辆。为何浓雾遮蔽了对公共卫生而言如此重要的真理？虽然不确定，但要我说，利益相关的顶级科学研究机构或许发挥了作用。我们知道，研究方向仍旧非常糟糕地受到各大公司的影响，它们向实验室提供了资金支持。如今，科学家必须公开他们接受的资助，但这仍然不会影响他们的研究方向——这只是让我们更容易发现研究是否存在偏向。

世界上最畅销的药物是他汀类药物。根据“信息医学统计”（Informational Medical Statistics，IMS）最近的一份报告显示，2010年，包括他汀类药物在内的降胆固醇药物收益达到了350亿美元。这些药物经证实可以阻断肝脏中的胆固醇生成，从而降低血液中的总胆固醇水平。除了降低总胆固醇水平，他汀类药物还能降低某些患者的心脏病风险。但是现在有很多研究者开始怀疑，他汀类药物对心脏病的效果与胆固醇有关：越来越多的证据表明，胆固醇能够减轻心血管的炎症。如果是这样，那为何美国心脏协会（American Heart Association，AHA）仍旧支持饮食—心脏假说，坚称LDL胆固醇（两种类型）是导致心脏风险的罪魁祸首（全世界的医生都会从AHA的专家团体这里寻求指导）？并且坚持提倡低饱和脂肪的饮食？事实上，他们最近提议调低他汀类药物治疗的血液胆固醇水平门槛，这一提议建立在Meta分析（meta-analysis，对既有研究的全面总结）的基础之上，排除了对LDL分支的重要研究。这么做就好像这些研究根本不存在，并且暗示其存在偏见。世界各地的众多科学家会参考这些建议来决定是否开他汀类药物，而如果饮食—心脏假说仍旧成立，那么他汀类药物仍将畅销。

有一类特殊的饱和脂肪最近备受关注，即软脂酸（palmitic acid）。世界卫生组织的一份报告指出，有充分证据表明，摄入此类脂肪会引发心脏病。软脂酸出现在所有肉类以及乳制品中——但数量很少。只要将棕榈油加热到极高的温度，就能制出纯净的软脂酸——在明火上就能做到，而且棕榈油是非洲农村地区使用的主要食用油。棕榈油价格便宜，将其加入食物中，能够提升口感和味道。于是，我们能在加工食品中发现大量的棕榈油。我相信，正是从这些食品中发现了软脂酸与心脏病之间的关联——而不是从红肉、奶酪和牛奶这类软脂酸含量低的天然脂肪中。

最近，有一项独立的Meta分析，综合了过往的所有相关研究，寻找饮食中饱和脂肪与死亡风险之间的关联，却没有发现存在任何风险增高，尤其是患心脏病、中风或是糖尿病的风险。

毫无疑问，他汀类药物在某些病例中是有效的，但我怀疑开这些药物的理由——高LDL水平以及略微升高的总胆固醇水平——意味着它们被过度使用了。研究无疑有利于生产他汀类药物的制药公司，但是为何某些医疗机构（例如AHA）会忽视其他有理有据的科学研究？它们从中能获得什么好处？我会让你自己下结论。不幸的是，面对互相矛盾的研究，饮食—心脏假说依旧屹立不倒，这意味着饮食指导意见固守成见，要我们避免天然食物中的饱和脂肪并用谷物和人造食用油来替代它们。如果这些问题得不到解决，我们大家仍会接受引导，采取致胖的饮食——而肥胖将仍然是一个主要的公共卫生问题。

附录2

常见食物的血糖负荷以及欧米伽-3与欧米伽-6脂肪酸比例

食物	分量	烹饪方式	重量（克）	血糖负荷	欧米伽-6（毫克）	欧米伽-3（毫克）
蔬菜水果						
土豆	1大颗	烤	300	29	129	39
土豆，去皮	1大颗	煮	300	26	96	30
土豆，捣碎，加入全脂牛奶	1杯	煮	210	16	81	35
甘薯	2颗中等	烤	300	20	103	6
土豆，箱烤薯条	10根	烤	133	13	232	21
山药	1杯	煮	145	13	43	8
洋蓟，法国	1杯	煮	168	5	264	100
胡萝卜	1杯	煮	78	2	67	1
西兰花	1大把	煮	280	8	143	333
菠菜	1杯	煮	180	2	30	166
花椰菜	1杯	煮	120	2	31	104
甘蓝，矮白菜	1杯，切碎	煮	170	1	52	70
皱叶甘蓝	1杯，切碎	煮	145	3	26	33
抱子甘蓝	1杯	煮	155	5	91	200
芦笋	1杯	煮	180	1	18	315
青豆	1杯	煮	125	4	70	111
豌豆	1杯	煮	160	9	30	131
芹菜	1大把	生食	64	1	50	0
番茄	1杯	生食	150	2	119	5
番茄，罐装	1/2罐	煮	200	6	108	5
黄瓜	1/2杯	生食	52	1	14	2
甜菜	2颗中等	煮	100	4	58	5
大蘑菇	1杯	火烤	121	3	242	0
橙子	1颗	生食	140	4	43	15
橙汁	1杯	榨汁	250	9	124	34
苹果	1颗中等	生食	180	5	78	16
苹果汁	1杯	榨汁	250	6	82	17
梨	1颗	生食	120	2	66	1
香蕉	1根中等	生食	120	10	54	31
葡萄	1杯	生食	150	9	55	16
菠萝	1杯	罐装	181	8	41	30
肉类						
牛肉，谷饲，切碎	1块	生食	200	0	600	40

续表

食物	分量	烹饪方式	重量（克）	血糖负荷	欧米伽-6（毫克）	欧米伽-3（毫克）
牛肉，草饲，切碎	1块	生食	200	0	171	44
牛肉汉堡	1块	锅煎	82	0	270	56
牛肉，烤制	1份	烤	200	0	660	240
鸡肉，烤制	1份	烤	200	0	1380	140
羊肉	1片	烤	230	0	1631	1095
猪肉，火腿	1份	烤	200	0	1800	290
乳制品						
黄油	1茶勺		14	0	382	44
人造黄油	1茶勺		14	0	4357	42
切达奶酪	1/2杯，切碎		76	1	381	241
切达奶酪，仿制	1/2杯，切碎		112	7	295	162
布里奶酪	1/2杯，切碎		72	1	369	225
卡蒙贝尔奶酪	1/2杯，切碎		123	1	553	336
牛奶						
全脂，3.25%	1杯		250	9	300	200
半脂，2%脂肪	1杯		250	9	111	71
脱脂	1杯		250	9	12	5
酸奶，低脂	1杯		123	12	12	7
酸奶，普通	1杯		113	4	73	30
鸡蛋						
鸡蛋，笼养	1大颗	水煮	50	0	572	37
蛋黄	1大颗	生食	17	0	600	38
蛋白	1大颗	生食	33	0	0	0
鸡蛋，喂食亚麻籽（欧米伽-3蛋）	1大颗	生食	50	0	948	224
鸡蛋，喂食鱼油	1大颗	生食	50	0	624	229
食用油						
葵花籽油	1茶勺		14	0	3905	5
橄榄油	1茶勺		14	0	1318	140
芥花籽油	1茶勺		14	0	3217	812
芝麻油	1茶勺		14	0	5576	40
鳕鱼肝油	1茶勺		14	0	126	2664
豆油	1茶勺		14	0	6807	917
猪油	1茶勺		14	0	1428	140
棕榈油	1茶勺		14	0	1228	27
鱼类						
鳕鱼	1片	烤	180	0	10	310

续表

食物	分量	烹饪方式	重量（克）	血糖负荷	欧米伽-6（毫克）	欧米伽-3（毫克）
黑线鳕	1片	烤	150	0	18	400
鲑鱼，野生（捕捞）	1/2片	生食	200	0	408	3000
鲑鱼，养殖	1/2片	生食	200	0	555	2037
对虾	大份	熟的	150	0	31	520
对虾，裹面包粉	大份	油炸	150	0	5751	682
黑鱼子酱	1汤勺	生食	16	0	13	1086
蓝鳍金枪鱼，新鲜，	中份	生食	100	0	53	1300
金枪鱼，加水罐装	1杯	生食	154	0	14	433
金枪鱼，加油罐装	1杯	生食	146	0	3917	295
沙丁鱼，加番茄酱罐装	1杯	生食	89	1	109	1507
沙丁鱼，加油罐装	1杯	生食	149	0	5280	2205
超市食品						
意大利面	中份	水煮	150	21	560	52
精米	中份	水煮	150	24	98	20
糙米	中份	水煮	164	16	195	156
面条	1杯	水煮	160	21	835	44
白面包	2片		50	16	304	34
全麦面包	2片		56	10	161	7
白糖	1茶勺		4	3	0	0
白糖			100	70	0	0
面粉			100	53	828	17
薄脆饼，小麦	4片		50	17	1350	70
薄脆饼，黑麦	4片		44	16	156	20
薯片	1袋		28	11	3010	53
薯片	1袋混装		60	23	6100	120
可乐	1罐		330	11	0	0
海绵蛋糕	1块		63	23	350	22
豆类						
芸豆	1/2罐		200	12	212	164
鹰嘴豆	1/2罐		200	20	982	38
黄豆	1/2罐		200	16	186	154
谷物						
水果圈圈（Fruit loops）	1杯		30	18	343	17
甜粟米片（Frosties）	1杯		39	26	34	2
玉米片	1杯		28	17	84	6
欧倍麦片（Alpen）	1/2杯		56	25	497	25
坚果						
杏仁	1小袋	烤	50	0	7400	0
腰果	1小袋	烤	50	4	4240	34

续表

食物	分量	烹饪方式	重量（克）	血糖负荷	欧米伽-6（毫克）	欧米伽-3（毫克）
夏威夷果	1小袋	烤	50	0	645	102
花生	1小袋	油煎	50	0	7609	0
花生酱	2汤勺		32	0	4709	26
加工肉						
萨拉米香肠	4片	冷鲜	100	0	1940	420
牛肉香肠	1根	熟的	100	0	430	0
猪肉香肠	1根	熟的	70	0	2430	80
快餐						
双层芝士堡	1份		400	27	10353	1564
芝士汉堡	1份		133	16	1818	164
鸡肉皇堡	1份		272	24	11523	1423
法式薯条	1中份		177	26	1310	31
巧克力奶昔	小份		267	39	507	42
薯饼	1杯		150	27	6800	527
12寸芝士比萨	1片		95	15	1563	188
14寸香肠比萨	1片		85	13	2482	299
炸鸡块	1块鸡胸肉		140	6	2800	143
蔬菜色拉	1份		112	6	4840	634
薯角	1份		134	22	2303	107

附录2 常见食物的血糖负荷以及欧米伽-3与欧米伽-6脂肪酸含量

资料来源： Data courtesy of USDA National Database for Standard Reference Nutrition Data; https://nutritiondata.self.com.

附录2备注

人体欧米伽-3与欧米伽-6脂肪酸的自然比例为1 ： 1到1 ： 4。

大多数西式饮食的欧米伽-3与欧米伽-6脂肪酸比例为1 ： 15甚至更高。

你的目标是把这一比例降到自然水平。

食物的血糖负荷取决于分量，例如，1大颗烤土豆=血糖负荷29，2大颗烤土豆=血糖负荷58。

减重计划的第五步鼓励你一开始将日常血糖负荷的上限定在100，随后逐渐降到80，如果没有感到不适的话，再降得更低。请记住，在替代高碳水食物时，无需避开含有饱和脂肪的天然食物，例如肉类和乳制品。同样要记住，大部分蔬菜的血糖负荷很低，欧米伽脂肪酸含量很高。

附录3

新型冠状病毒与肥胖

流行病：席卷所有国家与整个世界的疾病

2020年5月，英国成了受新冠肺炎疫情影响最大的欧洲国家。我们身处百余年来最厉害的流行性病毒的中心，比周边国家遭受了更多死亡病例。针对惨不忍睹的病死率，出现了各种谴责之声和泛政治化的表达。英国的检测起步太晚了吗？封城的时机延误太久了吗？个人防护装备（PPE）出现短缺了吗？但我不禁怀疑，头版头条和新闻推送可能都忽略了一点。难道英国人正好比世界上其他地方的人更容易感染这种病毒吗？首相的病危经历是全体人民的脆弱写照吗？

让我们回到中国。如果数据准确的话，前期武汉彻底且持久的封城措施取得了完全的胜利。但令人好奇的是，尽管许多无症状感染者将病毒携带到了其他地方，病毒却并没有在其他地方驻足扎根。

在意大利，新冠病毒令其公共卫生服务超负荷运转，导致令人痛心的死亡人数激增，尤其是老年人。西班牙紧随其后，与意大利的情况相似，人们建起临时停尸间来安置尸体。下一个是英国。尽管与意大利相比，英国尽早采取了封城措施，并且国家医疗服务体系重置资源，为所有新冠肺炎患者提供了食宿，但是英国的死亡人数超过了其他显然没有做过充分准备的国家。为什么会这样？

从一组疫情经验的对比中或许能够找到线索，一边是世界上最富有的城市纽约的居民，另一边是印度孟买贫民窟的居民。

纽约报告的第一例新型冠状病毒病例是在2020年3月1日。尽管在3月22日采取了封锁措施，并且美国的医疗体系全球领先，但是纽约的死亡人数当时仍达到了每百万人1700例。

在印度，首例记录在案的新冠肺炎病例是在2020年1月30日；总理莫迪于3月24日下令封锁。然而，有人担心印度贫民窟里的穷人毫无防护能力，他们的居住条件拥挤肮脏，无法施行有效的封锁隔离措施。孟买著名的达拉维贫民窟曾经出现在电影《贫民窟的百万富翁》(*Slumdog Millionaire*)中，据估计有100万人挤在2平方公里的区域里——就好像整个曼彻斯特的人口居住在海德公园那么大的一块地方。你要和众多家人共处一室，还要穿过拥挤狭窄的走道去吃饭、喝水、如厕；在这样的环境里，你要怎么与他人保持社交距离？除此之外，这些贫民很可能营养不良，免疫力低下。传播力极强的新冠病毒横扫棚户区里脆弱不堪的居民，这幅画面令人不寒而栗。如果新冠病毒能在伦敦和纽约得逞，那这些贫民该如何应对？

然而，贫民窟里尸横遍野的悲剧故事并没有成为现实。没有证据表明预期的死亡海啸发生在了印度。事实上，孟买最新的死亡数字大约在每百万人70例左右。

那么，为什么拥有世界级医疗卫生服务的富裕的纽约人，与孟买的居民相比，感染新冠病毒的可能性要高出20多倍？为什么新冠病毒在富裕国家的人群中，比在贫困国家的人群中传染得更厉害？我们对于病毒工作机制的理解，逐渐揭示出了某些关于英国以及许多西方发达国家人群健康问题的恼人真相。

我们现在知道，病毒通过细胞上一扇叫作“血管紧张素转化酶-2”（angiotensin-converting enzyme-2）的大门进入我们的身体。这扇门出现在鼻腔和咽喉的黏膜中，同时也出现在肺部。人们最初认为，病毒关闭了肺部这些具有保护作用的门，引发迅速致命的重度肺炎。为此，英国特地建造了许多南丁格尔医院，以容纳需要通风条件的预计中的数千病患，提高他们的治愈概率。然而，新的证据显示，让新冠病毒有机可乘的ACE-2大门还出现在其他的身体组织中，包括我们的心脏和血管。人们逐渐开始理解，堵塞这些位置的ACE-2大门会造成何种危害。

血管紧张素转化酶-2（ACE-2）是一种存在于人体细胞表面的受体蛋白。直到2000年的研究，血管紧张素转化酶-2的作用才慢慢为我们所理解。它能够帮助血管紧张素Ⅱ转化成血管紧张素1-7。

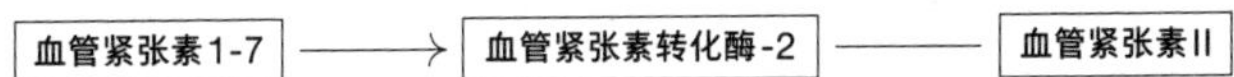

ACE-2处理的血管紧张素Ⅱ，是肾素—血管紧张素系统（renin-angiotensin system，RAS）制造出的最终副产品；RAS是应对血压下降（流血或脱水）或压力状态（以防身体受到攻击所采取的保护措施）而发生的一系列细胞反应。血管紧张素Ⅱ会让我们的血管紧缩，肾脏再次吸收水分引起口渴——这些反应都是为了提升我们的血压，让氧气能够流遍身体。这是传统上对血管紧张素Ⅱ工作方式的理解。然而，最近的证据

表明，血管紧张素Ⅱ同时还具有更富破坏性的作用。我们现在知道，它能增多人体周身的有害炎症，即所谓“细胞因子风暴”（cytokine storm，被认为是可怕的新冠肺炎的成因）。炎症反应同样加剧了“氧化应激”（oxidative stress）这一病症。

氧化应激侵蚀人体

想搞清为何有些人深受冠状病毒之苦，而另一些人对此毫无知觉，关键在于理解氧化应激。我们能从周遭世界找到很多氧化作用的例子：它能腐蚀金属，让水果颜色变深，使含油食物变酸臭（基本上就变质了）。它也是人体内新陈代谢的典型副产品。人体细胞在将食物中的能量转化为化学能量时，会产生多余的电子。这些电子会被体内的氧接管，转化成超氧化物（superoxides，携带一个电子的氧气分子），最终转化成无害的H_2O——水。超氧化物（以及过氧化物，例如漂白剂）如果超量的话，会通过氧化作用对人体造成危害。通常，炎症细胞会利用它们来杀死侵入人体的细菌和病毒（包括新冠病毒），然而不幸的是，如果体内产生了过多超氧化物，会导致细胞损伤和发炎，提高癌症、各种炎症以及心脏病的发病率，令人遗憾的是，有证据表明，富含碳水化合物和植物油的西式饮食会增多超氧化物，引发人体内的氧化反应。基本上，西式饮食会通过氧化应激引发各种疾病。

我们的饮食正在促使我们的身体进行内部的氧化反应。我们要找到一条出路，将伤害最小化。这便是ACE-2的用武之地；它是我们应对西式饮食引起的内部侵蚀的安全保障。

ACE-2：应对侵蚀的底漆

当ACE-2正常工作时，血管紧张素Ⅱ会转化为血管紧张素1-7。这构成了我们应对炎症和氧化应激失控的安全机制的一部分。把它的工作原理想象为涂在金属表面的某种防锈底漆。血管紧张素1-7能够扩张我们的血管（并降低血压），同时具有抗炎症效果（包括抑制氧化应激），以此对人体形成保护。

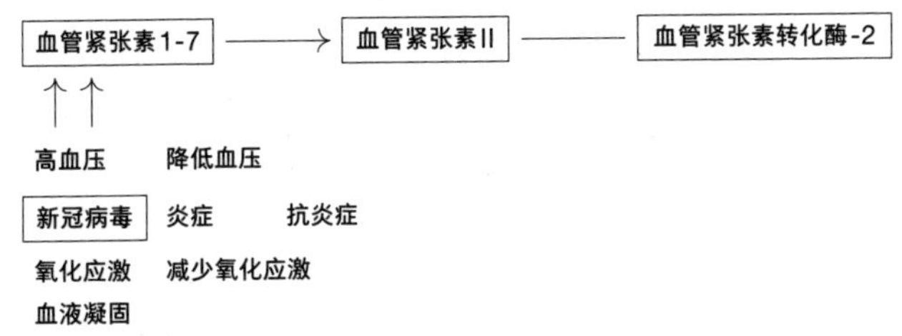

一旦新冠病毒进入，ACE-2的大门就关闭了，这意味着人体的安全保障机制失灵了。炎症和氧化应激控制了局面。从根本上来看，人体起保护作用的“底漆”被清除了。新的证据（与重症监护医师的一线观察相符）显示，这不仅会影响到我们的呼吸，也普遍影响到了我们的血管。当我们血管中的ACE-2被病毒阻断时，炎症和氧化应激在局部位置起作用，导致血液凝固。这会引起全身形成一连串的血凝块，导致心肌梗死、栓塞、肾衰竭和中风。纽约的医护人员注意到，许多不知道自己感染了新冠病毒的年轻病人因为（致残或致命的）中

风而入院。

肥胖人群的ACE-2更高，成为新冠病毒的显眼目标

摄入富含糖分和碳水化合物的饮食后，我们的身体就会超时运转，将额外摄入的热量进行分解、储存。这会导致氧化应激过度。有证据显示，为了抵消氧化应激，人体处于肥胖状态时，ACE-2受体蛋白的数量会上升，这意味着更多ACE-2受体被制造出来，以减轻典型西式饮食可能导致的任何潜在性氧化损伤。同样的情况也会在患有心力衰竭和2型糖尿病的人身上发生——身体产生更多ACE-2受体，并对其控制炎症的特性形成依赖。

一旦新冠病毒阻塞了ACE-2受体，人体的实际弱点就暴露出来了。ACE-2就像一道堤坝，阻挡住了毁灭性的洪水。在人体内，它阻挡的是一波又一波的炎症和氧化灾害。而一旦病毒击破了这道防护盾，我们便完全领受到它的毁灭性威力。

ACE-2缓和炎症反应的作用，最终能用于解释为何肥胖人群，以及与之相关的心血管疾病和2型糖尿病患者，尤其容易感染新冠病毒。他们更依赖ACE-2提供的保护。在英国，黑人和亚洲人患上各种糖尿病、高血压和心脏病的概率更高，这或许意味着他们高度依赖ACE-2这道堤坝的保护。即便看上去情况相同，但老龄人口的氧化应激比率原本就已经很高（这是变老的自然副作用），在病毒来袭时，他们储备的

ACE-2受体更少。

为什么感染新冠的印度贫民人数更少?

将上述情况与达拉维的贫民进行对比。他们几乎不受肥胖及相关疾病（如2型糖尿病）的困扰。与富裕的西方人相比，这些贫民更少依赖ACE-2来保护自己的身体不受氧化应激影响，因为他们通常不会吃西式食物（高糖、精制碳水，还有脂肪）。他们不需要额外的ACE-2受体蛋白，因此当病毒造成阻塞时，炎症对身体造成的伤害更小。新冠病毒现在正在达拉维扩散——近期的一份报告显示，57%的达拉维居民产生了新冠病毒抗体（暴露风险2倍于纽约或伦敦）——但人群中没有那么多ACE-2受体目标可以让病毒攻击，因此一旦感染，很少人会遭受氧化应激和炎症失控带来的致命后果。

两大流行病

新冠肺炎的流行震惊了世界。它猛然席卷而来，造成许多人悲惨离世。但当下还有另一种流行病，过去30年在人群中逐渐蔓延：肥胖流行病。相比于新冠肺炎，肥胖导致更多的人提早过世（每年400万人超额死亡，过去20年中年年如此）。

就肥胖而言，英国是欧洲的病夫。美国则更加病入膏肓。西式饮食令人体完全暴露在新冠病毒的威力之下。或许明白了这一点之后，我们能够改变饮食方式，在未来给予自己更多保护。如果我们少吃这些成问题的食物，减少零食，代之以自己烹制的新鲜健康的食物（如本书第三部分描述的那样），便能做到这点。

新冠肺炎疫情教会我们，作为人类，一旦意识到健康危机，我们能够团结一致，当即改变自己的行为和生活方式。新冠病毒或许会在很长一段时间内伴随着我们，或许还会不停变异，接连不断地对我们造成感染攻击。如果能积极彻底地应对肥胖流行，政府不仅能够改善人民的健康状况和生活品质，延长人们的寿命，还能在未来疫情回潮时保护众人。同时，我们自己作为个体也能改变饮食习惯，降低新冠病毒的致命风险。

2020年4月，我参加了好友（先前病患）Panny的葬礼。他因新冠肺炎凄然离世，留下了挚爱的家人和年幼的儿子。愿你安息，我的朋友。

参考文献

1 Metabology for Beginners

1 USDH (1998). *Clinical guidelines on the identification, evaluation,* and treatment of overweight and obesity in adults: the evidence report. National Institute of Health (NIH) Publication, No. 98-4083, September.
2 R. Bailey (2018). *Evaluating Calorie Intake for Population Statistical Estimates (ECLIPSE) Project,* February. Office for National Statistics, Data Science Campus.
3 P. Miller (2015). The United States food supply is not consistent with dietary guidance: evidence from an evaluation using the Healthy Eating Index-2010. *J Acad Nutr Diet,* 115(1), January, 95–100.
4 J. Speakerman (2004). The functional significance of individual variation in basal metabolic rate. *Physiol Biochem Zool,* 77(6), 900–915.
5 G. Koepp (2016). Chair-based fidgeting and energy expenditure. *BMJ Open Sport Exerc Med,* 2(1).
6 E. Sims and E. Horton (1968). Endocrine and metabolic adaptation to obesity and starvation. *Am J Clin Nutr,* 21(12), December, 1455–70.
7 R. Leibel, et al. (2000). Effects of changes in body weight on carbohydrate metabolism, catecholamine excretion, and thyroid function. *Am J Clin Nutr,* 71(6), June, 1421–32.
8 A. Harris, et al. (2006). Weekly changes in basal metabolic rate with eight weeks of overfeeding. *Obesity (Silver Spring),* 14(4), April, 690–95.
9 C. Weyer, et al. (2001). Changes in energy metabolism in response to 48 h of overfeeding and fasting in Caucasians and Pima Indians. *Int J Obes Relat Metab Disord,* 25(5), May, 593–600.
10 A. Keys, et al. (1950). *The Biology of Human Starvation,* Vol. 1. Minneapolis, University of Minnesota Press.

11 R. Leibel,et al. (1995). Changes in energy expenditure resulting from altered body weight. *N Eng J Med*, 332(10), March, 621–8; S. Roberts and I. Rosenberg (2006). Nutrition and aging: changes in the regulation of energy metabolism with aging. *Physiol Rev*, 86(2), April, 651–67.
12 A. Evans,et al. (2016). Drivers of hibernation in the brown bear. *Frontiers in Zoology*, 13, February, article no. 7.
13 R. Keesey (1997). Body weight set-points: determination and adjustment. *J Nutr*, 127(9), September, 1875S–1883S.

2 The Sacred Cow

1 B. Levin,et al. (1989). Initiation and perpetuation of obesity and obesity resistance in rats. *Am J Physiol Regul Integr*, 256 (3, Pt 2), R766–71.
2 M. Butovskaya,et al. (2017). Waist-to-hip ratio, body-mass index, age and number of children in seven traditional societies. *Sci Rep*, 7(1), May, 1622.
3 M. Ashwell,et al. (2014). Waist-to-height ratio is more predictive of years of life lost than body mass index. *PLoS One*, 9(9), September.
4 V. Eshed,et al. (2010). Paleopathology and the origin of agriculture in the Levant. *Am J Phys Anthropol*, 143(1), September, 121–33.
5 World Health Organization (2016). *Global Health Observatory Data.*
6 J. Wardle and D. Boniface (2008). Changes in the distributions of body mass index and waist circumference in English adults, 1993/1994 to 2002/2003. *Int J Obes (Lond)*, 32(3), March, 527–32.
7 Reuters/Ipsos (2012). Ipsos online poll of 1,143 adults, 7–10 May. Reuters.
8 C. Haworth,et al. (2008). Childhood obesity: genetic and environmental overlap with normal-range BMI. *Obesity*, 16(7), July, 1585–90.
9 Q. Xia and S. F. Grant (2013). The genetics of human obesity. *Ann N Y Acad Sci*, 1281, April, 178–90.
10 B. Gascoigne (2001). Retrieved 2018, from HistoryWorld: www.historyworld.net.
11 J. Terrell (ed.) (1988). *Von den Steinen's Marquesan Myths*, translated by Marta Langridge. Canberra: Target Oceania/*Journal of Pacific History*.
12 R. O'Rourke (2015). Metabolic thrift and the genetic basis of human obesity. *Ann Surg*, 259(4), April, 642–8.
13 J. Neel (1962). Diabetes mellitus: a 'thrifty' genotype rendered detrimental by 'progress'? *Am J Hum Genet*, 14, December, 353–62.
14 World Health Organization (2016). *Global Health Observatory Data.*
15 P. Manning (1992). 'The Slave Trade: The Formal Demography of a Global System', in J. E. Inikori and S. L. Engerman (eds), *The Atlantic Slave Trade*. Durham, NC: Duke University Press.

16 A. Quasim, et al. (2018). On the origin of obesity: identifying the biological, environmental and cultural drivers of genetic risk among human populations. *Obes Rev*, 19(2), February, 121–49.

17 Y. Wang and M. Beydoun (2007). The obesity epidemic in the United States – gender, age, socioeconomic, racial/ethnic, and geographic characteristics: a systematic review and meta-regression analysis. *Epidemiol Rev*, 29, 6–28; Centers for Disease Control and Prevention (CDC) (2012). *National Health and Nutrition Examination Survey, NHANES 2011–2012 Overview*. National Center for Health Statistics.

18 S. van Dijk, et al. (2015). Epigenetics and human obesity. *Int J Obes*, 39(1), 85–97.

19 Z. Stein and M. Susser (1975). The Dutch famine, 1944–1945, and the reproductive process. I. Effects on six indices at birth, *Pediatric Research*, 9, February 70–76.

20 M. Hult, et al. (2010). Hypertension, diabetes and overweight: looming legacies of the Biafran famine. *PLoS One*, 5(10), October, e13582.

21 B. Weinhold (2006). Epigenetics: the science of change. *Environ Health Perspect*, 114(3), March, A160–A167.

22 I. Ehrenreich and D. Pfennig (2016). Genetic assimilation: a review of its potential proximate causes and evolutionary consequences. *Ann Bot*, 117(5), April, 769–79.

23 A. Samuelsson, et al. (2008). Diet-induced obesity in female mice leads to offspring hyperphagia, adiposity, hypertension, and insulin resistance: a novel murine model of developmental programming. *Hypertension*, 51(2), February, 383–92.

24 A. Kubo, et al. (2014). Maternal hyperglycemia during pregnancy predicts adiposity of the offspring. *Diabetes Care*, 37(11), November, 2996–3002.

25 A. Sharma, et al. (2005). The association between pregnancy weight gain and childhood overweight is modified by mother's pre-pregnancy BMI. *Pediatr Res*, 58, 1038.

26 F. Guenard, et al. (2013). Differential methylation in glucoregulatory genes of offspring born before vs. after maternal gastrointestinal bypass surgery. *Proc Natl Acad Sci USA*, 110(28), July, 11439–44.

27 R. Waterland and R. Jirtle (2003). Transposable elements: targets for early nutritional effects on epigenetic gene regulation. *Mol Cell Biol*, 23(15), August, 5293–300.

28 Waterland and Jirtle (2003). Transposable elements.

3 Dieting and the Biggest Losers

1 E. Fothergill,et al. (2016). Persistent metabolic adaptation for 6 years after 'The Biggest Loser' competition. *Obesity (Silver Spring)*, 24(8), August, 1612–19.

2 H. Yoo,et al. (2010). Difference of body compositional changes according to the presence of weight cycling in a community-based weight control program. *J Korean Med Sci*, 25(1), January, 49–53.

3 S. Dankel,et al. (2014). Weight cycling promotes fat gain and altered clock gene expression in adipose tissue in C57BL/6J mice. *Am J Physiol Endocrinol Metab*, 306(2), January, E210–24.

4 J. Speakerman,et al. (2004). The functional significance of individual variation in basal metabolic rate. *Physiol Biochem Zool*, 77(6), November–December, 900–915.

5 L. Arone,et al. (1995). Autonomic nervous system activity in weight gain and weight loss. *Am J Physiol*, 269(1, Pt 2), R222–5.

6 K. O'Dea,et al. (1982). Noradrenaline turnover during under- and overeating in normal weight subjects. *Metabolism*, 31(9), September, 896–9; S. Welle,et al. (1991). Reduced metabolic rate during beta-adrenergic blockade in humans. *Metabolism*, 40(6), June, 619–22; A. Thorp and M. Schlaich (2015). Relevance of sympathetic nervous system activation in obesity and metabolic syndrome. *J Diabetes Res*, 2015, 341583.

7 J. Grundlingh,et al. (2011). 2,4-dinitrophenol (DNP): a weight loss agent with significant acute toxicity and risk of death. *J Med Toxicol*, 7(3), September, 205–12.

4 Why We Eat

1 D. Cummings et al. (2002). Plasma ghrelin levels after diet-induced weight loss or gastric bypass surgery. *N Eng J Med*, 346(21), May, 1623–30.

2 P. Sumithran,et al. (2011). Long-term persistence of hormonal adaptations to weight loss. *N Eng J Med*, 365(17), October, 1597–1604.

3 J. Cirello and J. Moreau (2013). Systemic administration of leptin potentiates the response of neurons in the nucleus of the solitary tract to chemoreceptor activation in the rat. *Neuroscience*, 229, January, 89–99.

4 Y. Zhang,et al. (1994). Positional cloning of the mouse obese gene and its human homologue. *Nature*, 372(6505), December, 425–32.

5 C. Montague,et al. (1997). Congenital leptin deficiency is associated with severe early-onset obesity in humans. *Nature*, 387(6636), June, 903–8.

6 S. Heymsfield,et al. (1999). Recombinant leptin for weight loss in obese and lean adults: a randomized, controlled, dose-escalation trial. *JAMA*, 282(16), October, 1568–75.

5 The Glutton

1 F. Chehab (2014). 20 years of leptin: leptin and reproduction: past milestones, present undertakings, and future endeavours. *J Endocrinol*, 223(1), October, T37–48.

2 Chehab (2014). 20 years of leptin.

3 R. Lustig (2013). *Fat Chance: Beating the odds against sugar, processed food, obesity and disease.* New York: Hudson Street Press.

4 S. Ramirez and M. Claret (2015). Hypothalamic ER stress: a bridge between leptin resistance and obesity. *FEBS Lett*, 589(14), June, 1678–87.

5 R. Lustig,et al. (2004). Obesity, leptin resistance and the effects of insulin reduction. *Int J Obes Relat Metab Discord*, 28(10), October, 1344–8.

6 B. Wisse and M. Schwartz (2009). Does hypothalamic inflammation cause obesity? *Cell Metab*, 10(4), October, 241–2.

7 I. Nieto-Vazquez,et al. (2008). Insulin resistance associated to obesity: the link TNF-alpha. *Arch Physiol Biochem*, 114(3), July, 183–94.

8 Chehab (2014). 20 years of leptin.

9 J. Wang,et al. (2001). Overfeeding rapidly induces leptin and insulin resistance. *Diabetes*, 50(12), December, 2786–91.

7 The Master Chef

1 R. Dawkins (1989). *The Selfish Gene*, 2nd edn. Oxford: Oxford University Press.

2 L. C. Aiello and P. Wheeler (1995). The expensive-tissue hypothesis: the brain and the digestive system in human and primate evolution. *Current Anthropology*, 36(2), April, 199–221.

3 F. Berna,et al. (2012). Microstratigraphic evidence of in situ fire in the Acheulean strata of Wonderwerk Cave, Northern Cape province, South Africa. *PNAS*, 109(20), May, E1215–20.

4 C. Koebnick,et al. (1999). Consequences of a long-term raw food diet on body weight and menstruation: results of a questionnaire survey. *Ann Nutr Metab*, 43(2), 69–79.

5 I. Olalde,et al. (2014). Derived immune and ancestral pigmentation alleles in a 7,000-year-old Mesolithic European. *Nature*, 507(7491), March, 225–8.

6 D. Bramble and D. Lieberman (2004). Endurance running and the evolution of *Homo*. *Nature*, 432 (7015), November, 345–52.

7 P. Williams (2007). Nutritional composition of red meat. *Nutrition and Dietetics*, 64(4), August, 113–19.

8 P. Clayton (2009). How the mid-Victorians worked, ate and died. *Int J Environ Res Public Health*, 6(3), March, 1235–53.

8 The Heart of the Matter

1 US Department of Agriculture Economic Research Service – Food Availability; Statistical Abstract of the United States. US Government Printing Office, 763.

2 J. Yudkin (1972). *Pure, White and Deadly: How sugar is killing us and what we can do to stop it.* London: Davis-Poynter; reissue London: Penguin Books, 2012.

3 R. McGandy,et al. (1967). Dietary fats, carbohydrates and atherosclerotic vascular disease. *N Eng J Med*, 277(4), July, 186–92.

4 C. Kearns (2016). Sugar industry and coronary heart disease research: a historical analysis of internal industry documents. *JAMA Intern Med*, 176(11), November, 1680–85.

5 A. Keys (1980). *Seven Countries: A multivariate analysis of death and coronary heart disease.* Cambridge, MA: Harvard University Press.

6 Keys (1980). *Seven Countries.*

7 N. Teicholz (2014). *The Big Fat Surprise: Why butter, meat and cheese belong in a healthy diet.* New York: Simon & Schuster.

8 R. H. Lustig (2013). *Fat Chance: The hidden truth about sugar, obesity and disease.* London: Fourth Estate.

9 Teicholz (2014). *The Big Fat Surprise*, p. 101.

10 E. Steele,et al. (2016). Ultra-processed foods and added sugars in the US diet: evidence from a nationally representative cross-sectional study. *BMJ Open*, 6(3), March.

11 P. Clayton (2009). How the mid-Victorians worked, ate and died. *Int J Environ Res Public Health*, 6(3), March, 1235–53; J. E. Bennett,et al. (2015). The future of life expectancy and life expectancy inequalities in England and Wales: Bayesian spatiotemporal forecasting. *The Lancet*, 386(9989), July, 163–70.

9 The Omega Code

1 D. Arnold (2010). British India and the 'Beriberi Problem', 1798–1942. *Med Hist*, 54(3), July, 295–314.

2 A. Hawk (2006). The great disease enemy, Kak'ke (beriberi) and the Imperial Japanese Army. *Military Medicine*, 171(4), 333–9.

3 N. Raizman (2004). Review of S. R. Bown, *Scurvy: How a Surgeon, a Mariner, and a Gentleman Solved the Greatest Medical Mystery of the Age of Sail* (New York: St Martin's Press, 2003). *J Clin Invest*, 114(12), December, 1690.

4 J. Lind (1753). *A Treatise of the Scurvy.* Edinburgh: A. Kincaid and A. Donaldson.

5 S. Allport (2006). *The Queen of Fats*. Berkeley, CA: University of California Press.

6 C. E. Ramsden,et al. (2013). Use of dietary linoleic acid for secondary prevention of coronary heart disease and death: evaluation of recovered data from the Sydney Diet Heart Study and updated meta-analysis. *BMJ*, 346, February, e8707.

7 A. P. Simopoulos (2004). Omega-6/omega-3 essential fatty acid ratio and chronic diseases. *Food Reviews International*, 20(1), 77–90.

8 H. Freitas,et al. (2017). Polyunsaturated fatty acids and endocannabinoids in health and disease. *Nutr Neurosci*, 21(1), July, 1–20.

9 A. P. Simopoulos (2016). An increase in the omega-6/omega-3 fatty acid ratio increases the risk for obesity. *Nutrients*, 8(3), March, 128.

10 S. Banni and V. Di Marzo (2010). Effect of dietary fat on endocannabinoids and related mediators: consequences on energy homeostasis, inflammation and mood. *Mol Nutr Food Res*, 54(1), January, 82–92; I. Matias and V. Di Marzo (2007). Endocannabinoids and the control of energy balance. *Trends Endocrinol. Metab*, 18(1), January–February, 27–37.

11 Allport (2006). *The Queen of Fats*.

12 A. Evans (2016). Drivers of hibernation in the brown bear. *Frontiers in Zoology*, 13, February, article no. 7.

13 T. Ruf and W. Arnold (2008). Effects of polyunsaturated fatty acids on hibernation and torpor: a review and hypothesis. *Am J Physiol Regul Integr Comp Physiol*, 294(3), March, R1044–52; D. Munro and D. W. Thomas (2004). The role of polyunsaturated fatty acids in the expression of torpor by mammals: a review. *Zoology*, 107(1), 29–48.

14 G. L. Florant (1998). Lipid metabolism in hibernators: the importance of essential fatty acids. *Amer Zool*, 38, 331–40.

15 V. Hill and G. L. Florant (2000). The effect of a linseed oil diet on hibernation in yellow-bellied marmots (*Marmota flaviventris*). *Physiol Behav*, 68(4), February, 431–7.

16 Allport (2006). *The Queen of Fats*.

10 The Sugar Roller Coaster

1 P. Evans and R. Lynch (2003). Insulin as a drug of abuse in body building. *Br J Sports Med*, 37(4), August, 356–7.

2 R. Henry,et al. (1993). Intensive conventional insulin therapy for type II diabetes. Metabolic effects during a 6-mo outpatient trial. *Diabetes Care*, 16(1), January, 21–31.

3 R. H. Lustig,et al. (2003). Suppression of insulin secretion is associated

with weight loss and altered macronutrient intake and preference in a subset of obese adults. *Int J Obes Relat Metab Disord*, 27(2), February, 219–26.

4 C. S. Lieber,et al. (1991). Perspectives: do alcohol calories count? *Am J Clin Nutr*, 54(6), 976–82.

5 P. Suter (2005). Is alcohol consumption a risk factor for weight gain and obesity? *Crit Rev Clin Lab Sci*, 42(3), 197–227.

6 L. Cordain,et al. (1997). Influence of moderate daily wine consumption on body weight regulation and metabolism in healthy free-living males. *J Am Coll Nutr*, 16(2), April, 134–9.

7 A. Arif and J. Rohrer (2005). Patterns of alcohol drinking and its association with obesity: data from the Third National Health and Nutrition Survey 1988–1994. *BMC Public Health*, 5, December, 126.

8 T. Stalder,et al. (2010). Use of hair cortisol analysis to detect hypercortisolism during active drinking phase in alcohol-dependent individuals. *Biol Psychol*, 85(3), December, 357–60.

11 The French Paradox

1 P. MacLean and R. Batterham,et al. (2017). Biological control of appetite: a daunting complexity. *Obesity (Silver Spring)*, 25(1), March, S8–S16.

2 D. Treit and M. L. Spetch (1986). Caloric regulation in the rat: control by two factors. *Physiology & Behavior*, 36(2), 311–17.

13 The Fat of the Land

1 M. Sladek,et al. (2016). Perceived stress, coping, and cortisol reactivity in daily life: a study of adolescents during the first year of college. *Biol Psychol*, 117, May, 8–15; A. Bhende,et al. (2010). Evaluation of physiological stress in college students during examination. *Biosc Biotech Res Comm*, 3(2), December, 213–16.

2 S. Gropper,et al. (2012). Changes in body weight, composition, and shape: a 4-year study of college students. *Appl Physiol Nutr Metab*, 37(6), 1118–23.

3 L. Dinour,et al. (2012). The association between marital transitions, body mass index, and weight: a review of the literature. *J Obes*, 2012(294974), May.

4 T. Robles and J. Kiecolt-Glaser (2003). The physiology of marriage: pathways to health. *Physiol Behav*, 79(3), August, 409–16.

5 P. B. Gray,et al (2004). Social variables predict between-subject but not day-to-day variation in the testosterone of US men. *Psychoneuroendocrinology*, 29(9), October, 1153–62; E. Barrett,et al. (2015). Women who are married or living as married have higher salivary estradiol and progesterone than unmarried women. *Am J Hum Biol*, 27(4), July–August, 501–7.

6 B. Leeners, et al. (2017). Ovarian hormones and obesity. *Hum Reprod Update*, 23(3), May, 300–321.

7 J. Cipolla-Neto,et al. (2014). Melatonin, energy metabolism, and obesity: a review. *J Pineal Res*, 56(4), May, 371–81.

8 Cipolla-Neto,et al. Melatonin, energy metabolism, and obesity.

9 M. Mankowska,et al. (2017). Confirmation that a deletion in the POMC gene is associated with body weight of Labrador Retriever dogs. *Res Vet Sci*, 112, June, 116–18.

10 H. Eicher-Miller,et al. (2012). Contributions of processed foods to dietary intake in the US from 2003–2008: a report of the Food and Nutrition Science Solutions Joint Task Force of the Academy of Nutrition and Dietetics, American Society for Nutrition, Institute of Food Technologists, and International Food Information Council. *J Nutr*, 142(11), November, 2065S–2072S.

11 C. Monteiro,et al. (2018). Household availability of ultra-processed foods and obesity in nineteen European countries. *Public Health Nutr*, 21(1), January, 18–26.

14 Prepare to Do It Yourself

1 Z. T. Segal,et al. (2012). *Mindfulness-Based Cognitive Therapy for Depression*, 2nd edn. New York: The Guilford Press.

15 Eat More, Rest More

1 M. Walker (2017). *Why We Sleep: Unlocking the power of sleep and dreams*. London: Penguin Books.

16 Your Personal Blue Zone

1 R. De Souza,et al. (2015). Intake of saturated and trans unsaturated fatty acids and risk of all cause mortality, cardiovascular disease, and type 2 diabetes: systematic review and meta-analysis of observational studies. *BMJ*, 351, August, h3978.

2 H. Pontzer, et al. (2012). Hunter-gatherer energetics and human obesity. *PLoS One*, 7(7), July, e40503.

Appendix 1: The Cholesterol Debate

1 M. Gladwell (2000). *The Tipping Point: How little things can make a big difference*. London: Little, Brown.

2 A. Keys (1980). *Seven Countries: A multivariate analysis of death and coronary heart disease*. Cambridge, MA: Harvard University Press.

3 C. Kearns,et al. (2016). Sugar industry and coronary heart disease research: a historical analysis of internal industry documents. *JAMA Intern Med*, 176(11), November, 1680–85.

4 S. Hamley (2017). The effect of replacing saturated fat with mostly n-6 polyunsaturated fat on coronary heart disease: a meta-analysis of randomised controlled trials. *Nutr J*, 16(1), May, article no. 30; S. Berger,et al. (2015). Dietary cholesterol and cardiovascular disease: a systematic review and meta-analysis. *Am J Clin Nutr*, 102(2), August, 276–94.

5 R. De Souza,et al. (2015). Intake of saturated and trans unsaturated fatty acids and risk of all cause mortality, cardiovascular disease, and type 2 diabetes: systematic review and meta-analysis of observational studies. *BMJ*, 351, August, h3978.

6 P. Siri and R. Krauss (2005). Influence of dietary carbohydrate and fat on LDL and HDL particle distributions. *Curr Atheroscler Rep*, 7(6), November, 455–9; P. Siri-Tarino et al. (2010). Saturated fat, carbohydrate, and cardiovascular disease. *Am J Clin Nutr*, 91(3), March, 502–9.

7 J. Durstine,et al. (2002). Lipids, lipoproteins, and exercise. *J Cardiopulm Rehabil*, 22(6), November–December, 385–98.

8 F. Sacks,et al. (2017). Dietary fats and cardiovascular disease: a presidential advisory from the American Heart Association. *Circulation*, 136(3), July, e1–e23.

9 R. Krauss (1995). Dense low density lipoproteins and coronary artery disease. *Am J Cardiol*, 75(6), February, 53B–57B.

10 World Health Organization (2003). *Diet, Nutrition and the Prevention of Chronic Diseases*. WHO Technical Report Series, 916, 10, 88.

11 De Souza,et al. (2015). Intake of saturated and trans unsaturated fatty acids.

Appendix 2: Glycaemic Load and Omega-3 to Omega-6 Ratio of Common Foods

1 S. A. Khan (2017). Comparative study of fatty-acid composition of table eggs from Jeddah food market and effect of value addition in omega-3 bio-fortified eggs. *Saudi J Biol Sci*, 24(2), 929–35.

2 Khan (2017). Comparative study of fatty-acid composition of table eggs.

术语表

三磷酸腺苷（adenosine triphosphate，ATP）：是一种化学物质，能在地球上所有生物的细胞中发现。它充当了细胞能够理解并使用的“能量货币”（energy currency）。ATP储存了食物分解时释放出的能量，并将其输送到需要能量的细胞区域，用于构建和修复。

ATP电池（ATP batteries）：ATP分子就像微型的细胞电池一样发挥作用，（从食物中）充满电后，在细胞的其他部分释放出能量。

自主神经系统（autonomic nervous system，ANS）：自主神经系统描述了我们神经系统中不受意识控制的那一部分（它是自主的）。它分为两部分：“交感神经系统”（sympathetic nervous system，SNS）和“副交感神经系统”（parasympathetic nervous system，PNS）。这两个系统一个用于（在危急时刻）优化身体活动，一个用于保存能量。

基础代谢率（basal metabolic rate，BMR）：描述了身体在休息时所消耗的能量，包括细胞化学反应（构建和修复）所需的能量，以及控制体温、呼吸和心率所需的能量。

二硝基苯酚（dinitrophenol，DNP）：一种化学物质，能让ATP中储存的能量以热能（热量）而非化学能的形式释放出来。

表观遗传学（epigenetics）：研究DNA中的遗传特征如何在孕期及幼年因环境变化而改变。

胃饥饿素（ghrelin）：胃部（以及上消化道）产生的激素，能够（通过下丘脑）制造出贪婪的食欲，引起觅食行为。胃饥饿素在饥饿（和节食）时会增加，进食后会减少。

胰高血糖素样肽-1（glucagon-like peptide-1，GLP-1）：是人体消化食物时由小肠产生出的激素。它能够（通过下丘脑）增加饱腹感，是停止进食的信号之一。它还能够提高胰岛素的效率。

下丘脑（hypothalamus）：大脑中豌豆大小的腺体，负责处理传入的感觉信息，如水合状态和营养状态。根据传入的信号，它能决定口渴、饥饿和代谢率。

胰岛素（insulin）：胰腺针对食物，尤其是碳水化合物，所产生的一种激素。它能打开细胞中吸收葡萄糖的通道，清除血液中多余的葡萄糖（糖分）。

瘦体素（leptin）：脂肪细胞产生的激素。瘦体素是体重的“主要调节器”。当脂肪堆积时，瘦体素水平上升。这会向下丘脑释放信号，表明已经储存了充足的能量，从而引起新陈代谢加速，食欲下降。当脂肪减少时，瘦体素水平下降，引起下丘脑控制食欲上升，新陈代谢放缓。

瘦体素抗性（leptin resistance）：瘦体素水平极高，下丘脑对此却没有感知。瘦体素信号被胰岛素和α肿瘤坏死因子（炎症）所阻断。尽管身体中的脂肪很多，下丘脑却无法感知，因而无法进行修正。

代谢适应（metabolic adaptation）：能量消耗的变动，以应对为了维持体重定点、阻止体重极端波动而消耗的能量。代谢率随着限制热量摄入而下降（阻止极端减重），随着额外的热量摄入而上升（阻止极端增重）。

代谢率（metabolic rate）：本书中的代谢率指的是静息代谢率，即休息时身体运行所需的能量。

微型电池（micro-batteries）：本书中的微型电池用于描述ATP的作用，这种微小的细胞化学物质持续充电，然后释放能量，像移动充电宝一样起作用。

负反馈系统（negative feedback system）：一套用于维

持秩序的系统，能够对偏离预设的期望均势的变动做出自动修正。

致胖（obesogenic）：引起肥胖。

欧米伽脂肪酸（omega fatty acids）：这一术语指代两种多元不饱和脂肪酸——欧米伽-3和欧米伽-6。欧米伽脂肪酸对于细胞健康而言至关重要。人类自身无法生产这两种脂肪酸，因此富含欧米伽脂肪酸的食物应该成为健康饮食的一部分。

副交感神经系统（parasympathetic nervous system，PNS）：自主神经系统的一部分。PNS通过降低脉搏和血压，帮助保存能量。

酪酪肽（peptide-YY，PYY）：一种源自小肠的激素，由肠道在感知到食物进入后释放。它作用于下丘脑，促进饱腹感，并成为停止进食信号的一部分。

交感神经系统（sympathetic nervous system，SNS）：自主神经系统的一部分。SNS触发应对危险时的战斗或逃跑反应，通过增加流向肌肉和大脑的血液（以及氧气），来增强力量、速度和思维清晰性。

生热作用（thermogenesis）：ATP形式的细胞能量通过生热作用这一过程，转化为热能（热量）而非化学能或机械能。

α肿瘤坏死因子（Tumour necrosis factor-alpha，TNF-alpha）：α肿瘤坏死因子是炎症细胞释放出的一种蛋白质，用以应对攻击威胁（实际的或感知的）。它有助于激发感染和自身免疫性疾病中的炎症反应。

体重控制中枢（weight-control centre）：本书使用这一术语来形容下丘脑。

体重定点（weight set-point）：这个术语指的是身体感觉到的对其生存和繁衍而言最安全的体重。体重定点由基因、表观遗传和环境因素所决定。

参考书目

Allport, Susan, *The Queen of Fats* (Berkeley, CA: University of California Press, 2006)

Briffa, John, *Escape the Diet Trap* (London: Fourth Estate, 2012)

Buettner, Dan, *The Blue Zones* (Washington DC: National Geographic, 2008)

Davis, William, *Wheat Belly* (London: HarperThorsons, 2014)

Guyenet, Stephan, *The Hungry Brain* (London: Vermilion, 2017)

Hoffmann, Peter, *Life's Ratchet* (New York: Basic Books, 2012)

Lewis, David, and Margaret Leitch, *Fat Planet* (London: Random House Books, 2015)

Lustig, Robert, *Fat Chance* (London: Fourth Estate, 2014)

Moalem, Sharon, *Survival of the Sickest* (London: HarperCollins, 2008)

Nesse, Randolph, and George Williams, *Why We Get Sick* (New York: Vintage Books, 1996)

Pollan, Michael, *In Defence of Food* (London: Allen Lane, 2008)

Sisson, Mark, *The Primal Blueprint* (London: Ebury Press, 2012)

Taubes, Gary, *The Case against Sugar* (London: Portobello Books, 2017)

Teicholz, Nina, *The Big Fat Surprise* (London: Scribe, 2014)

Wrangham, Richard, *Catching Fire* (London: Profile Books, 2009)

致谢

正如我在本书开篇时所说，写作本书的灵感来源于我在诊所里倾听并结交的众多患者。他们是我写这本书的原因，真心感谢他们给了我最早的鼓励。希望这本书能够回报他们对我的信任。特别要感谢Jak，他是我的第一个手术病人，尤其感谢他的母亲Dina，还有Dina一家以及社区给予的支持。Panny、Jerry、Satish、Alicia、Elisa、Yenti、Norma还有其他所有人，谢谢你们的支持。

显然，一本书需要时间来写，也需要事先做足准备。感谢家中的可爱女孩Rina、Jessica和Hannah，谢谢你们的支持和持续不断的幽默。感谢我母亲，她读了本书的初稿，并且不出意料地对其偏爱有加；感谢我父亲，他还在书房里DIY（在80岁的高龄）；还要感谢Richard和Sarah（以及他们家人）的支持。

如果没有从NHS抽身出来的18个月学术假期，本书是不可能完成的，因此我十分感激UCLH的Richard Cohen和Sarah Shaw促成了此事——我希望本书报答了他们的信任。

我同样十分感激那些激励过我、培训过我的外科医生，尤其 是David McLean、Don Menzies、Abrie Botha和Kesava Mannur。如果没有Norman Williams教授的介入，我的研究论文不可能完成——谢谢你。感谢实验室里的伙伴：Sri、Etsuro、Scotty、David Evans以及Charlie Knowles（现在升上教授了）。

感谢过去以及现在的UCLH减重团队的支持，尤其感谢我的朋友Marco Adamo、Rachel Batterham、Mo、Majid、Naim、Andrei、Andrea Pucci、Himender Makker、Muntzer Mughal、Billy White、James Holding、Jackie Doyle、Kate Waller、Lise、Alison以及Maan Hasan博士，他是伦敦最可靠、最有趣的麻醉师。也不能忘记感谢过去以及现在的UCH行政团队：Jason Willis、Andreas Mann、Jade O' Connell、Maleika Pitterson……你们所有人——谢谢。

感谢目前在UCLH和我一同研究节食对静息代谢率影响的研究团队：Belinda Dury、Jessica Mok、Rob Stephens以及Rachel Batterham（再次感谢）。

特别要提到Natalie Cole——我在哈雷街私人诊所的极富效率的经理人……继续每天发二三十封电子邮件；我需要这些提醒！

我要感谢我在阿拉伯联合酋长国的朋友和同事，他们给予本书坚定支持和不懈热情：Rola Ghali、Mike Stroud、Alaa、Dr Bilal、Samer、Medhat、Fahmeeda以及Chandni Sharma。

感谢John Briffa博士，他是作家和全科医生，他建议我“像讲话那样写书”——谢谢你，John。还要感谢Kevin Harvey通读了早期书稿并给予我珍贵建议。

我要衷心感谢Elizabeth Sheinkman，我的作品经纪人，她对本书投入了巨大的热情，并且建议（从众多选项中）由Penguin Life来出版。我要感谢Penguin出版社的Venetia Butterfield和Marianne Tatepo，她们将本书塑造成了现在的样貌；最后，要感谢Jane Robertson，我的文字编辑，她让我的文字条理清晰、重点突出。

图书在版编目（C I P）数据

我们为什么吃（太多）：食欲的新科学 / （英）安德鲁·詹金森（Andrew Jenkinson）著；王寅军译. -- 重庆：重庆大学出版社，2023.7

（认识你自己）

书名原文：Why We Eat(Too Much):The New Science of Appetite

ISBN 978-7-5689-3819-8

Ⅰ. ①我… Ⅱ. ①安… ②王… Ⅲ. ①减肥－通俗读物 Ⅳ. ①R161-49

中国国家版本馆CIP数据核字（2023）第064779号

我们为什么吃（太多）：食欲的新科学
WOMEN WEISHENME CHI TAIDUO:
SHIYU DE XINKEXUE
[英]安德鲁·詹金森 Andrew Jenkinson 著
王寅军 译

策划编辑：姚　颖
责任编辑：姚　颖　　书籍设计：Moo Design
责任校对：王　倩　　责任印制：张　策

重庆大学出版社出版发行
出版人：饶帮华
社址：（401331）重庆市沙坪坝区大学城西路21号
网址：http://www.cqup.com.cn
印刷：天津图文方嘉印刷有限公司

开本：787mm × 1092mm　1/32　印张：14.625　字数：320千
2023年7月第1版　　2023年7月第1次印刷
ISBN 978-7-5689-3819-8　　定价：69.00元

版贸核渝字（2021）第038号